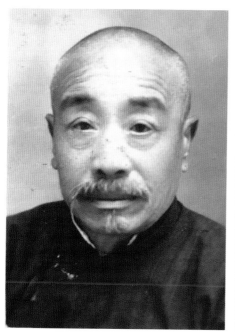

郑印川(嘉定郑氏妇科第二十六代传人)

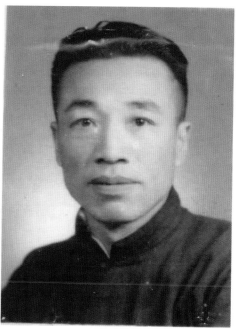

郑友仁(嘉定郑氏妇科第二十七代传人)

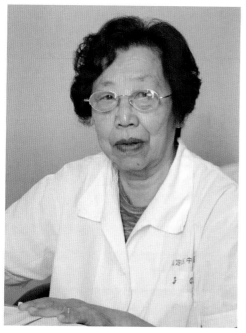

郑志洁(嘉定郑氏妇科
第二十八代传人)

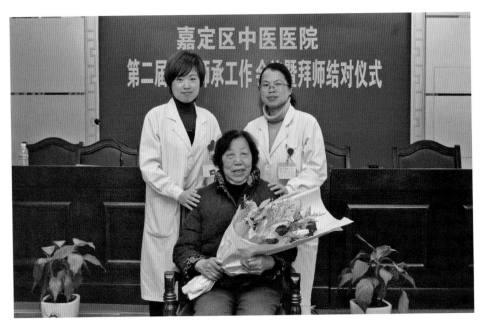

2011 年拜师结对仪式。前排：郑志洁；后排：刘晓燕(右)、夏丽颖(左)

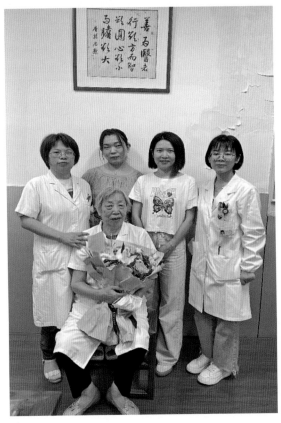

2021 年 9 月 10 日教师节，郑志洁与四位徒弟合影
前排：郑志洁；后排：刘晓燕、都紫薇、余思云、谢云祥(从左到右)

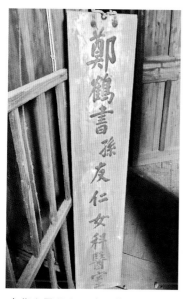

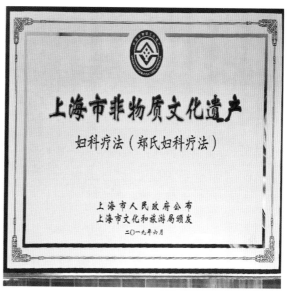

中华人民共和国成立前,郑鹤书之
孙郑友仁的女科医室牌匾

上海市非物质文化遗产"郑氏妇科疗法"牌匾

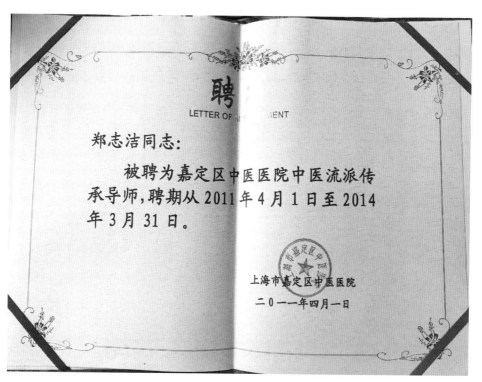

2011年,郑志洁被聘为嘉定区中医医院中医流派传承导师聘书

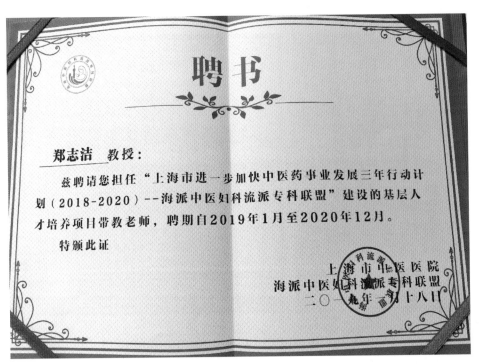

2018—2020 年,郑志洁被聘为"海派中医妇科流派专科联盟"建设的基层人才培养项目带教老师

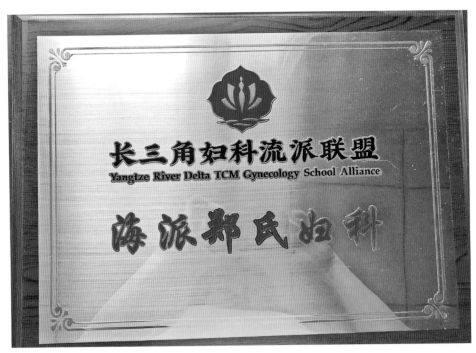

2020 年 6 月,郑氏妇科加入长三角妇科流派联盟

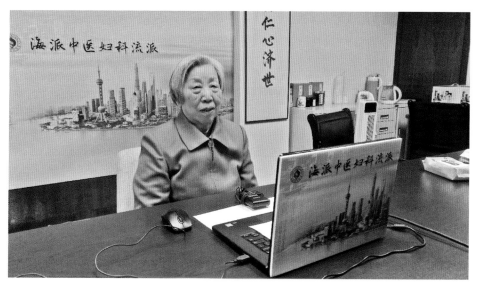

2019年4月,郑志洁为海派中医妇科流派专科联盟基层医生授课

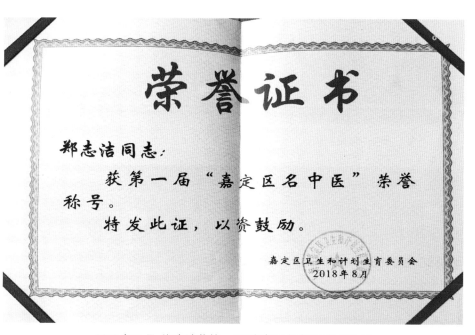

2018年8月,郑志洁获第一届"嘉定区名中医"荣誉称号

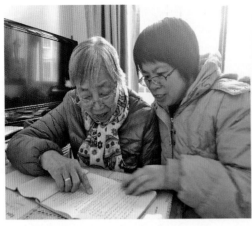
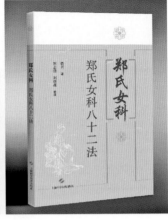

2021年郑志洁指导爱徒刘晓燕整理校注出版《郑氏女科、郑氏女科八十二法》

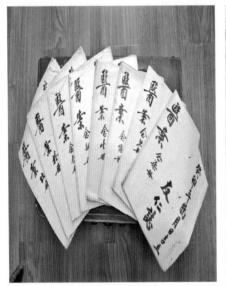

郑友仁保留的部分医案

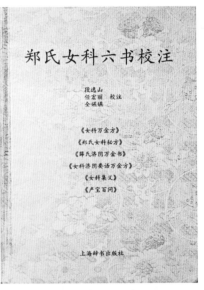

《郑氏女科六书校注》书影

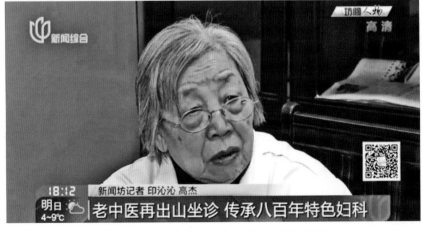

2020年6月,上海新闻综合频道播出《郑氏妇科》获得较大反响

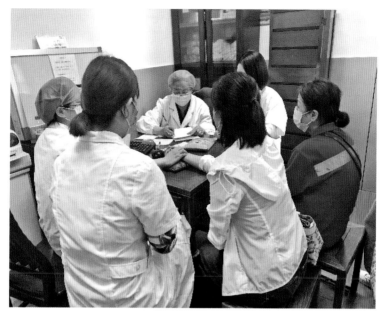

郑志洁门诊认真带教学生

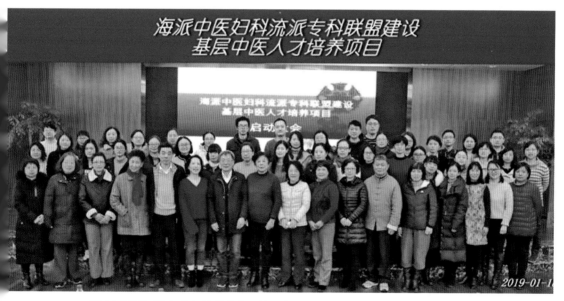

"海派中医妇科流派专科联盟建设基层中医人才培养项目"启动大会师生合影

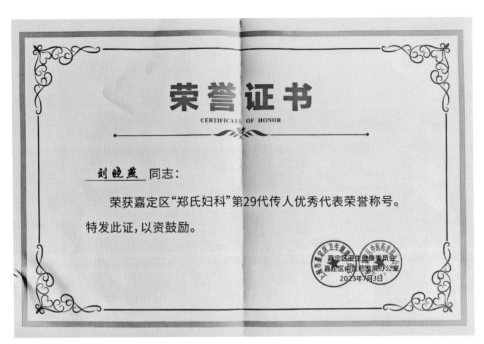

2023 年 7 月，刘晓燕获嘉定区"郑氏妇科"第二十九代传人优秀代表荣誉称号

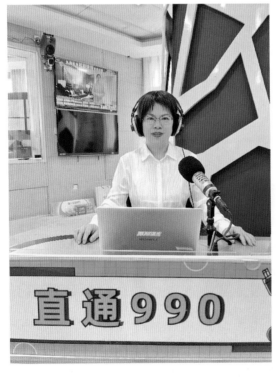

2023 年 6 月 15 日，郑氏妇科刘晓燕受邀做客上海新闻广播电台

海派中医郑氏妇科临证经验集

主编　刘晓燕

主审　郑志洁

上海科学技术出版社

内 容 提 要

郑氏妇科世代相传二十九世,历经宋、元、明、清、民国,迄今已有 800 余年历史,主要分布于江苏昆山一带,上海嘉定亦有分支。自宋至清有医家 360 多人,医著 90 多部。郑氏世医的始祖为薛将士(南宋昆山人),精于医术,尤善女科,没有子嗣,将医术传于女婿钱氏,钱氏亦无子嗣,传医术于女婿郑公显,自郑公显始,郑氏家族世业女科。郑氏妇科在长期的医疗实践中,对带下、崩漏、月经不调、不孕、胎产等许多妇科常见疾病都能应手奏效。本书作者团队为郑氏妇科嘉定分支的代表性传承人,她们将郑氏妇科第二十八代传承人郑志洁教授家传郑氏妇科医案手抄本、郑志洁多年的诊疗经验以及跟师 10 余年的心得体会整理成册,全面反映了上海嘉定郑氏妇科的学术思想及诊疗经验。本书包括郑氏妇科渊源、学术思想与临证经验、郑志洁常用验方与药对、医案精选、膏方精选共五章,囊括了近现代海派中医郑氏妇科对于诊治妇科常见病及疑难杂病的临证经验(如月经病、带下病、妊娠病、产后病、妇科杂病等),对业内人士有一定的参考价值。

本书可供中医临床工作者、中医院校师生及中医爱好者参考阅读。

图书在版编目(CIP)数据

海派中医郑氏妇科临证经验集 / 刘晓燕主编. -- 上海 : 上海科学技术出版社,2023.10
ISBN 978-7-5478-5841-7

Ⅰ. ①海… Ⅱ. ①刘… Ⅲ. ①中医妇科学－中医临床－经验－中国－现代 Ⅳ. ①R271.1

中国国家版本馆CIP数据核字(2023)第186796号

海派中医郑氏妇科临证经验集
主编 刘晓燕

上海世纪出版(集团)有限公司
上海 科 学 技 术 出 版 社 出版、发行
(上海市闵行区号景路 159 弄 A 座 9F-10F)
邮政编码 201101 www.sstp.cn
江阴金马印刷有限公司印刷
开本 787×1092 1/16 印张 15.25 插页 4
字数 240 千字
2023 年 10 月第 1 版 2023 年 10 月第 1 次印刷
ISBN 978-7-5478-5841-7/R·2841
定价:88.00 元

编委会名单

主　编　刘晓燕

编　委（以姓氏笔画为序）

李秀霞　余思云　郑以才

都紫薇　夏丽颖　谢云翔

主　审　郑志洁

前　言

海派中医流派名家辈出，流派纷呈，传承创新，影响深远。郑氏妇科流派始于南宋年间，已传承800余年，精研岐黄，独树一帜，誉满长三角一带。

2017年郑氏妇科入选嘉定区第七批非物质文化遗产，2019年郑氏妇科疗法又入选上海市第六批非物质文化遗产项目。继承和发扬名老中医经验，是保护和传承非物质文化遗产的需要，是振兴和繁荣中医药事业的必然选择。有鉴于此，笔者及团队整理了郑氏妇科历史渊源、郑氏先贤的学术思想与临证经验、郑志洁学术思想及临证经验、郑志洁常用药对、常用验方、郑友仁及郑志洁经典病案。

在历史的长河中，郑氏妇科先贤留下了大量的家族手抄本著作，从中可以窥见郑氏妇科流派在学术上崇古不泥古，融会贯通，吸纳新知，历经各代传承发展，日臻完备。郑氏妇科流派学术特色鲜明，如辨证论治、注重气血、善用四物汤、调理冲任、疏肝通络、重视心脾、顾护脾胃、用药轻灵、通权达变等。郑氏妇科因年代久远、社会变迁，我们虽历经多方查找，仍无法收集到二十六代之前的病案资料。但第二十七代郑友仁留有大量的医案，悉心揣摩这些医案可了解近代郑氏医家的诊治思路和临证经验。本书力求原汁原味，郑友仁医案原无剂量及按语，编者并未补充剂量及按语以保持医案原貌。本书主要收录第二十八代嫡系传人郑志洁精选典型医案，且每一病案后均附有按语，并收录少量第二十九代传承人刘晓燕医师利用郑氏妇科的经验方治疗现代妇科疾病的少量医案，如郑氏束带方治疗 HPV 阳性等有效病案。

本书主要分为五部分。第一章介绍郑氏妇科八百年传承,第二章介绍郑氏妇科学术思想与临证经验,第三章介绍郑志洁常用验方与药对,第四章为医案精选,第五章为郑志洁膏方精选,最后附上《女科万金方》诊脉切要歌诀、《女科万金方》薛氏家传女科歌诀、近 10 余年嘉定郑氏妇科发表相关论文及开展的科研课题。

郑氏妇科流派虽然特色鲜明、资料丰富,但由于编者经验有限,初次整理时疏漏在所难免,或未能做出完整的反映,希冀专家匡正。希望以后对郑志洁老师近年来的经验与临床运用的理论精华重新整理,力求反映郑志洁老师在现代中医妇科临床证治中的新路径、新认识,以及对其有效方剂证治规律的再实践、再总结。真诚希望本书能有益于广大中医妇科工作者和爱好者。

承上海市嘉定区中医医院领导支持,郑志洁老师及其弟弟郑以才的热忱指正,此外还有嘉定区中医医院妇科全体员工、嘉定区妇幼保健院余思云医师、嘉定区黄渡镇卫生服务中心都紫薇医师一起参与汇总整理医案等工作,在此一并致谢!

编者

2023 年 5 月

目　录

第一章
郑氏妇科八百年传承

第一节　郑氏妇科简述

据昆山市马一平考证,郑氏祖籍河南开封,系周宣王弟友(郑桓公)之裔。先代累世策名仕籍,多不胜数,王侯卿相,蝉联栉比。第六世郑氏为宋徽宗之显肃皇后,第七世居中为宋太保、燕国公,追封华原郡王。居中次子忆年为宋政和八年(1118)进士、资政殿大学士。因靖康之变,郑忆年于建炎三年(1129)率家百余口随高宗南渡,定居昆山,建第县城通德坊,遂占籍昆山,为迁昆始祖。忆年五世孙公显,得其妻之外祖薛将仕所传医术。自后乃累世业医,代代相承,源远流长,历经宋、元、明、清、民国,迄今已有800余年历史,主要分布在上海嘉定、江苏苏州一带。仅相关史籍记载,自宋至清,就有医家360多人,历二十九世,无有间息,堪与江南何氏二十九代世医相媲美,成为中外医学史上罕见的世医——"郑氏女科"。

郑氏后代刻苦钻研医术,名医辈出,影响不但遍及吴中,入朝为太医者也甚多。如郑仲饶为咸淳元年(1265)南京太医院监局兼翰林院提举。又如第七世孙郑壬,永乐十二年(1414)以儒医荐征为南京太医院医士,不久又被选为太医院名师,洪熙元年(1425)又被诏入北京太医院,赐三品服俸。第八世孙郑文康,为正统十三年(1448)进士,授官观政大理寺。第十一世孙郑宗儒,明正德十三年(1518)被荐入太医院,授御医,后晋升为院判,嘉靖年间赐五品服。第十二世孙郑若皋,以庠生应明医选,任太医院吏目,凡内廷宫眷染疾,投药辄效。第十五世孙郑之郊,天启四年(1624)征授太医院吏目,疗疾多奇效,不久晋升为御医。

据《昆山历代医家录》及《嘉定县志》记载,郑氏女科之裔郑溶(1761 年为新阳县学生员)于清乾隆二十六年(1761)侨寓嘉定娄塘,遂定居该地,世传女科医术,以奇经八脉治病,医效显著,其后代成为嘉定女科名医,世代相传至今。近代,第二十五代郑鹤书,第二十六代郑俊伯、郑印川,第二十七代郑友仁,第二十八代郑志洁在嘉定、太仓、昆山及其周边享有盛誉。1929 年 2 月 26 日南京国民政府提出了《废止旧医以扫除医事卫生之障碍》提案。所谓旧医在当时就指代中医。而根据这次会议的提案,规定以后对中医停止登记,不许宣传中医,不许开设中医学校,改称中医院为医室,改称中医学校为传习所并禁止招生共六项消灭中医的具体办法。国民党当局还设立了审查国医资格委员会,审查限于经政府考试领有证书者,或中医学校肄业三年领有毕业证者,或由政府发给行医执照者,方可向中央国医馆申请登记,否则不准行医。在此制度摧残下绝大部分中医师已无法继续开业,至此许多中医世家传承快速萎缩,甚至出现断层,郑氏妇科也不例外。民国时期,本该传男不传女的家规被打破,郑友仁仅将其医术传给其大女儿郑志洁,儿子都从事非医疗行业。中华人民共和国成立后郑志洁生育两女一儿,但因“文化大革命”及知识青年下乡,孩子们错过了进入中医学校学习的机会。20 世纪 60 年代至 90 年代,国家规定非正规中医学校毕业人士不能从事中医事业,郑志洁本想把郑氏妇科医术传给其儿女的希望也彻底破灭,至此嘉定郑氏妇科在本姓之间的嫡系传承出现断层。

随着经济全球化、科技进步和现代医学的快速发展,我国中医药发展环境发生了深刻变化,面临许多新情况、新问题。中医药特色优势逐渐淡化,服务领域趋于萎缩;老中医药专家很多学术思想和经验得不到传承,一些特色诊疗技术、方法濒临失传,中医药理论和技术方法创新不足;中医药发展基础条件差,人才匮乏。近年来,国家充分认识扶持和促进中医药事业发展的重要性和紧迫性,采取有效措施,全面加强中医药工作,开创中医药事业持续健康发展新局面。为进一步扶持和促进中医药事业发展,落实医药卫生体制改革任务,2009 年 5 月 7 日,国务院颁发了《国务院关于扶持和促进中医药事业发展的若干意见》,上海市嘉定区中医医院的多任院领导积极响应国家的号召,于 2008 年始安排刘晓燕、夏丽颖两位中医妇科硕士研究生跟随时年 76 岁的妇科名中医郑志洁教授抄方学习和继承郑氏妇科,并于 2010 年成立郑氏妇科中医工作室。2017 年嘉定郑氏妇科入选嘉定区第七批非物质文化遗产名录,2019 年嘉定郑氏妇科疗法又入选上海市第六批非物质文化遗产代表性项目。2019 年嘉定郑氏妇科加入海派妇科联盟,2020年加入长三角妇科流派联盟,多位基层医师每周半天跟随郑志洁抄方学习2年,至此,郑氏妇科嘉定分支在经历了短暂的萎缩之后又开始开枝散叶,逐渐发展壮大起来。

第二节　郑氏妇科传承谱系及世医考

郑氏妇科传承年代久远,体系庞大,据郑志洁的母亲讲述郑氏家谱在抗日战争时期及"文化大革命"时期被遗失或损毁,嘉定分支家谱现在已无法找到。现据昆山马一平对郑氏妇科家谱考证及郑志洁了解的家谱情况大致分为昆山世系、周庄支世系、乐输桥支世系、菉葭韩泾滩支世系、上海嘉定娄塘支世系。据郑志洁听其祖父辈讲述嘉定娄塘支世系是由乐输桥支世系发展而来的。

现据《昆山郑氏妇科二十九世医考》《嘉定县志》《嘉定历代医人志》等相关资料以及嘉定郑氏妇科家族成员口述相传,郑氏妇科主要代表传承人物如下。

（一）第一世

薛将仕,又名薛轩,生卒不详,南宋末昆山县城（今江苏昆山玉山镇）人。精于医术,尤擅女科,治多良效,名闻遐迩,人称薛医产家。因无子嗣,传医术于女婿钱氏。钱氏复传医术于女婿郑公显,郑氏遂世业女科。薛将仕乃郑氏女科世医之始祖,其医学经验经郑氏后裔整理成《坤元是保》《女科万金方》《薛医产女科真传要旨》等医著传世,今存抄本,藏于多家图书馆。《坤元是保》《女科万金方》已出版。

（二）第二世

钱氏,名、字均佚,生卒不详,南宋末昆山县城（今江苏昆山玉山镇）人。得岳父薛将仕传授女科医术,业医。

（三）第三世

郑公显,生卒不详,宋末元初昆山县（州）城（今江苏昆山玉山镇）人。南宋资政殿大学士郑忆年五世孙。因祖、父为官,荫从政郎,然而他却潜隐不仕。得岳父钱氏传授外祖薛将仕女科医术,检方书济人,遂擅名于时。郑氏累世业医,皆自郑公显开始。

（四）第四世

郑文祐，字之，号逸庵。元初、中叶人，生卒不详，公显长子。继祖业，为儒医。著《逸庵集》九卷，门人私谥"贞静"。

（五）第五世

郑子华（1323—1403），字彦实。文祐子。生卒不详，博涉经史，积书数千卷。亦隐于医。著有《乐志集》五卷。

（六）第六世

郑忠，字以敬。元末明初人，生年不详，卒于明洪武二十年（1387）。子华长子。洪武中荐征授教谕，未授官而亡。时父母年皆65岁，而两子仅8岁和6岁。妻何淑宁（1346—1428）方24岁，青年守寡，早暮纺织，养老抚孤。又得祖传女科医技，明脉善药，治妇女奇疾多奇中。

（七）第七世

郑壬（1382—1448），字有林，号双松。忠次子。饱读经史，博学强识。惟以先世所传薛氏产医秘方洞究其奥，抱疾求治者几无不愈，乃以医术鸣于吴。永乐十二年（1414）以儒医荐征为南京太医院医士，不久，明成祖诏选太医院名师，经考试选中常熟吴讷、郑壬等6人，一时声名大噪。洪熙元年（1425）四月诏入北京太医院，赐三品服俸。宣德二年（1427）九月以老告归，日以著述为乐。卒后从祀北京三皇庙。著有《杜诗集注》八卷、《双松草堂集》十卷。

妻卢清（1386—1452），得婆婆何氏传授，亦善医药，治妇女病也多奇中。

（八）第八世

郑文康（1413—1465），字时乂，号介庵。郑壬长子。少攻儒业，正统三年（1438）中举，正统十三年（1448）登进士榜，授官观政大理寺，尚未满月即乞归养亲。未抵家而父亡，四年后母又病卒，悲悼成疾，遂不复仕进。取群经子史披阅，筑书院于家庙旁，讲学春和里，生徒云集，受其教诲者多取科第。擅诗文，数千言操觚立就。以居处近平桥，著《平桥稿》十八卷（收入清《四库全书》）。又继承世传女科，整理医籍（今仍存《产宝百问》等抄本），品剂草木，每年治愈患者无数。

卒后祀入乡贤祠。

（九）第九世

郑膏，字山龄，号甓庵。明中叶人，生卒不详，文康长子，约成化元年（1465）前后在世。成化四年（1468）举人，以疾不仕。承祖传，惟检校医方以济世。卒年55岁。著有《甓庵集》四卷。

郑育，字蠡孙，号中存。明中叶人，生卒不详，文康次子，出嗣于叔父友光。继家传，弘治五年（1492）征授昆山县医学训科，年余便乞休。后藩王府征辟为医官，称疾不就。曾累月闭户校梓其父遗著《平桥稿》。

薛受，字思韶，号古愚。生于景泰四年（1453），卒年不详。文康幼子。昆山县学生员。文康因郑氏世传外世祖薛将仕女科医术，而薛氏无子孙百余年，乃将受出嗣薛家，袭薛姓。薛受继承祖业，刻苦钻研医术，整理编撰薛氏女科医著、医方数种，今存抄本（然而往往与始祖薛将仕相混淆）。惜盛年早亡，其子孙三代后又归宗，复郑姓。

（十）第十世

郑良，字尧臣，号栎庵。明中叶人，生卒不详，膏长子。承事郎。潜心研究整理祖传女科方书，今存其辑编的《女科万金方》（清乾隆年间抄本，藏上海中医药大学图书馆）、《郑栎庵先生女科万金方传灯》四卷（旧抄本，藏中华医学会上海分会图书馆）。

郑同仁，字思庄，号听天。明成化、正德年间人，生卒不详，育长子。昆山庠生。

薛学，字子敏，号惕庵。明成化、嘉靖年间人，生卒不详，受长子。昆山庠生。

郑吉，字汉卿，号怡山。生于弘治四年（1491），卒年不详，膏幼子。继医业，尤能融会贯通，随症应变，治疾多显效。嘉靖二十八年（1549）后卒。

（十一）第十一世

郑宗儒，字希大，号勿欺。明中叶人，生卒不详，同仁长子。继祖业，精医术。正德十三年（1518）被荐入太医院，授御医，后晋升为院判。嘉靖年间赐五品服。年81岁卒。

郑宗周，字希文，号存斋。明中叶人，生卒不详，同仁次子。将仕郎。

郑云,其字佚,号思竹。明中叶人,生卒不详,良长子,迁居常熟虞山镇。继祖业,被征为太医院医士,后赐冠带。曾续修《开封郑氏世谱(昆山支)》。

薛闻礼,字之博,号平泉。明中叶人,生卒不详,学次子。继祖业。

(十二)第十二世

郑若曾,字伯鲁,号开阳。明中叶人,生卒不详,宗儒长子,监生。少游魏校之门,并成其女婿。嘉靖三十一年(1552)入浙闽总督胡宗宪幕府,协助抗倭。常与归有光等人切磋学问,著《筹海图编》《万里海防图》等10多种书籍。

郑若皋,字虞叔,号二阳。明中叶人,宗周长子。以庠生应明医选,任太医院吏目。凡内廷宫眷染疾,投药辄效。

郑京,字师大,号松亭。生于嘉靖二十年(1541),云子。继祖业,随父徙居常熟虞山镇。万历六年(1578)校订刻印其高祖文康的著作《平桥稿》。万历三十九年(1611)后卒。

郑伏,明中叶人,闻礼子。归宗复郑姓。

(十三)第十三世

郑应龙,原名既睦,号苓山。明中叶人,生卒不详,若曾长子。苏州府学廪膳生员。万历四年(1576)荐修《会典》,授儒学教谕,两举饮宾。

郑象玄,明中、末叶人,生卒不详,京子。祖辈迁居常熟虞山镇,继医谷。

郑三畏,佚其字,好寅谷,明中、末叶人,生卒不详,伏长子。继医业。

(十四)第十四世

郑永亨,佚其字,号昆池。明中、末叶人,生卒不详,应龙长子。承事郎。两举乡饮宾。

郑嘉会(1572—1604),字世宗,号霁宇。三畏四子。幼孤家贫,赖母陆氏以祖传方书行医维持生计。万历中率家迁居松江府华亭县周庄镇(中华人民共和国成立后划归昆山),行医为生。英年早亡,仅32岁。

郑玉珮,字顺阳。生年不详,卒于清顺治二年(1645)七月,郑氏之裔,何支不详。精医术,为太医院医士。清顺治二年(1645)七月上旬,清军攻陷昆山,玉珮不屈遇难。

（十五）第十五世

郑之郊，字宋孟，号心苤。明末人，生卒不详，永亨长子。博学多识，尤精医术，匕匙所投，无不立效。因而医名满天下，南至浙、闽，北达齐、鲁、燕、赵以及辽蓟，皆来延聘，终岁无停辙。天启四年（1624）征授太医院吏目，疗疾多奇效，不久晋升为御医。后辞职归乡。著有《医学发明》十卷、《本草辨疑》十二卷。

郑任（1600—1675），原名国任，字晋卿，号药房。嘉会长子。5 岁丧父，赖母朱氏辛勤教养，亲授医术。乃克绍祖业，兼攻内外各科，藉以济世。临证穷根究源，治多良效。又工诗，精音律，善绘花鸟，名著一时。编有《郑氏药方妙诀》。

郑敷政，字和阳。生于明崇祯十年（1637），卒年不详。玉珮子。敷政 9 岁时父亡，赖其母支氏含辛茹苦抚养成人。继祖业，精女科。不幸早亡，卒年仅 20 余岁。曾编《薛氏济阴万金书》（抄本今藏上海中医药大学图书馆）。

（十六）第十六世

郑伯昌（1592—1665），字倩文，号缵苤。之郊长子。少游学杭州，补庠生，学使洪承畴视之高才，后力辞推举"贤良方正"。不乐仕途，惟以医术行世，虽刀圭所及多奇中，然遇一病仍必细细研究，常道：从医者维系病人之生死，岂可不慎！故而业益精，远近求医者如赴市。医德尤佳，常资助贫困患者。著有《学圃集》六卷。

郑寔，字质人，号朴庵。明末清初人，生卒不详，任次子。继祖业。

郑隆祚，清初人，敷政子。幼丧父，由祖母支氏和母叶氏抚养长大。继承祖业。曾于康熙年间与郑元良一起摘编整理成《郑氏家传女科万金方》（抄本现藏南京中医药大学图书馆），1998 年由中医古籍出版社点校出版。

（十七）第十七世

郑起泓（1632—1693），字纪淳。伯昌三子。得世传，性绝敏，于方书稍涉猎，即有神解，遂臻胜妙。常代父出诊。在箧中获先人遗书数十种，皆精心校订，并半由质贷，甚至变卖家产，付梓以行。

郑起濂（1639—1709），字春陵，号素涛。伯昌五子。昆山庠生。因赋册讹误，遂弃举子业，专攻医理，以孝亲之心视疾，医道遂精，求治者踵接。为人敦行好义,热心公益,收入稍有盈余就周济贫困人。著有《寄亭纂要》十卷、《医学辨讼》八卷。

郑言(1666—1752),字载飚,号闻庵。清初长洲县周庄镇(雍正后属元和县,中华人民共和国成立后属昆山)人,寔次子。庠生。继祖业。

（十八）第十八世

郑斌(1720—1774),字德纯,号雪渔。言子。幼攻儒书,补长洲县(今属江苏苏州)学廪膳生员,后五应乡试不举,直至乾隆三十九年(即 1774 年,一说乾隆三十七年,即 1772 年)55 岁时方成长洲县恩贡生,但不幸于当年病故。精女科医术,又善书画。喜爱洞庭东山山水之胜,举家迁居太湖东山叶巷,卒于该地。

（十九）第十九世

郑祥徵(1758—1832),字继善,号少迁,晚号念山。斌幼子。少习儒,初应童子试不取,念父母早亡,家徒四壁,即弃儒习医,穷研《灵》《素》,精汲百家,参以祖传家学,探求奥旨。初苦其难,久之忽有神悟,临证时奏奇效,于是医道大行,门庭若市。既而迁回周庄旧庐行医,以继世传。诊余勤于著述,采集各种女科医著,参入郑氏家传方论,编成《女科集义》一书,道光元年(1821)由其两子校誉(今藏上海中医药大学图书馆)。还编撰有《灵兰集义》《医方括囊》《医学指南》等医著。此外,兼工诗,著有《念心草堂存稿》,又热心桑梓善事,乐善好施。

（二十）第二十世

郑维嗣(1791—1846),字孝仲,号敬斋。祥徵长子,过嗣二伯父用之。从父学医,继祖业。

郑维业(1799—1862),字又新,号豫忖。祥徵幼子。克绍祖业,以医鸣时。

（二十一）第二十一世

郑修吉,字康生。清末人,生卒不详。维业长子。继医业,编著《元宰必问》二卷。

郑修士,字端生。清末人,生卒不详。维业次子。继医业。

郑修德(1846—1911),字敏生。维业幼子。继医业,业务鼎盛。编著《灵兰医案》六册。

（二十二）第二十二世

郑大纶（1865—1912），字崔书，生卒不详，修士子。继祖业。
郑大纯（1873—1936），字谏书，号小康，生卒不详。修德子。继祖业。

（二十三）第二十三世

郑孝鹤（1914—2000），名志坚，以字行。昆山周庄镇人，大纯子。1931年从父学医，5年后父病故，在周庄镇南栅下塘钉鞋墙门家寓设诊业女科。1953年参加周庄镇联合诊所（1960年并入周庄卫生院），任中医妇科医师，直至1978年退休。

（二十四）第二十四世

郑陆骅（1954—），孝鹤子。1982年毕业于南京中医学院中医系五年制本科，获医学士学位，分配至扬州医专（1984年升格为扬州医学院，1992年改为扬州大学医学院）中医系任教。现为中医针、伤、外科教研室主任、副主任医师。
郑仲甫，清末嘉定人，生卒不详，业祖传女科。并将其医术传于其侄子郑鹤书。

（二十五）第二十五世

郑芝香，生卒不详，清末昆山县城（今江苏昆山玉山镇）人。在乐输桥家寓设诊应世，业祖传女科。
郑鹤书，于清道光二十年（1840）前后从太仓县亭子桥迁来娄塘，寓今中大街。是享誉嘉定、太仓、宝山三地的著名妇科医生。
郑志刚，清末嘉定人，生卒不详，业祖传女科。

（二十六）第二十六世

郑沁梅（1849—1895），清末昆山菉葭浜（今陆家）镇人。在韩泾滩家寓设诊行医，业祖传女科。
郑畏三，清末人，生卒不详，芝香子。继父业，早亡。
郑印川（1890—1959），郑鹤书次子，迁太仓亭子桥东门行医。
郑俊伯、郑保康，生卒不详，郑鹤书之子，迁太仓行医。

（二十七）第二十七世

郑士才（1888—1949），字守经。沁梅子。继祖业，习女科，医技高超，业务兴盛，享誉昆山、嘉定一带。

郑伯钧（1890—1934），字贻则，原吴姓。16 岁入赘乐输桥女科郑氏，袭郑姓。因岳父郑畏三早亡，由岳祖郑芝香亲授医术，悉心研习医经，加之深得祖传秘要，医技大进，20 岁悬壶于家寓。1922 年在宋汉章、李平书等名人的敦促下，赴上海丰桥路 1838 号设分诊所，逢双日在沪应诊，病者盈门。自此，郑伯钧长年累月、风雨无阻地往返于昆沪两地，忙于医务，以致积劳成疾，淹缠不起，殁时年仅 45 岁。著有《存方验案集》四册，未刊，惜毁于"文化大革命"。伯钧医技精湛，尤为人称道的是能解脱陈旧的思想束缚，破郑氏医术不传外人的家规，除传技于子辈外，接收异姓学生。

郑友仁（1909—1965），字善同，嘉定娄塘人，郑印川之子，出身于太仓县（今江苏苏州太仓）亭子桥，幼读私塾，13 岁从其祖父郑鹤书学医。与郑鹤书在嘉定娄塘镇中大街开设诊所，业祖传女科。

（二十八）第二十八世

郑鸣智（1913—2012），名凤英，以字行。昆山陆家镇人，士才女。14 岁从父学医，1934 年在韩泾滩家寓开业，直至 1952 年参加菉葭联合诊所。1956 年被吸收入菉葭卫生所（后相继改菉葭公社卫生院、陆家中心卫生院、陆家人民医院），任中医妇科医师，至 1976 年退休。曾当选为昆山县第四至第六届人大代表。

郑绍先（1920—2004），昆山玉山镇人，伯钧长子。少承家学，1935—1937 年入苏州国医专科学校深造，1940 年在乐输桥旁（今亭林路）寓所设诊业祖传女科。中华人民共和国成立后就职于昆山市中医医院。

郑绍平（1925—2004），伯钧幼子。1942 年起随长兄绍先学医。1956 年参加民康联合诊所（1958 年并入马鞍山公社医院，1966 年改玉山镇卫生院），任中医妇科医师，1981 年晋升主治医师。1987 年退休。

郑志洁（1932—），字以芬，上海嘉定娄塘人，嘉定名医郑友仁长女，继承和发扬郑氏妇科，中华人民共和国成立后就职于上海市嘉定区中医医院。

（二十九）第二十九世

郑天如（1944—），鸣智长子。1962 年师从郑绍先学医，1968 年分配至石浦卫生院,1986年调至昆山县中医医院工作。

刘晓燕(1975—),女,中医妇科学硕士,就职于上海嘉定区中医医院,妇科副主任中医师,2008年拜郑志洁为师,跟师抄方学习10余年,发表郑氏妇科相关论文10余篇,主持郑氏妇科相关课题3项。2021年与郑志洁一起校注《郑氏女科八十二法》《郑氏女科》两本手抄本并出版。

夏丽颖(1982—),女,中医妇科学硕士,就职于上海市嘉定区中医医院,2009年拜郑志洁为师,跟随郑志洁学习10余年。

谢云祥(1993—),女,中医妇科学硕士,就职于上海市嘉定区中医医院,2021年拜郑志洁为师。

附:郑氏妇科嘉定分支传承谱系图

因家谱毁于"文化大革命",第二十四世前具体传承谱系不详,郑氏妇科嘉定分支传承谱系图见图1-1。

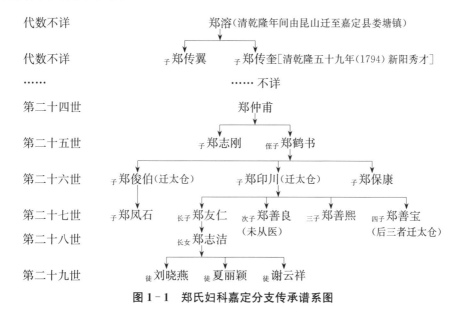

图1-1 郑氏妇科嘉定分支传承谱系图

第三节 郑氏妇科嘉定分支主要代表性传承人

嘉定郑氏妇科家谱在"文化大革命"时期损毁,现据嘉定郑氏妇科家族成员口述相传及查阅《嘉定县志》《嘉定历代医人志》等相关资料,郑氏妇科嘉定分支主要代表性传承人如下。

（一）郑溶

生卒不详,何支传承而来不详,代数不详,约第十七至第十八代,字庚谟,一字药圃,昆山诸生,乾隆二十六年(1761)新阳县学生员,乾隆中由昆山侨寓嘉定,是文献记载最早迁至嘉定的郑氏妇科后裔,世传女科医术,以奇经八脉治病,医效显著,活人甚多。

（二）郑鹤书

生卒不详,第二十五代郑氏妇科传人,于清道光二十年(1840)前后从太仓县亭子桥迁来娄塘,寓今中大街。郑鹤书行医 50 余年,颇有名气,是享誉嘉定、太仓、宝山三地的著名妇科医生,并将其医术传与其子郑俊伯、郑印川、郑保康及其孙郑友仁,其三子后迁往太仓行医。

郑鹤书为人敦行好义,热心公益。据《嘉定县志》记载:清朝末年每年夏天,民间疾苦较多,为照顾家庭贫困的病家而设立了嘉定暑医局。暑医局免费诊疗,地点设在原城隍庙寅清堂,时间为农历六月、七月两月。参加暑医局的都是当地有名望的医生,其中就有名医郑鹤书、郑友仁祖孙俩。

（三）郑友仁(1909—1965)

字善同,嘉定娄塘人,郑印川之子,出身于太仓县(今江苏苏州太仓)亭子桥,第二十七代郑氏妇科传人,幼读私塾,13 岁从其祖父郑鹤书学医。郑友仁从祖父学医后,进步很快,加上自己对妇科业务的钻研,青年时已小有名气。与郑鹤书在嘉定娄塘镇中大街开设女科医室,业祖传女科。

郑友仁注重辨证论治,联系实际,不作泛泛空论,对经、带、胎、产尤为研究,特别是对不孕症、产后败血症、胞衣不下、产后昏厥、产前子痫等症,卓有成效,具有较高声望。病家除来自嘉定各乡镇外,上海市区和邻近太仓、昆山、青浦、宝山等地也有不少病家,甚至远自湖南、武汉、济南等地也有慕名而来的。他每日平均初诊数十号至上百号。郑友仁在中华人民共和国成立前任嘤北医学公会理事长、嘉定县中医师公会常务理事。20 世纪 50 年代,郑友仁担任嘉定县卫生工作协会理事,嘉定县政协一、二、三、四届委员等职。1964 年,郑友仁因肺结核病略血病逝,终年 55 岁。其将手抄本《郑氏女科八十二法》与《郑氏女科》传与其长女郑志洁保存学习,还留有大量的临证医案手稿,这些资料对我们研究近代郑氏妇科具有重要的意义。

（四）郑志洁（1932—）

字以芬,嘉定名医郑友仁长女,第二十八代郑氏妇科学术传承人。郑志洁13 岁始跟随父亲临诊,并熟读背诵中医古籍,如:《沈氏女科》《济阴纲目》《汤头歌诀》《本草从新》《妇科大全》《女科秘诀大全》《王李脉诀》《增补绘图胎产心法》《叶天士女科诊治秘方》《女科辑要》《雷公药性》《伤寒舌鉴》《医宗必读》《女科指南》《辨证奇闻》等以及研读自家珍藏手抄本《郑氏女科八十二法》《郑氏女科》。中华人民共和国成立后郑志洁分别于嘉定娄塘第一联合诊所、娄塘卫生院、嘉定中心医院工作。1979 年上海嘉定区中医医院成立,郑志洁奉命创建妇科并不断发展,为推进嘉定中医事业的继承与发展立下了汗马功劳。郑志洁专于临床,悉心研读医经,又深得祖传医术与秘方之要旨,遣方用药轻灵清透,严谨斟酌,屡起沉疴,学验俱丰,于是声誉渐隆,求诊患者遍布昆山、太仓、嘉定、上海市区。郑志洁注重辨证论治,对月经紊乱、盆腔炎、产后病、不孕症、先兆流产、围绝经期综合征、卵巢囊肿等疾病有独到见地和丰富的临床诊疗经验。在嘉定区中医医院开设有郑志洁特需门诊,日门诊量多达百余人次,使其成为嘉定患者最多最有影响的妇科专科。近年来医院领导考虑到郑志洁年届 90 多岁高龄,担心久坐对身体健康不利,实行限号,每周坐诊半日限 20 号患者,但经常有好多患者来加号,郑志洁都会热情接诊,认真诊治。2018 年郑志洁荣获第一届"嘉定区名中医"称号;2019 年获嘉定区中医医院"杏林之星"荣誉称号。2021 年郑志洁指导徒弟刘晓燕整理出版家传手抄本《郑氏女科八十二法》《郑氏女科》。

郑志洁是目前郑氏妇科嘉定分支唯一的嫡系传承人,也是上海市级非物质文化遗产传承人。2010 年郑志洁被聘为嘉定区中医医院郑氏妇科流派传承导师,长期带教刘晓燕、夏丽颖两位妇科中医师;2019—2020 年被聘为上海市中医妇科流派传承导师,每周半日带教两名基层中医师余思云、都紫薇 2 年;2021 年又开始带教新入职的谢云祥医师。

第二章
郑氏妇科学术思想与临证经验

第一节　郑氏妇科学术思想

郑氏妇科自宋末昆山薛将仕将女科医术传予外孙女婿郑公显，郑氏遂世代业女科，历 29 代，无有间息，迄今已有 800 余年悠久历史，成为中外医学史上罕见的奇迹和医派传承中的佼佼者。据考，薛将仕生活在南宋隆兴年间（约 1164 年），与陈自明（《妇人大全良方》作者）处于同一时代。郑氏家传医书，后代一向视若至宝，秘不示人，以手抄相传为主，郑氏子孙对抄本内容不断充实，现存的抄本不乏理法方药齐备的妇科方书。这些方书大多以问答的形式论述妇女月经、带下、胎前、产后的生理功能，发病的病因病机和诊治方法，并分门别类地汇总女科家传有效的验方、良方与秘方。笔者翻阅部分已经校注出版的郑氏妇科书籍，现将郑氏妇科先贤的学术思想粗略总结如下。

一、学源经典，广涉诸家

经典是中医学术的源泉，历代医家无不受经典熏陶而有所成就。郑氏女科也从经典著作中广泛汲取营养，作为其学术根基。郑氏先贤的很多著作辑录《内》《难》《伤寒》等中医经典和《妇人大全良方》等妇科名著中的相关条文，又旁征朱丹溪、薛立斋、张介宾、傅青主等名家指要。如《坤元是保·上卷·诊脉》开篇即曰："诊脉之法，当以平旦，阴气未动，阳气未散，饮食未进，经脉未盛，气血未乱，络脉调匀，诊之为得。"直接取自《素问·脉要精微论篇》。《坤元是保·上卷·调经》论五损:"损其肺者益其气,损其心者调其营卫,损其脾者调其饮食、适其寒温,损其肝者缓其中,损其肾者益其精。"则出自《难经·十四难》。

郑氏妇科很多著作还广泛吸收后世各家学说经验,采用大量经方来治疗妇科疾病。如成书最早的《坤元是保》中论述治疗妇人血气凝滞、手足拘挛痹证用独活寄生汤;治妇人卒中风欲死用小续命汤;治妊娠胎动不安,妊娠呕吐,用旋覆花汤,均采自《备急千金要方》。如清神汤,即甘麦大枣汤治疗脏燥;五苓散治妇人转脬;小承气汤治疗妇人伤寒实热;理中汤治疗妇人阴寒腹痛腹泻等均出自《伤寒杂病论》。《郑氏女科八十二法》"产后行血圣药"指迷七气丸出自《全生指迷方》,二陈汤出自《太平惠民和剂局方》。成书于道光元年(1821)的《女科集义》通篇都是广辑历代中医典籍与女科专著的相关论述,征引数十位医家的40多种著作,上自《内经》《金匮要略》,下逮明清医著医论,最后参酌郑氏女科家传方书。

郑氏先贤的很多著作熔上至《内经》《难经》,下至明清的学术经验于一炉,运用于妇人一科,形成了独特的郑氏女科。

二、预防为先,戒所不可

《素问·四气调神大论篇》指出:"圣人不治已病治未病,不治已乱治未乱……夫病已成而后药之,乱已成而后治之,譬犹渴而穿井,斗而铸锥,不亦晚乎!"治未病是中医学对待人的生命与疾病的基本理念之一,是中医防治疾病的重要法则,历来受到重视。

郑氏先贤的很多著作中在论述妇人疾病与治疗的同时,处处体现治未病思想,强调妇人疾病预防为先。如《坤元是保·上卷·调经》云:"女人经至如大产,须畏避风寒,禁止洗浴,节食戒气,否则百病峰起。"指出经期与产后一样正气虚弱,抗病能力不足,要主动避免六淫、七情、饮食等各种病因的侵袭。《坤元是保·上卷·胎前》曰:"胎之成也,便当安胎,节劳抑怒,以固其怀。盖以触动内火,不能成造化之功,反能煎熬气血也。"指出过劳与愤怒对妊娠有着明显的不利影响,应当加以节制。同时指出"安胎以涵养为先,服药为次",把预防保养放在了首要位置。并进一步详细阐述了妊娠涵养之戒,"既孕之后,所见所食,必戒其所不可,则感气正而胎气清,易产,而生子不死矣"。节饮食,即"孕后宜戒鳗、鳝、鳖、蟹、黑鱼、牛、犬、兔等物,及红苋菜、马齿苋,并一切炙烤之物,以其有损于胎儿"。戒所不可见则"日月之食,龙挂虹现,并禽畜之交产,并他人之产,俱不可见之,盖胎感天地之气而成,恐复感不正之气"。《女科济阴要语万金方》云:"若初胎三月堕,则第二、三胎亦复如期而堕,后来受胎,当预于二个月前先服安胎之剂,方免再堕……妇人曾于几个月堕胎者,后胎亦必如期而堕,临月预服安之。二月,黄芩汤;三月,茯神汤;四月,调中汤;五月,安中汤;六月,柴胡汤;七月,杏子汤。""产后用益母草,剉一大剂煎,去渣,加芎归末各二钱,黄酒、童便各用一盏,进二服,以免腹痛、血晕之患,大有补益,乃治产后之总司。"等等。

三、重视心脾,解郁为先

郑氏论治妇科病,重视心脾二脏,是以《内经》为理论基础的。《薛氏济阴万金书》《郑氏女科秘方》等抄本都载"《经》曰:二阳之病发心脾,有不得隐曲,女子不月"。妇女以血为贵,而血与心脾二脏的关系最为密切。清代医家唐容川论曰:"食气入胃,脾经化汁,上奉心火,心火得之,变化而赤,是为血。"可知心脾在月经及胎孕中都起着重要的作用。郑氏女科在治疗妇科诸病中,非常重视心脾二脏的调治,如《薛氏济阴万金书·月经论》载:"由是言之,月经者,主于心而主于脾也,明矣。心者,七情所主;脾者,五味所主。心脾受病,故月事因而不调,其变出百端,盖病之变也。"郑氏重视心脾二脏的调治,可概括为注重调治心神、抑气行血和顾护脾胃、益气升阳两方面,现分述如下。

（一）调治心神,抑气行血

《素问·灵兰秘典论篇》曰:"心者,君主之官,神明出焉。"又曰:"故主明则下安。"心不但可以调节人体血脉运行,而且与人的情志活动密切相关。郑氏强调妇女精神抑郁,则影响血脉运行,久而为病。《坤元是保》(宋代抄本,薛轩)序曰:"妇人一科,古人称之曰难。爱必溺,憎易深,意最着,情实偏。牵恋生忧,憎恶蓄怨。嗜欲过于丈夫,感伤倍于男子,心结不散。此数者,病之根也。"郑氏家传认为,五志源于五脏而主于心,心思沉重,易伤心神。心神伤则心血不足,进而经行不畅。如《薛氏济阴万金书》载:"肝气郁而愤怒,心气郁而积想,脾气郁于忧思,肺气郁于悲哀,肾气郁于恐惧。郁而不散,聚于胞中,与血相搏,气滞血涩,不得宣行。"又曰:"积想在心,或深思极虑,劳心过度,损伤心经。心经受伤则心血不足,而灵源之舍空,是血虚于其上也;心经伤则脾血因而不行,致津液枯,津液枯则冲任之舍空,是血虚于其下也。"郑氏女科调治心神,可概括为"抑气行血"。《女科济阴要语万金方》载:"调经之道,贵乎抑其气以行血,使血盛气衰为从,从则百病不生,孕育乃成。"《薛医产》曰:"调经之道,贵乎抑其气以行其血,使血盛气衰,便无气多血少,或先或后之病。"郑氏女科所论"抑气",盖指妇人因五志过极,内伤七情,郁结于心,导致气滞血瘀。《女科万金方》中提出:"气滞相对于血则为盛。"故当抑之。所以通过抑气行血,调治心神,是为正途。如《坤元是保》论曰:"盖女子善怀多妒忌而易于郁结,不遂意而愤懑塞于胸中,由是血日消,气日盛,阴阳交争,乍寒乍热,食减形羸,百病蜂起。"《薛氏家传女科歌诀》中开篇亦云"大凡女子,禀受偏执,若欲治病,先戒性急"。妇人多思多郁多怒,耗伤心神,平素易气血周流不畅,及至经血将行,或瘀阻胞中作痛,或经行延期,或气郁血热,先期而至。《女科万金方》卷一"调经门"曰:"调经之道,在耗其气,以行其血,使血盛气和。"气滞或成血瘀,或化为热,故治疗当根据具体病情,破气解郁、行气活血,选用青皮、陈皮、香附、乌药、枳壳、枳实、木香、佛手等破气行气药配伍三棱、莪术、当归、益母草等活血药。郑氏女科运用"抑气行血"法经临床实践后积累了经验,如《女科济阴要语万金方》中评语:"昔有名手,但知补血不知抑气,经水竟未得调,后延予诊视,下抑气药,其效如神,乃知家传秘书真妙。"但行气药多易耗伤正气,故郑氏又强调:"抑气又当审其人之虚实可也。"在治疗上,多选用郑氏家传秘方,如"归术破癥汤"治疗女人经闭,药用当归尾、赤芍、青皮、乌药、白芍、香附、三棱、莪术等,为四物汤去熟地,加抑气活血药而成。又如"香归散",方后郑氏按"产后行血圣药。或有块者,饱闷恶心呕吐者尤妙",方用藿香、青皮、陈皮、三棱、莪术、赤芍、乌药、当归尾、香附和半夏,共奏抑气行血之功。

(二)顾护脾胃,益气升阳

脾胃位于中焦,互为表里。脾胃为仓廪之官,在体为肉,开窍于口,脾主运化,输布水谷精微;胃主受纳,腐熟水谷,升清降浊,为生化之源。五脏六腑,四肢百骸,皆赖营养,具有益气统血、主肌肉等生理功能,故古人称脾胃为后天之本。郑氏认为,妇女脏腑之中脾胃的功能尤为重要。如《女科万金方·论经闭》载:"有胃气不调者,貌本壮实,饮食减少是也。"又如《郑氏女科秘方》云:"调经之法,专在补脾也。"因为气血是月经、胎孕、哺乳之物质基础,而脾胃为气血生化之源。脾胃健旺,则精血充沛、血海充盈,经候如期,胎孕正常,产后乳汁亦多;反之,则化源不足,气血失常,导致妇科经、带、胎、产、杂病的产生。

1. 补脾养胃,益气生血　脾主运化,食物经过消化后,其中精微物质由脾来吸收、转输,以营养全身。《灵枢·决气》曰:"中焦受气取汁,变化而赤,是谓血。"提出血液是由中焦脾胃的水谷精微化生而成。妇女以经血为贵,月水调畅与否,与脾胃的关系密切。如有脾胃虚弱,运化失健,不能生血,则营血亏乏,可致月经过少,甚则闭经。如《产宝百问》载:"问妇人一生经闭者何? 答: 脉不足者当补脾胃,生气血。"郑氏认为,经闭不通,与脾胃虚弱密切相关。如《坤元是保·调经》篇载:"经闭有脾虚而不能生血者,有因脾伤而反耗血者。"《薛医产》载:"若经闭不通,其病不一。或因脾虚不能生血,或因脾郁而伤血,或因胃火而销铄。"对于脾胃虚损所导致的月经病治疗,郑氏认为:"经水不行,多有因脾胃损伤而致者,切不可认作经闭血凝,轻用通经破血之剂。凡遇此症须先审其脾胃何如。倘因饮食劳倦,损伤脾胃,少食恶味,泄泻疼痛,或误服汗下攻克之药伤其中气,致血少不行,只宜调养脾胃,用白术、茯苓、白芍药、黄芪、甘草、当归、麦冬、川芎、柴胡之类以健脾生血,则经自行。若饮食积滞,致伤脾胃,则消积补脾。"治疗用方如八珍健脾丸(八珍汤加山药、红花、香附、干姜、陈皮、生姜、大枣)、补中益气汤等。其次,妊娠病方面,郑氏认为胎儿的营养源自母体,全赖孕妇脾胃运化,如《郑氏女科集义》云:"大抵脾为五脏之主,胃为气血之海……小儿在母腹日渐充长,全赖母脾胃之精华气血。"脾胃功能正常,胎儿方可发育正常。而对于孕妇,"胎前饮食倍常者,产后少病,胎前饮食减者,产后多病"。如果脾胃不调,诸病皆生。在治疗上,当"以培补中土为其主脑"。如脾胃虚弱,运化不畅,则水湿停滞而成子肿等症,或痰湿阻滞胞宫以致不孕。如《女科万金方》"胎前问答"曰:"孕妇八九月间,两腿足浮肿,行步艰难,名曰胎水,俗名皱脚,大率易产,不可以水病治之,导泻正气……若脾胃不实而生肿胀,分气紫苏饮。"同时,脾胃不足,易致堕胎。如《产宝百问》(明代抄本,郑文康)载:"堕胎出血者有二,一因热而流散,一因气虚而不敛。"脾气不足,无以摄胎,治疗当用八物汤加黄芩以系胞。脾胃不足亦会引发胎动不安,如《坤元是保》胎前篇云:"怀则以身依也,妊则以时动也……胎动多为劳倦乏力,触冒风冷所致。轻则身动转不安,重则便致损堕。"再次,对产后病的调理,郑氏也非常重视顾护脾胃,如《郑氏女科集义》论曰:"产后气血皆虚,全赖胃气有权。"如果脾胃不调,会变生诸病。在治疗上,当"以培补中土为其主脑,而后随其润燥寒湿之久利,辅佐成方,煎丸并进,务以色脉、寝食健旺为验"。如化源不足,气血亏耗,产后易为乳汁稀少,"补之以钟乳、猪蹄、鲫鱼之类"。又曰:"无乳,此气血不足,营卫不调,宜当归内补,建中汤频与调之。"郑氏认为,营卫二气皆赖中焦脾胃运化,以建中汤调补脾胃,以资化源,方保无虞。

2. 补脾养胃,调摄升降　脾主统血,指脾脏具有统摄血液,使其循行常道,不致溢出脉外的作用。脾胃功能正常,则气能摄血,血液循脉道而行。郑氏强调,各种出血证候,如崩漏、胎漏、产后大出血等,多责之脾胃虚弱,统摄无权,治疗宜益气健脾。如《产宝百问》曰:"产后忽然下血成片,有似血崩者何治? 答曰:因血气大虚,脾胃又弱,以致荣卫衰败,治宜和血理气,用四物止经汤。"四物止经汤是郑氏家传方,即四物汤加白术、茯苓、香附、人参、白鸡冠花、甘草、蒲黄炭、侧柏叶、酸枣仁而成,功效益气健脾、祛瘀生新。升降是脏腑的功能活动,脏腑之间一升一降,才能维持正常的生命活动。脾胃居中,为气机升降之枢纽。脾主升则健,胃宜降则和,若妇女脾胃升降功能失常,会导致各种病变。如脾气不升反而下陷,可致子宫脱垂、产后阴脱等症;或胎元不固,出现滑胎、小产等症。如脾虚不摄,可引起白带淋漓。如胃气不降而反上逆,则导致妊娠恶阻等症。郑氏女科多选用人参、升麻、白术等药益气健脾,调摄升降。对于产后脾虚,脾不升清,病发眩晕,《产宝百问·产后问答》中载:"产后晕眩何治? 答曰:须用补中益气汤。"如脾气下陷,产后阴脱,认为:"产后阴脱者……此因气血两虚不能升敛。"处方以八物汤加人参、白术、升麻、麦冬、糯米、当归、熟地培补中焦,养血升清。对于脾不升清,胎儿下沉,引发孕妇小便不利的情况,《薛氏济阴万金方》曰:"孕妇脐腹作胀或小便淋秘,此由脾胃气虚,胎压尿胞。"用加味安胎饮加二陈汤升提,药用白术、人参、柴胡、升麻、生地、陈皮、甘草、川芎等。又如脾气不升,引发带下病,《薛医产》"带下篇"云:"带自胃中痰渍下渗入膀胱,法宜升之,用二陈汤加苍术、柴胡、升麻。"

四、经带胎产,善用四物

女性的生理特点主要表现在月经、妊娠、分娩、哺乳等方面,这些特点都与冲任二脉息息相关,"冲为血海,任主胞胎",都要依赖血的充养。在心理上女性情志多变,恼怒忧郁,气常有余,郑氏认为"气有余便是火",易耗伤阴血。尽管有经、带、胎、产之分,然都是阴血不足所致。因此临床辨证施治中以调气养血、顾护阴血为先。其著作中很多疾病均以四物汤为基础方灵活化裁,无论寒热虚实均可用,四物汤是治疗女科疾病的首方。正如《坤元是保》曰:"四物汤调经、胎前、产后,悉以此方加减,真女科司总也。"又云:"四物加黄连、香附,名轻号六物汤,治经痛血热成紫黑块。四物加木通、麦冬、黄芩等,名照号黄芩四物汤,治孕妇暑月渴饮不止。四物去地黄,加人参、炮姜等,曰群号增损四物汤,治产后下血过多,荣卫虚损,阴阳不和,乍寒乍热者。"《女科万金方》曰:"四物汤调荣滋血气,妇室正相当。"

郑氏妇科代表著作《济阴万金方》共 136 方,其中以四物汤组方的约占三分之二。《郑氏女科秘方》一书共载 35 症 275 方,每症叙述体例一致:首论病因病机,引历代医书相关条文,治则多据气血,兼顾心脾两脏,用药上以四物汤合调心的石菖蒲、远志、柏子仁、灯心草、酸枣仁、茯神等组成他方。

《家传产后歌诀治验录》以《女科万金方》中四物汤的加减运用为纲,结合自己临证经验,辨证治疗月经失调、妊娠病、恶露不止、妇人血虚头痛、产后虚劳等数十症。

《济阴万金方》曰:"妇人子宫太冷不孕,四物汤加干姜、肉桂;妇人子宫太热则伤胎,且多不孕,四物汤加黄柏、知母、柴胡;妇人瘀血腰痛,及血枯经闭着,四物汤加桃仁、红花治之;妇人经行血热,脉数,头昏,四物汤加黄芩、柴胡治之;妇人经行,腹上下绞痛,血涩也,四物汤加延胡、槟榔、木香;经事淋沥,滴滴点点不已,小腹痛,宜用四物汤加人参、白术、炙甘草;妇人虚寒,脉微,自汗,气难布息,四物汤加干姜、附子……"等等。

还有很多保胎方均以四物汤为基础化裁而成,如《坤元是保》云:"四物加白术、黄芩、陈皮,名都号安胎饮,治疗孕后胎气不安腰痛及腹痛者。"四物汤出自《仙授理伤续断秘方》,是从《金匮要略》胶艾汤化裁而来,为补血行血调经的基础方剂,《成方便读》曰:"一切补血诸方,又当从四物而化也。"当归能活血生血,使气血各有所归,其力能升能降,润脏腑,外达肌表,能润肺之燥,能缓肝木之急,治妇人腹中诸痛,能补益脾血,兼能化瘀,能治吐血衄血,便血下血,润大便兼能利小便,凡血虚、血枯、阴分亏损之证皆宜用之;芍药善滋阴养血,退热除烦,能入肝以生肝血,其味苦能入胆而益胆汁,酸苦相合又性凉,善泻肝胆之热,又能收敛上焦浮越之热;熟地为滋阴补肾之主药,脏腑阴分虚损者皆能补之;川芎温窜相并,其力能上升下降,外达内透无所不至,能通活气血,治周身拘挛及女子月闭无力,又因味微甘,用之佐使,亦能生血。临床多在此调气血和营卫的基础方上扩而充之组成他方。

郑氏妇科先贤运用四物汤不仅灵活加减,化裁成他方治疗各种妇科疾病。而且对四物汤剂量、选材、时间上也很有讲究。如《产宝百问》曰:"春倍川芎加防风,夏倍白芍加黄芩,秋倍地黄加天冬,冬倍当归加桂枝。"《女科济阴要语万金方》曰:"四物各等分,水煎,按四时加减用。"又曰:"欲止血,用当归头、白芍;欲行血用归尾、赤芍;欲养血,用归身、白芍;欲活血,当归全用。熟地黄须怀庆,杭州熟地力浅,不堪用,大抵地黄性滞,泥膈引痰,除止血外,诸方欲行血消痰,皆宜少用,若必要用须以姜汁制之。"

五、脏腑辨证,舌脉合参

辨证论治是中医的精髓,它透过复杂的病情和矛盾的症状,找到疾病的本质——病机,采取针对病本的治疗而达到"一摧其本,诸症悉除"的目的。但辨证论治并非易事,往往由于医者学术的偏向、眼界的局限、思辨的错误等,而不能客观准确地辨证,或偏执一方一法,或见某病、某症只用某方,失去了中医治病的精髓。郑氏先贤的很多医著如《坤元是保》《女科万金方》《郑氏女科秘方》《女科集义》等以其兼容并收的学术思想、熟练的四诊功底、丰富的临床经验,以及客观严谨的思辨能力,对妇科疾病的辨证不偏不倚,深入细致而准确,为妇科临床树立了典范。

郑氏妇科临床辨证施治以脏腑为核心,实践中重视本脏与其他脏腑之间的关系,包括奇恒之腑。如肝与胆为表里,与心肾相生,与肺脾相克,主筋,开窍于目。肝脉循胁肋少腹络前阴,交冲任,夹胃,属肝等。本脏受外邪和七情发病关系的影响,如肝恶风,怒伤肝。在调理月经病中,常以肝郁为中心,佐以调心肾,遣方用药以逍遥散或四物汤为主,宁心用远志、柏子仁、石菖蒲;温肾喜用巴戟天、淫羊藿、胡芦巴、鹿角霜、锁阳、肉苁蓉;滋阴喜用鳖甲、女贞子、墨旱莲。如子宫肌瘤一病,若拘泥于"癥瘕"的治疗原则,投以行气活血化瘀、消坚散结等方药,结果不满意。郑氏后人根据本病的主证:腹部包块、子宫出血、腰痛、腹痛、带下等,从实际病例中也看到多数患者常表现为阴虚血热、肝肾阴亏、阴虚肝旺、肝脾不和、冲任失调等证候,认为此病是由肝、脾、肾三脏功能紊乱与亏损而致。虽病起"脏寒",血得寒则凝,但是瘀血恶血凝结日久,反而蕴酿生热;又因寒气伤脾,则脾运失健,湿从内生,蕴久也可化热,瘀血恶血凝聚,怀以留止,日益增大,故见腹部肿块、腹痛。湿热入于血分,迫血妄行,则见阴道出血;肝肾亏损,肝脾不和,阴血失调,邪热灼耗,气血耗伤,故见冲任失调或阴虚肝旺。《济阴万金书》四物芩连汤则能清热燥湿、养血调冲任,通过脏腑功能的调整,促进整体功能的改善,从而摆脱了单纯从"癥瘕"治疗的束缚。

中医历来重视诊脉,郑氏妇科也不例外,认为诊脉对于辨证用药有着重要的作用,临诊中非常注重指下脉形。如《坤元是保》正文首述脉法,详细介绍了六淫外因、七情内伤、饮食劳倦、三部表里、六极绝脉以及经带胎产等诸脉法。指出:"然欲投药,又必先察其脉,辨外感寒热气食之有无,而后可也。"《女科万金方》首篇即是诊脉切要歌及诊浮沉迟数滑涩诀。《薛氏济阴万金书》曰:"心肝二部要平和,或数或迟经痛起。尺脉强弱虚实看,血如不足尺微涩。腹中癥瘕脉沉牢,带下数疾不能止。"《产宝百问》对六部脉所对应的脏腑作了详细阐述,描述了四总脉、四时平脉及病脉、违时不治凶脉,具有重要的临床意义。

脉法精微,"玩索有得,终身用之有不能尽",然"非神圣工巧,不可轻言",其精微之处不是一般医者能完全掌握的,所以,郑氏先贤明确告诫要四诊合参,不可不知脉而妄用。正如《坤元是保》所言:"望闻问切,医家兼用,无可耻者,可耻在不知脉而妄诊。"时刻体现四诊合参,如《坤元是保·上卷·产脉》篇中云:"欲产脉离经,沉细滑无根,身重体热寒且战,舌下之胎黑复轻,反舌上冷子死腹,面赤舌青儿损神,唇口俱青沫频出,子母并不留其魂,面青舌赤沫不止,母死腹中儿尚生。"在诊得产脉沉细滑无根之离经后,结合问(身重、寒热)、望(舌、面、唇口)诸诊法,确定母子病情。辨舌验苔可观察脏腑气血的盛衰、气血的瘀畅、阴阳之乖和,辨识病位、病邪深浅。如肥白之人多属气虚,验之舌脉,多舌淡脉象濡软;黑瘦之人多属血虚,验之舌脉,多舌红燥欠润,脉象细弦数。

第二节　郑氏妇科临证经验

郑氏妇科在对疾病的诊断和治疗上强调辨证,理法严谨,突出脏腑、气血辨证。以交通心肾、平衡阴阳治疗月经紊乱,以健脾补肾、调养机体先后天治疗女性闭经,以补肾宁心调整阴阳治疗妇女脏燥,以滋肾清火,补虚泻实治疗崩漏,以育肾保精,充养天癸治疗不孕。同时注重气血的辨证,气血是脏腑的物质基础,纯清的元气和后天的营卫之气与血并行,无形无声,循环无端,生生不息,为机体所用。血为水谷精微,生化于脾,总统于心,藏收于肝,宣布于肺,施泄于肾,濡养五脏六腑,灌溉一身,流注于脉内,气血逆乱则为病,导致脏腑功能的虚衰和月经失调,在郑氏历代医著中,施方用药常以养血活血行气的四物汤为基础方。

一、调心养肾，调理冲任，治月经失调

郑氏认为女子月经的来潮、周期的形成和转变与心、肾、冲任密切相关。气血是月经的主要物质基础。气者，生于肾而上主于肺，条畅于肝，肾为经血之源流。血者，水谷精微得之心火，变化而赤是为血。由此可见心、肾二脏对气血的形成和运行有着密切关系。冲脉为"十二经脉之海"，又称"血海"，能调节十二经气血。任脉为"阴脉之海"，总任一身阴经，与全身所有阴经相连，凡精血、津液均为任脉所司。冲任两脉皆起于胞中，胞脉系于肾，肾气盛则冲任通盛而天癸至，肾气衰，则冲任虚衰而天癸竭。《内经》云："诸血者，皆属于心。"心主神明，心既是循环系统的主持者，还是精神活动的主持者，人的情绪精神活动往往会影响人体内部激素的分泌而影响月经。在治法上，郑氏遣方用药多以清心滋肾，宁心补肾，舒心养肾，调理冲任，使经血充盈，冲脉血盛，任脉气通，月经按时而下。现代医学也证明：月经的来潮，以及周期的形成和演变主要由人体内心(脑)—肾—子宫生理生殖轴的调节而成。因此，月经的正常蓄泄实是心之气火平和，脾之生化，肾之阴平阳秘，冲脉之血盛，任脉之气通，气、血、阴、阳彼此协调和平衡的结果。

二、通调虚实，调整寒热，治痛经

《女科千金方》诸经问答篇中明确提出痛经有虚实之分："问，经水将来而作痛者，何治？答曰：此气涩滞，服七气散加归、芎之类；若过期而痛，则血虚也。"在"调经十五论"中更为详细地分析了痛经发生的病因和症状，指出青春期少女痛经多为脾胃血气虚弱，误食生冷，多表现为月经后期，来潮时腹部疼痛，得热痛减，恶心呕吐腹胀。育龄期妇女痛经因气血虚冷，经脉不调者表现为月经期紊乱，经来腹部隐痛，淋沥不止；因瘀血内阻者，表现为月经来潮"肚中块痛"，血块下则痛减；因湿热瘀阻者表现为月经来潮，腹痛灼热不适，平素带下量多色黄。随着郑氏历代先贤的继承发展，对痛经也有了一个较为完善和全面的辨证论治体系，郑氏认为痛经的发病机制是"不通则痛""不荣则痛"，不通者当条达通畅之，不荣者当调气血阴阳濡养之。痛经也与患者体质密切相关，有气、血、肾气之虚，同时有寒邪、湿热、瘀血等病因夹杂，故痛经临床证型不一，在治疗时先辨别

病证属寒、属热,再按患者体质虚实的不同加以补虚泻实,以达到标本同治之效。

三、健脾补肾,通补气血,治闭经

郑氏认为女性月经的来潮有赖于天癸,天癸乃肾之真阴,天癸至则月经至,天癸竭则月经绝,天癸至一靠肾气充盛,二靠后天脾胃化生水谷精微为气血滋养子宫。肾气盛,任脉通,太冲脉盛,脾胃健,冲任之气盛,源流不断,月事得以时下。《女科万金方·诸经问答篇》中指出"妇人室女一生经闭不通,视其脉不足者,当补气血"。郑氏《济阴万金方·经闭》曰:"经闭者,夫经何由而闭也,其病虽有虚血、实血、寒血、热血、滞血、脱血不同……"郑氏认为闭经的发病机制有因脏腑功能失调而致冲任气血蓄溢失常,有因化源不足而无血可下。但其发病原因不外乎虚实两端。虚者,都因肾气不足,肾精亏虚,脾胃虚弱,气血乏源,冲任血海空虚,胞宫源断其流,无血可下,治疗当养血为先,理气为要,通补兼施。实者,多为气血阻滞,痰湿流注下焦,是血流不通,冲任受阻,经血不得下行,治疗中气郁血滞型用疏肝解郁,理气养血之法;痰湿瘀滞型用健脾化痰,祛湿通络之法;寒凝血瘀型用温经散寒,行血调经之法。不能急切图功,一味运用攻血破气之药。《薛氏济阴万金书》就曾告诫:"医只守于攻击,如苏木、蓬术、干漆、蒲黄、桃仁、红花一切耗血之药,而不知寒温润燥、开滞之法,有几何而不杀人也哉!"

四、滋肾清火,通补冲任,治崩漏

崩漏,西医妇科称之为功能失调性子宫出血。郑氏认为女子先天肾气不足,或少女肾气未盛,天癸未充,或房劳多产损伤肾气,或久病大病伤及肾元,或七七之年肾气渐衰,天癸渐竭,肾虚不能镇守相火,导致冲任督三脉失调,均可致崩漏发生。《女科千金方·调经十五论》中第七论:"凡妇人二十五六岁,血气虚冷,经脉不调……不分信期,每来淋沥不止……此血气俱虚,宜服四物补经汤。"第八论:"凡妇人二十七八岁,身体一向虚败,经水不时淋沥不止,或有成片黑血……只宜调补,不然则成血崩,宜服正经汤、四物汤。"明确指出崩漏本质为肾之亏虚,变化在气血。郑氏后人在此基础上,根据女性多思善郁的生理特点,又提出清心泻火之法,认为"女子属阴,以血为本。经血之源在心脾,若思虑过度,心脾亏虚,心火独亢,则月经错乱失常"。在长期临床实践中,对于崩漏的病因,也考虑到了

"瘀"的因素,对崩漏后期淋沥不尽者,常用加味四物汤以活血养血止血,而补中寓通、流传至今的郑氏验方"加味逍遥散"则体现了郑氏妇科滋肾清火、通补兼施的独特治疗崩漏的方法。方中生地、女贞子、墨旱莲滋养肾阴;牡丹皮、焦栀子清心肝之火;柴胡、白芍、当归疏肝养血,调补冲任;蒲公英、苦参清利湿热。全方水火既济,使阴阳渐趋平衡而崩漏自愈。

五、补肾宁心,调整阴阳,治脏躁

郑氏认为脏躁病的发生和妇女的生理特性密不可分:一是妇人多性情内向,情志抑郁,忧愁思虑,积久伤心,劳倦伤脾,心脾耗伤,经血津液化源不足,脏阴亏虚。二是妇人因经孕产乳,精血内耗,则五脏失于濡养,五志之火内动,上扰心神,发为脏躁。五脏失养则五情异常。情志病变中,肺失濡养为悲,肝失濡养化火为怒,脾失濡养为多思,心失濡养则为过喜。郑氏强调五脏的元阴"肾阴",注重安定心之"虚火",故在用药上多用甘润滋养之品,通过养心血、润肺燥、解肝郁、清痰火等方法达到宁心之效,标本同治,虚实兼顾,从而使人体阴阳平衡则病证自愈。《济阴万金书》载:"妇人连年生育,血气俱虚,精神恍惚,时悲时喜,自哭自笑,默默然不欲食,心烦失眠,夜寐多梦纷纭,乃子脏血虚,受风化热,虚热相搏,扰乱神明,拟甘麦大枣汤,百合地黄汤主之。"方中以百合地黄汤清心宁火,滋养肾阴,甘麦大枣汤中小麦能和肝阴之客热,而养心液,甘草泻心火而和胃。肾阴充足,心火安宁则可止五脏之躁动。

六、调经理气,祛瘀软坚,治癥瘕

妇人下腹结块,伴有胀、痛、满或异常出血者,成为癥瘕,女性生殖系统肿瘤、子宫腺肌病、盆腔炎性包块等都属于"癥瘕"范畴。郑氏《妇科百问》曰:"妇人食癥者,月候来时食生冷之物,脾胃气虚不能消化,结聚成块,日渐生长而成,用增损四物汤(当归、三棱、川芎、白芍、官桂、蓬术、干漆、干姜)治之。"血癥者,气血劳伤,月水往来经络痞涩,恶血停结,积年不散而成,用牡丹皮散治之(牡丹皮、桂心、延胡索、当归、蓬术、赤芍、牛膝、三棱)。妇人血瘕,其结聚结瘕而痛,推移乃动,其发则腹痛,血气上行乃胞中恶血不散,久则结成。或由月事不调,如怀胎之状,以调经理气为主,用桃仁丸(桃仁、大黄、朴硝各 3 g,䗪虫 5 g,先将三味同熬好后入朴硝化为丸,如桐子大,每服5~7丸,五更时白汤下)。郑氏区别了癥瘕之不同,一般多先有气聚成瘕,日久则血聚为癥,但两者都与气血密切相关。大致可分为瘀热内阻、肝郁血瘀、阴虚痰瘀、寒瘀互阻、肾虚肝郁五个类型,其治疗方法也灵活多变,有清热化瘀、疏肝理气化瘀、滋阴降火化瘀、温经散寒化瘀、补肾解郁化瘀等治法。在用药上也强调痰热湿浊的病理因素,故常在方中配入炙龟甲片、鳖甲、淡昆布、海藻、牡蛎、王不留行等咸寒辛润、软坚散结之品。在化瘀的同时,郑氏也注重气血的调节,气血是脏腑的物质基础,气血逆乱则易导致脏腑功能的虚衰,月经的失调。在治疗癥瘕的过程中郑氏并非概以行气活血而治之,常根据临床辨证分别予理气、补气、养血、调经之法以获良效。

七、育肾保精,温通奇经,治不孕

郑氏提出女子不孕主要是由于肾气阴精不足,或冲、任、督三脉气血失调所致。《女科要旨》云:"妇人无子,皆有经水不调,经水所以不调者,皆由内有七情之伤,外有六淫之感,或气血偏盛,阴阳两乘所致。"肾精是女性怀孕的物质基础,肾气旺盛,精血充沛,任脉通畅,冲脉盛实,督脉温通,两精相搏,才能受孕。在治疗不孕过程中,郑氏注重调节奇经的重要功能。奇经主要功能一是沟通十二经脉之间联系,对十二经脉气血有蓄积渗透作用。奇经中尤以任、冲、督三脉对生殖影响较大。郑氏认为任脉总任一身之阴经,起于胞中,濡养女子胞宫,使胞宫阴精充盛。冲脉能调节十二经气血,使女子子宫经血按时蓄溢,月经按时来潮。督脉总督一身之阳气,行于背脊,上行入脑,与脑、脊髓、肾有密切联系。这些奇经的血气流畅与月经的来潮以及月经周期中的排卵都有密切关系,临床施方中常配伍龟甲、鳖甲、鹿角霜、川断等药。同时也立体动态地观察到女性不同生理期的子宫气血的内在变化。根据女性月经期、排卵期、卵泡期、黄体期不同生理期,肾阴、肾阳的相互转化,选用不同中药调整子宫内在环境,激发体内生殖功能,以促进怀孕。故在各个生理期分别用不同的药方,通补兼施,调整月经的正常运行,正所谓"种子之法,皆在调经之中"。

郑氏妇科代代相传至今,辨证思路广泛,组方灵活,用药轻简。著作文风活泼,问答歌诀,治病保健,无所不及。不但为传承者提供了宝贵的临床经验,而且也为当今各种妇科疑难杂症的治疗拓宽了思路,为今后的研究与发展奠定了坚实的基础。

第三节　郑志洁学术思想

郑氏妇科传承随着时代的发展而发展。不同时期的病种侧重点不完全相同,如清末民初之前,由于未引进西医且缺少产前检查,故女科病主要以胎前病、产症、产后病等急症为主。而现在由于西医的引进,医术的不断发展,难产、产后病的急症求助西医治疗的多,只有部分非急症的产后病才求助中医治疗,临床求助于中医的以慢性妇科疾病为主,如月经病、不孕症、慢性盆腔炎、围绝经期综合征、杂病等。故郑氏妇科的学术思想随着病种的不断变化而不断发展,郑友仁、郑志洁医案中有部分用药处方在其家族传承的手抄本中无法查询到。郑友仁、郑志洁主要学术思想虽然秉承了郑氏先贤的学术思想,但有所发展与创新,因笔者跟随郑志洁教授抄方 10 余年,对其用药思路及学术思想有一定了解,下面总结一下郑志洁的学术思想,主要有以下几个方面。

一、调肝通络,益气养血治疗月经失调及不孕

郑志洁认为:对于妇科疾病的治疗,经络须通,通则气血畅;气血须盛,盛则经络通。妇人经、孕、产、乳均赖气血,冲任瘀滞或气血虚弱则气血供养不足,产生妇科诸疾。盖肝主疏泄,主藏血,冲脉起于胞中而通肝,有"血海"之称。《类证治裁·调经论治》指出"盖女善郁,木失条畅,枝叶萎悴,肝不藏血,经之所由不调也",阐述了肝之藏血与肝主疏泄在月经调畅中的重要地位。女子以血为本,肝为藏血之脏,肝在女性生理上分担了肾主生殖发育所不能起的作用,故叶天士谓之"女子以肝为先天"。重点强调了女性生理、病理的特殊规律,女子经、孕、产、乳以血为本,以气为用的生理特点及经、带、胎、产的病理变化,均与肝生理功能、病理变化密不可分。调肝法作为妇科常用之法,包括了养肝、疏肝、清肝、泻肝四法。并有四物汤、柴胡疏肝散、丹栀逍遥散、龙胆泻肝汤等代表方。人是不可分割的有机整体,且禀赋有别,见证各异,重视肝经,并不否认肾、心、脾等脏腑功能在保持女性健康中的作用。在治疗上维护经络通畅与气血充盛非常重要。郑志洁注重经络的通阻与气血虚实,善于调理气血,通畅经络。

肝气郁滞所致经络通畅失宜病证,郑志洁按照病情程度由轻至重分为四类,

即滞证(气血运行减慢,经络滞缓)、瘀证(气血运行不畅,经络瘀滞)、阻证(气血运行停止,经络瘀阻)、癥证(气血阻隔日久,成为癥块)。治疗分别采用疏肝理气、疏肝活血化瘀、疏肝活血破瘀、疏肝活血消癥之法,畅行经脉,通调冲任,疏通经络,擅从调理肝脾入手,自拟妇科一号方。妇科一号方是在逍遥丸的基础上加丹参、香附、郁金、合欢皮、路路通、山楂炭、佛手,具有疏肝通络的作用,同时还有健脾养血之功。滞证常用妇科一号方;瘀证常用妇科一号方加青皮、乌药、枳壳、川芎等行气活血之品;阻证用妇科一号方加桃仁、红花、益母草等活血养血之品;癥证常用妇科一号方加三棱、莪术、夏枯草、皂角刺、穿山甲(今用石见穿代)、蜈蚣、䗪虫等活血化瘀消癥之品。

气血不足引起的经络不畅则要调理气血为主,郑志洁常用自拟的加味八珍汤,加味八珍汤是在八珍汤的基础上加黄芪、丹参、香附、菟丝子、补骨脂、淫羊藿、山楂炭、佛手,具有益气养血、疏肝通络、健脾补肾的多重作用,注重补肾之精气,促进精血互生。

二、和胃理气,顾护胃气

胃主收纳、腐熟水谷。《灵枢·玉版》曰:"人之所受气者,谷也;谷之所注者,胃也;胃者,水谷气血之海也。"《素问·玉机真脏论篇》中曰:"五脏者,皆禀气于胃;胃者,五脏之本也。"说明胃气之盛衰有无,关系到人体生命活动及其存亡。李东垣在《脾胃论·脾胃虚实传变论》中说:"元气之充足,皆由脾胃之气无所伤,而后能滋养元气。若胃气之本弱,饮食自倍,则脾胃之气既伤,而元气亦不能充,而诸病之所由生也。"临床上诊治疾病,郑志洁十分重视胃气,常把"保胃气"作为重要的治疗原则。诸气皆虚,先扶胃气。脾胃为生化之源,化源乏竭,病必不治。正如《景岳全书·杂病谟·脾胃》所说:"凡欲察病者,必须先察胃气;凡欲治病者,必须常顾胃气。胃气无损,诸可无虑。"故郑志洁每张方剂的最后两味药是山楂炭、佛手和胃健胃,若胃纳欠佳,加用神曲、炒稻芽、秫米等健胃和胃消食,若出现腹胀加用砂仁、枳壳、陈皮、大腹皮等和胃行气流动之品,冀以苏胃开气。

三、调理冲任,活血化瘀

妇女经、胎、乳等生理活动的产生与维持以血为物质基础。月经每月应候,见的是血,胎孕滋养有赖于血,乳汁也有赖于精血上行化生。《女科万金方》曰:"夫经水,阴血也,属冲任二脉,上为乳汁,下为月水。"《灵枢·五音五味》指出"妇人之生,有足于气,不足于血,以其数脱血也",率先指出了女性的生理特点。不足之血,有余之气,必致血行不畅而成血瘀;不仅如此,如果寒邪凝滞、热邪聚结以及脏腑功能的失调亦导致气机阻滞、血行不畅,气血转化失常,气滞血瘀。瘀血既是脏腑、气血功能失调的结果,也是导致脏腑功能失调、气血不畅的病理因素,脏腑功能失调与瘀血阻滞之间又相互作用,加重病情。现代医学认为:微血液循环障碍、血栓前状态、新生血管形成障碍影响卵泡形成、排卵、黄体功能以及胚胎着床等功能的正常发挥。《金匮要略》妇人三篇 12 处方中养血活血之品当归、赤芍、川芎的使用频率最高,郑志洁从中得到启发,重视活血化瘀,将养血活血作为妇科临床重要的治疗法则,巧妙运用四物汤、血府逐瘀汤、加味当归补血汤等经典活血化瘀方剂于各种妇科疾病中。临床上常用当归、川芎、生地、桃仁、红花、泽兰、益母草、虎杖等药,不仅能够治病,还能起到美容养颜、延年益寿的作用。

四、扶正为重,有邪同祛

郑志洁深领"正气存内,邪不可干""邪之所凑,其气必虚"内涵,主张扶正,有邪同祛。妇科生殖疾病,除少数是急性外邪感染外,大多数是慢性疾病,多因正气内虚所致,治疗上重视正气,扶正为主,即或有外邪感染,多是在正气内虚基础上发生,治疗亦应扶正祛邪,标本兼治。扶正多重视益气、养血、健脾、和胃、补肾。祛邪多重视化湿、清热。

五、诊重舌脉,治必有方

中医学认为舌通过经络的循行,直接或间接地与五脏六腑相通,又与人体的四肢百骸相连。脏腑的精气上荣于舌,脏腑的病变也必然影响精气的变化而反映在舌象上,所谓"有诸内者,必形于诸外"(《丹溪心法》)。《灵枢·本脏》中也说:"视其外应,以知其内脏,则知所病矣。"《难经》有云:"望而知之谓之神,闻而知之谓之圣,问而知之谓之工,切而知之谓之巧。"《伤寒论》中也曾说:"上工望而知之,中工问而知之,下工脉而知之。"

郑志洁认为"人体内在的疾病,必从舌脉表现于外,因此舌脉是辨证的关键"。临诊时,除了解患者的主诉、病史和检查体格外,郑志洁重视察舌按脉,尤重舌诊,通过诊舌观察舌之形态、色泽、苔垢、津液和部位,可以辨脏腑虚实、气血盛衰、病邪性质、病情深浅进退。察舌之法,较切脉等为易,然舌苔多种,舌质复杂,苟不详为之辨,难免毫厘之间,千里之外。

舌之部位若以前、中、后三部而言,舌尖主上焦,以观心、肺、胸胁、口、咽喉等病;舌中主中焦,以候脘腹、脾胃、胆、大小肠之病。舌根主下焦,可辨肝肾、膀胱、胞宫、前后阴各疾。故心有热则尖红生刺;脾胃寒湿则中心灰白而滑;下焦有热则舌根黄黑而焦;肝胆有湿热,则舌旁两条黄腻;三焦有火或湿邪内遏,则舌纵白而边必红绛。辨舌质可辨五脏之虚实,视舌苔可察六淫之深浅。如舌质淡为气血两虚,可见月经过多、月经后期、崩漏、闭经。舌质红为血热,可见于崩漏、月经先期、月经过多、产后恶露不绝等。舌质暗或有瘀点提示瘀血。观察舌苔厚薄可测邪气的深浅,苔的颜色可察病变的寒热,苔的润燥提示体内津液盈亏和输布情况。苔白主寒,薄白腻而润多为寒湿凝滞,苔白厚腻多属痰湿阻滞,舌苔黄提示热证,黄厚腻提示湿热,苔薄而舌燥为伤津等。

郑氏先贤非常重视诊脉,擅长诊脉,如《坤元是保》《女科万金方》《薛氏济阴万金书》等郑氏先贤的著作中有很多有关诊脉的歌诀,《坤元是保》开篇就有《诊脉图说》,可见郑氏先贤非常擅长诊脉。郑志洁也是如此,擅长脉诊,通过诊脉了解脉数多少,脉位高低,脉状大小、长短,脉势力度与流利,可以评估全身整体状况,判断疾病阴阳表里、寒热虚实的性质,预测病因病理变化与传变,确定病变部位,指导辨证论治等。常常执简驭繁,一看便知,能有效指导辨证施治。

六、弘扬经典,宗古不泥,经方与验方并重

郑志洁除了熟读郑氏先贤的著作,如自家珍藏的《郑氏女科八十二法》《郑氏女科》等。郑志洁还熟读经典,对经典条文脱口成诵,对经方运用熟练灵活。她在经方的基础上,根据妇科疾病的特点加减化裁,创制了一批经验效方,经方与验方兼收并蓄。经方依次以逍遥丸、八珍汤、归脾汤、六味地黄汤、胶艾汤使用频率最高。验方如妇科一号方、苁蓉杞子汤、郑氏固摄方、郑氏摄带方、郑氏导痰汤、加味桑螵蛸散、加味三豆饮、清营汤、凉经汤等使用较多,收效良好。

第四节 郑志洁临证经验

一、月经病

（一）月经失调，见证多端，首辨虚实

郑志洁认为虚实论治是月经失调首要的辨证纲领。月经失调与其他妇科疾病一样，辨证要点在寒、热、虚、实四纲。除了以月经期、量、色、质的改变作为主要的依据外，尚需结合全身证候进行分析。月经期、量、色、质的改变往往与人体脏腑、气血的虚实寒热等证候交错出现，症状表现复杂，如先期者多热，但亦可因于气虚；后期者多虚，但亦可因于气滞血瘀；经量多少亦是测知体内阴阳水火偏胜偏衰的重要依据。如《傅青主女科》云："先期而来多者，火热而水有余也；先期而来少者，火热而水不足也。"此外经色的深浅明暗之分，经质的黏稠稀薄之别均是辨证的主要依据。在脏腑气血失调对月经的影响中，有气病、血病的不同，肾病、肝病、脾病、胃病的侧重，其中又有寒热虚实的差别，因而证候表现多端，为探讨月经失调与脏腑虚实之间的关系，应把月经失调的证候，首先归纳为虚实两大类别，这样可以执简如繁，便于掌握。月经失调的实证，尽管由于病邪的性质及所在的病位不同，因而临床表现不一，可以出现先期、后期、先后无定期、经期延长，也可以见到量多或量少，但一般有胀、有痛、拒按、脉实有力为特点，其胀痛多在经前或经期发生，经色深，经质稠或有血块，或秽臭，全身证候亦多见实证。月经失调的虚证，也往往见到与上述月经期、量改变相似的表现，但一般经色暗淡，经质稀薄无块，隐痛而喜按，痛在经后，脉虚无力为特征，全身证候亦多呈现虚象。

（二）月经失调，实多责肝，虚多责脾肾

五脏之中，以肾、肝、脾与月经生理、病理的关系最为密切。但心肺二脏和月经生理病理亦有联系。经水为血所化，血的生化、营运、贮调、代谢是五脏发挥协同功能的结果。正如张介宾所说："盖其源源而来，生化于脾，总统于心，藏受于肝，宣布于肺，施泄于肾，以灌溉一身，在男子则化而为精，妇人则上为乳汁，下归血海而为经脉。"可见经血既是五脏协同作用所产生，因而五脏的病变就均能导

致月经的失调。后世医家经过长期临床实践,逐渐认识到肾、肝、脾三脏与妇科疾患关系更为密切。如刘河间在所著《素问病机气宜保命集》中云:"妇人童幼,天癸未行之间,皆属少阴;天癸既行,皆从厥阴论之,天癸既绝乃属太阴经也。"指出应根据妇女一生的不同时期而分别重视肾、肝、脾三脏的作用。宋代陈子明《妇人大全良方》、明代薛立斋《妇科撮要》、清代傅青主《傅青主女科》都是从肾、肝、脾三脏立论,郑志洁也支持此观点。

肝、脾、肾在月经生理过程中的作用,就月经周期而言,肾气盛衰及其对天癸的影响保证了月经从初潮到绝经期的正常规律,肝气的疏泄、脾气的统摄、肾气闭藏又协同地维持着月经依时而行、适度而止的周期性节律。就经量、经质而言,脾胃的生化和肾精化血是经血的基本来源,三脏的协同功能又使经量充足而不致过多,经质稀稠适度而不致有凝结阻滞。因此肾、肝、脾的正常生理功能及协调合作是保证经候正常的重要前提。

(三)调经大法:调理气血,实则泻肝,虚补脾肾

月经失调表现期、量、色、质的改变是现象,脏腑功能失调,气血津液生化及运行异常才是其本质,所以调经着重调整和恢复全身功能。其调经方法虽然复杂多端,但除针对病因治疗外,则主要是以调理气血和调理肝、脾、肾为主要内容。

1. 调理气血

(1) 理血调经诸法:月经的主要成分是血,月经不调是妇科血证的一个重要内容,一般常见血虚、血瘀、血溢三种情况。因而有补血、活血、止血等相应治法,如益气生血法(如八珍汤、圣愈汤、十全大补汤),填精补血法(左归丸),温经行瘀法(如温经汤),行气活血法(如血府逐瘀汤),益气摄血法(归脾汤),清热止血法(清热固经汤),养阴止血法(如两地汤),活血止血法(如四物汤合失笑散)等。不论何种治疗大法,方药多首选四物汤为基础方加减,四物汤补血活血,不论寒热虚实均可应用,上述方剂均可由四物汤化裁而来。

(2) 治气调经诸法:气为血之帅。《女科经纶》中引汪石山论"调经莫先于养血,养血莫先于调气","经少虽属血病,若竟从血分求疗,未得病机之要也,若从气分求责,而调经之所本矣",故调气亦为调经之一大法。引起月经失调之气分为病,常见气虚、气陷、气郁,而有补气、升陷、解郁诸法。其中有补气法(四君子汤、归脾汤),补气升提法(补中益气汤、举元煎),开郁行气法(加味逍遥散、加味乌药汤)等。

2. 调理肝、脾、肾

（1）治肝调经法：包括疏肝解郁法（逍遥丸），温经暖肝法（暖肝煎），清肝解郁法（如丹栀逍遥丸），清泄肝火法（如龙胆泻肝汤）等。临床上虽然也有肝血、肝阴不足见月经后期、量少等证，而有补血调肝法及滋阴疏肝法，但肝血、肝阴的不足，常涉及脾肾两脏，脾为气血生化之源，脾虚则土不涵木。肝为肾之子，肝肾乙癸同源，肝阴不足与肾阴虚常相互影响，所以临床补肝血，养肝阴常以填精化血，滋水涵木而从肾入手，或健脾益气，助生水之源而从脾入手。故补血调肝及滋阴疏肝两法对肝的作用仍在于促进肝的疏泄功能的恢复。

（2）补脾肾：张介宾提出"调经之要，贵在补脾肾以资血之源，养肾气以安血之室"。郑氏妇科认为"调经主于滋水，是补先天真一之源也，调经主于补土，是培后天元气之本也。固肾扶脾，此为调经要道"，常用健脾补肾调经法有：补脾摄血法（如归脾汤），益气补脾法（如补中益气汤），滋肾填精法（如左归饮、二甲知柏地黄汤），温肾助阳法（如苁蓉杞子汤、右归丸）。如因脾虚痰阻而致月经后期或月经量少等证，则有健脾祛痰法（郑氏导痰方、苍术导痰汤）。

上述调理气血、调治肝脾肾诸法，是目前郑氏妇科临床常用的治法。从这两大途径立法，尽管角度不同，却是相互渗透和补充的。调治气血诸法内寓调理脏腑功能的作用，调理脏腑诸法又以调治气血为重要内容，因而出现交叉、重复现象。但其实质充分体现出基础物质和功能活动之间的协调统一关系。因为气血乃脏腑功能活动的产物，而脏腑又以气血为功能活动的物质为基础。

二、痛经

痛经病位在子宫、冲任，以实证"不通则痛"及虚证"不荣则痛"为主要病机。《景岳全书》云："经行腹痛，证有虚实。实者或因寒滞，或因血滞，或因气滞，或因热滞；虚者有因血虚，有因气虚。"《陈素庵妇科补解·调经门》曰："妇女经欲来而腹痛者，气滞也；妇人经正来而腹痛者，血滞也；妇人经行后腹痛者，是气血两虚也。"郑志洁亦认为治疗痛经应首先辨虚、实。虚者多为先天禀赋不足，脾肾阳虚，化源不足而致营血亏虚，阳虚、营血不足，无法温养冲任胞脉，不荣则痛而致痛经，临床表现为小腹隐痛绵绵，喜温喜按，经血色淡，量或多或少，兼见面色无华、神疲乏力、纳少便溏、腰膝酸软，舌淡苔薄，脉细；实者，一方面多因现在女性工作及生活压力大，精神紧张，情志不遂，日久肝失条达，肝郁气滞，气滞则血瘀而致痛经；另一方面年轻女性喜食生冷，或不慎感受寒凉，寒为阴邪，易耗损阳气，使血脉失于温养，且寒性凝滞，收引血脉，血为寒凝，凝聚成瘀，瘀滞冲任，气血运行不畅，经行之际，气血下注冲任，胞脉气滞血瘀，不通则痛，故而痛经发作，临床多表现为经前或经期小腹疼痛较剧，呈胀痛、冷痛、绞痛、刺痛，喜温恶寒，经血色黯，量或多或少，或伴有乳房胀痛，月经后期，舌苔薄白，脉弦。治疗原则：调和营血，疏肝理气，散寒止痛。治疗一般分两步：经期或经前1周重在疏肝理气、温经止痛以治标，及时控制或缓解疼痛，常用"郑氏和营温理汤"。组成：柴胡10 g（盐水炒），当归10 g，丹参10 g，香附10 g，青皮10 g（盐水炒），肉桂2 g，茺蔚子10 g，延胡索10 g，川楝子10 g（盐水炒），郁金15 g，木香3 g，淡吴茱萸2 g，小茴香6 g（盐水炒），山楂炭15 g，佛手6 g。经净后或痛经缓解后辨证求因而治本，或疏肝健脾，或健脾补肾，或益气养血治本，常用妇科一号方加减或八珍汤加减，有生育需求的还可以用苁蓉杞子汤温补肾阳。

三、经行头痛

经行头痛是指每逢经期或行经前后，出现以头痛为主要症状，经后辄止的一种病症，属于西医"经前期紧张综合征"范畴。经行头痛最多见于30～40岁的育龄妇女，在一项调查中发现，经行头痛的发生率占经前期综合征的73.63%，主要与工作压力、精神紧张以及吸烟、咖啡因摄取等有一定关系，影响了女性正常的工作、与他人相处的态度和社会活动能力。目前，临床上也得到了不断重视。

历代医家对经行头痛论述较少，其最早记载于《张氏医通》，书中言道："每遇经行辄头痛，气满，心下怔忡，饮食减少，肌肤不泽，此痰湿为患也。"提出痰湿是引起经行头痛的病因之一。中医认为经行头痛的发生与月经相关，其主要与月经周期中阴阳气血消长的变化特点有关，由于经期和行经前后阴阳气血变化剧烈，易引起气血失调，阴阳失衡。郑志洁将此病的发生主要责之于肝。古人有"肝司血海""女子以肝为先天"之说，意在强调肝与妇女生理有密切关系。肝所藏之血除营养周身外，并注入血海，肝为冲任行气，其藏血与疏泄功能调整着血海的蓄溢有常，使月经如期潮止。另，头为诸阳之会，精明之府，五脏六腑之气血皆上荣于头，足厥阴肝经会于巅。头痛部位以眉棱骨、前额、双颞为多，痛连巅顶，常累及目睛，此与肝胆经脉循行部位有关。故郑志洁多从肝论治此病。经行头痛有虚实之分，临床上实证头痛主要见于肝火实热证，此类患者一般临经前头痛明显,因经前阳气旺盛,气火易随冲气上逆,上扰清窍而致两侧或巅顶胀痛,经行之际,气火随经血下泄,则头痛缓解;虚证头痛主要见于血虚肝旺证,肝为风木之脏,血虚则生燥生风。此类头痛一般经期明显,经期气血下注,阴血相对不足,一方面髓海失养,另一方面阴不敛阳,上扰清窍而致,经后阴血渐复,则头痛缓解或辄止。正如《类证治裁》云:"肝阳化风,上扰清窍,则巅痛,头晕,目眩,耳鸣,心悸,瘛烦。"郑志洁根据多年临证经验,发现临床上经行头痛多见虚实夹杂之证,虚为肝血阴亏;实为肝火上炎、肝阳上亢,重则化风。指出此病实则是血虚内热阳浮的一种证候。

《内经》云"肝苦急,急食甘以缓之",又"肝欲散,急食辛以散之,用辛补之,酸泻之"。这是肝病用药原则。肝脏病变主要是气和血两方面,故治疗上着重补血、和血、调气,再从其病因及特殊现象使用清肝、平肝、温肝等法。针对本病血虚内热阳浮的病机特点,郑志洁以养血清热、平肝潜阳为治疗大法,因人而异,随证加减,以达治病求本,常用其经验方"养血息风汤",组方如下:沙参10 g,生地15 g,当归10 g,炒白芍10 g,白菊花10 g,钩藤10 g,煅石决明30 g,川芎10 g,羌活10 g,僵蚕6 g,丹参10 g,紫苏梗10 g,合欢皮15 g,夜交藤15 g,陈皮6 g,山楂炭15 g,佛手6 g,黄芪15 g,甘草5 g。诸药合用,使经来脑髓阴血盛,肝阳不复上扰清窍,头部脉络疏畅条达则头痛止。纵观全方,清肝、柔肝、补肝、平肝、疏肝,诸法合用,药到病除。临证加减:血虚阴亏甚者,加制何首乌、鸡血藤、制黄精、枸杞子;肾虚腰酸加杜仲、槲寄生、怀牛膝;肝火甚加夏枯草、白蒺藜、蔓荆子;肝郁气滞加柴胡、香附、广郁金;恶心呕吐加半夏、陈皮、旋覆花;失眠多梦加灯心草、辰远志、酸枣仁。

四、不孕症

郑志洁认为临床以卵巢因素和输卵管因素导致不孕症的居多。卵巢因素不孕症多数表现月经不调,治疗的关键在于调经。调经能使肾气充盛,阴阳平衡,气血调和,冲任二脉功能正常,则胞宫藏泻有期,以备养胎。输卵管因素不孕多数为慢性盆腔炎引起输卵管粘连梗阻不孕,以通利气血为主。多数月经正常,瘀滞祛除,胞脉通畅,气血调和,冲任相资,胎孕有望。

郑志洁认为不孕症的治疗,并无定方。必须因人而施,辨证论治。《景岳全书·妇人规·子嗣类》》:"种子之方,本无定轨,因人而药,各有所宜,故凡寒者宜温,热者宜凉,滑者宜涩,虚者宜补,去其所偏,则阴阳和而生化著矣。"遵循"治病必求其本"原则,采取"虚者补之""实者泻之""寒者热之""热者寒之"等措施。有月经不调、崩漏、闭经、痛经或经行诸症等,先治经病。

郑志洁的不孕症诊治特色为:① 经方灵活应用。如加味逍遥丸(妇科一号方)、加味八珍汤、加味归脾汤、加味知柏地黄汤等。② 祖传经验方灵活应用。如苁蓉杞子汤、凉经汤、郑氏导痰方等。③ 辨病辨证与辨期相结合。

郑志洁认为:种子受孕必先调经,调经重在调冲任。月经失调是不孕的主要原因之一,月事以时下是种子的先决条件,而月经之本又在冲任。《景岳全书·妇人规·经脉类》曰:"月经之本,所重在冲任。"王冰注《黄帝内经素问》曰:"冲为血海,任主胞胎。"指出了冲任与月经和胎孕有极为重要的关系。《诸病源候论》曰:"月经失调为冲任受伤。"又曰:"冲任之脉为经脉之海,劳伤经脉,冲任之气虚损,故不能制其经血。"《妇科玉尺》也指出:"若血气不充,冲任脉虚,则经水愆期,岂能受孕?"因此种子调经重在调冲任。而冲任与肝、脾、肾密切相关,冲脉为"十二经脉之海",任脉为"阴脉之海",与足三阴经肝、脾、肾经会于曲骨、中极、关元穴,对人体的阴经有调节的作用。因肝脾肾亏虚为不孕之本。月经病属虚者,多补肾扶脾以养精血;实证则多疏肝理气活血。更应结合月经的不同周期而调之。月经周期不同阶段调经有别。经后期宜益气养血、滋肾养阴;经间期宜温阳补肾、疏肝活血;经前期宜补肾助孕安胎;经期宜疏肝活血。具体分期调治如下。

1. 经后期(卵泡期) 此期因月经行后,血海空虚,胞脉失养,此时胞宫行脏的功能,"藏而不泻",故宜益气养血,滋补肝肾调经。益气养血调经常用加味八珍汤(组成:党参 15 g,炒白术 10 g,赤茯苓 15 g,甘草 5 g,当归 10 g,川芎 6 g,生地 15 g,炒白芍 10 g,丹参 10 g,香附 10 g,菟丝子 15 g,补骨脂 12 g,淫羊藿 10 g,山楂炭 15 g,佛手 6 g),滋补肝肾常用二甲知柏地黄汤(组成:鳖甲 15 g,龟甲 15 g,知母 10 g,黄柏 10 g,熟地 15 g,山茱萸 10 g,山药 10 g,牡丹皮 10 g,泽泻 10 g,赤茯苓 15 g,山楂炭 15 g,佛手 6 g)。若肥胖痰阻经络者应先祛痰通络后再行调补,祛痰通络常用郑氏导痰汤(组成:半夏 10 g,陈皮 10 g,赤茯苓 15 g,甘草 5 g,川芎 10 g,炒白芍 15 g,生地 15 g,白芥子 6 g,海浮石 10 g,香附 10 g,丹参 10 g,苍术 10 g,枳壳 15 g,石菖蒲 6 g,山楂炭 15 g,佛手 6 g)。

2. 经间期(排卵期) 此期阴精足,阳渐盛,天癸至,而精能化气,阳盛阴实,正是氤氲孕育之时,故宜补肾气助阳气,温通活血,使阳生阴长,以助生发之气,常用苁蓉杞子汤(组成：肉苁蓉 10 g，煅紫石英 15 g，补骨脂 12 g，淫羊藿 10 g，菟丝子 15 g，枸杞子 12 g，艾叶 5 g，当归 10 g，白术 10 g，赤茯苓 15 g，甘草 5 g，黄柏 10 g，焦山楂 15 g，佛手 6 g)加减。若有肝郁加疏肝理气之品香附 10 g、郁金 15 g，补肾助阳疏肝，促使卵泡发育成熟并顺利排出。

3. 经前期(黄体期)　此期阳极盛，阴血充，冲任通盛，在阴精充足的基础上，阴化气而发挥阳的功能。阳可耗阴，阴耗又需赖后天脾胃生化来补充。故此时宜健脾补肾，胎孕乃成，常用郑氏安胎饮加减(党参 15 g，黄芪 15 g，当归 10 g，川芎 6 g，白芍 15 g，生地 15 g，艾叶 6 g，阿胶 10 g，白术 10 g，桑寄生 10 g，续断 10 g，菟丝子 15 g，甘草 5 g)健脾养血，补肾助孕。

4. 行经期　若未孕，此期阳气由盛转阴，阴血满盈，此时胞宫行腑的功能，"泻而不藏"。治宜通因通用，活血调经，以促进内膜脱落而新生。常用妇科一号方(柴胡 10 g，炒白芍 10 g，炒白术 10 g，薄荷 6 g，当归 10 g，赤茯苓 15 g，甘草 5 g，郁金 15 g，合欢皮 10 g，丹参 10 g，香附 10 g，路路通 10 g，山楂炭 15 g，佛手 6 g，黄芪 15 g)，月经量少加桃仁 10 g，红花 10 g。若月经量多、经期延长患者四诊合参后辨证为心脾两虚证，选用加味归脾汤(炒党参 15 g，炙黄芪 15 g，大生地 15 g，炒白术 10 g，全当归 10 g，生甘草 5 g，朱茯神 15 g，朱远志 10 g，酸枣仁 15 g，灯心草 2 g，合欢米 15 g，夜交藤 15 g，陈皮 6 g，山楂炭 15 g，佛手 6 g)健脾益气，养心安神，摄血归经。

郑志洁认为不好的生活习惯是疾病发生的主要原因，治疗不孕症特别重视生活上的指导。

(1) 精神放松。若精神紧张可通过影响"下丘脑—垂体—卵巢轴"，导致体内多种激素水平失调，特别是抑制垂体释放促卵泡素(FSH)、促黄体素(LH)，影响卵泡发育与排卵，干扰受孕。

(2) 避免熬夜，晚上 11 点之前睡觉。晚 11 点至凌晨 1 点胆经当令，在这个时辰阳气开始生发，《内经》云："凡十一脏取决于胆。"即取决于胆的生发功能。此时睡觉能养阳气。凌晨 1~3 点肝经当令，血气流注于肝，睡眠后才能使血更好回流滋肝养肝。《素问·五脏生成论篇》云："人卧血归于肝。"

(3) 饮食有节。过饥或过饱对不孕均有影响，过饥气血生化乏源；过饱导致脾胃损伤，脾胃运化无权。

(4) 饮食不可偏嗜。饮食偏寒偏热或五味有所偏嗜，均可因阴阳失调而致不孕。过食生冷寒凉，可损伤脾胃阳气，以致寒湿内生，导致宫寒不孕；过食辛温燥热,则可致胃肠积热,久之也可下焦积热导致不孕。五味有所偏嗜可损伤内脏,人体的精神气血皆由饮食五味所滋生,且五味与五脏各有其亲和性。若长期偏嗜某种事物,则会使该脏功能偏亢,久之也可损伤内脏。《素问·生气通天论篇》曰:"味过于酸,肝气以津,脾气乃绝;味过于咸,大骨气劳,短肌,心气抑;味过于甘,心气喘满,色黑,肾气不衡;味过于苦,脾气不濡,胃气乃厚;味过于辛,筋脉沮弛,精神乃央。"

(5)劳逸结合。劳力过度则伤气;劳神过度则伤心脾;房劳过度则伤肾;过逸可致气血运行迟缓、气滞的病症。《景岳全书》曰:"久卧则阳气不伸,故伤气。"

五、妊娠病

历代医家对于妊娠用药都十分谨慎,由于受活血化瘀药有可能引起或加重流产观点的影响,安胎多以补为主,如补肾、健脾、益气养血安胎,鲜用活血化瘀。然而,郑氏先贤的著作中大量安胎的方子中有养血活血的当归、川芎、丹参、赤芍等。郑志洁治疗妊娠病秉承了郑氏先贤的思想和经验,她认为若辨证存在血瘀,采用补肾法与益气养血、行气活血凉血相结合,使冲任充盛畅达,瘀去血养则胎自安。养血活血,兼顾肝、脾、胃。

(一)胎前养血凉血活血,兼顾肾、肝、脾、胃,善用四物安胎

郑氏手抄本大量篇幅论述胎前病,如《女科万金方》云:"胎前宜清热养血。"《郑氏女科八十二法》中云:"胎前大约以凉血顺气为主,着手于肝、脾、胃三经,而元气尤为所重。盖肝藏血,血以护胎,肝血欠充,则胎无以护矣。肝气升,肝气横逆,胎亦上冲而否泰矣。胎气系于脾,如寄生之托于芭桑,茑与女萝之施于松柏,脾气过虚则胎无所附,堕滑难免矣。至于胃,胃者水谷之海也,妊妇全赖水谷之精华以养身护胎,故胃气如兵家之饷道,不容一刻稍缓也……""妊妇劳损胎漏,下血淋漓,少腹进痛,遂行气血。当归头、白芍、阿胶珠、陈艾炭、川断须、潞党参、厚杜仲、贯众炭、莲房炭、广木香、制香附、砂仁、台乌药。"《郑氏女科》云:"妊妇下血不止者,何治? 答曰:此冲任气虚则胞内泄,不能约制乎太阴、少阴之经血故也,名为漏胎。血尽则毙已。又有因劳役喜怒哀乐,与夫饮食不节,触冒风寒,以致胎动下血。总宜安胎为主。生地、当归、川芎、白芍、白术、茯苓、地榆、艾叶、阿胶、甘草。"《坤元是保》曰:"二十二都号安胎饮,孕后腰痛及腹痛者,胎气不安也,

急宜服此。白术、当归、芍药、熟地黄、川芎各一钱，黄芩、陈皮各五分加生姜一片，井水煎服……四物汤：调经、胎前、产后，悉以此方加减，真女科司总也。"可见郑氏妇科应用养血活血的四物汤为基础方同时兼顾肝、脾、胃三脏安胎由来已久。《金匮要略·妇人妊娠病脉证并治》云："妇人妊娠，宜当归散主之。"并认为"妊娠常服即易产，胎无疾苦"，当归散方由当归、赤芍、川芎、白术、黄芩组成。仲景将当归、川芎等养血活血之品用于安胎，并提倡常服之。说明一是强调妇人妊娠后气血调和的重要性。二是表明当归、川芎等养血活血药对胎元没有不良反应，可以安全使用。

肝藏血，主疏泄，调和冲任气血以养胎；脾主运化，为气血生化之源，气血旺盛注于冲任以养胎；胃主受纳，腐熟水谷，主通降，以降为和，为水谷之海也。若肝失疏泄，脾气虚弱，胃失通降，就会导致冲任气血虚瘀，出现孕后胎漏胎堕，甚或屡孕屡堕。

郑志洁强调，保胎应在养血活血凉血的基础上，注重调理肝、脾、胃的功能，才能切中病机，药到病除。郑志洁注重平调气血阴阳，形成了自己的用药特色，常用当归、川芎、生地、阿胶养血活血；用党参、黄芪、炒白术、山药等药健脾益气；用炒白芍、香附、乌药等药疏肝理气；用砂仁、木香和胃降气；用续断、杜仲、菟丝子滋肾补肾。并结合患者体质和兼症适当加减，常常疗效满意。常用的安胎方有如下 4 个。

1. 安胎饮

[主治]　妇人气虚血热导致的胎动不安、滑胎、胎损等证。亦可催生。

[组成]　川芎，白芍，当归，熟地，地榆炭，阿胶珠，艾叶炭，黄芩，白术，甘草，黄芪。

[方歌]　安胎四物榆胶艾，芩术甘芪用水煎。

2. 紫苏饮　又名八保饮，胎前之总司也。

[主治]　妇人脾虚痰湿引起的子悬、子肿、胎漏、恶阻、难产。

[组成]　紫苏梗，橘红，甘草，当归，川芎，白芍，人参，大腹皮。

[方歌]　紫苏饮橘草归芎，白芍人参大腹同。胎多胀满子悬病，临生累日不能通。

3. 十圣散

[主治]　妇人气血两虚，胎无所荣而致堕胎者。

[组成]　人参，黄芪，白术，熟地，当归，白芍，砂仁，续断，甘草。

[方歌]　十圣参芪术,砂仁熟地甘,芍药川续断,胎可保平安。

4.保生汤

[主治]　妇人有胎两三月恶阻等症。

[组成]　白术,人参,橘红,茯苓,丁香,香附,麦冬,甘草,厚朴,生姜。

[方歌]　保生平胃白易苍,参苓丁附麦甘姜。人参橘红去丁附,加茹即是人橘汤。

保胎常用的药物还有缩砂、黄芩、白术。《坤元是保》曰:"安胎必用缩砂、黄芩者,一则胎多伤于怒气,当用砂仁以顺之;一则胎多伤于虚火喘逆,当用条芩以清之。"又曰:"夫条芩、白术固胎之胜药也……"胎漏还常加用苎麻根止血。

(二)习惯性流产注重孕前调理,孕后积极保胎

《女科济阴要语万金方·胎前门》曰:"妇人怀妊,若初胎三月堕,则第二、三胎亦复如期而堕,后来受胎,当预于二个月前先服安胎之剂,方免再堕。""妇人曾于几个月堕胎者,后胎亦必如期而堕,临月预服安之。二月,黄芩汤;三月,茯神汤;四月,调中汤;五月,安中汤;六月,柴胡汤;七月,杏子汤。"可见郑氏先贤对于习惯性流产的重视,有逐月安胎法。

郑志洁对习惯性流产也是非常重视的,孕前就进行调理,孕后积极保胎治疗。认为有流产病史,特别是滑胎者,身体必然受到耗损而虚弱,肝脾肾气血受到影响,"预培其损",就必须得重视孕前调养。郑志洁执"治未病"思想,主张孕前补肾疏肝,健脾调冲任,待母体强健,肾气充沛,脾气健运,肝气疏泄有度,月经周期量色质正常之后,才可考虑摄精成孕,那时气旺胎牢才不会重蹈胎堕之辙。

1.养血活血,注重通盛　冲任气血通盛,为胞宫和胚胎提供气血营养是妊娠的基础。中医所言"活血"不仅仅是血液循环正常,更包括人体整个经脉系统的通盛,即气血的充盛和经脉的畅达。妊娠中,子宫动脉的血液供应是否通盛对胚胎发育非常重要。郑志洁认为,反复流产的血瘀体质患者,再孕后应尽早使用适量的养血活血之品,如此无损胎儿,还能降低子宫动脉血流阻力,改善子宫血流灌注,促进胚胎生长发育,早用早获益,并尽可能在孕前开始调和气血,预培其损,预活其血,常常事半功倍。在辨证论治的原则指导下,采用补肾益气活血法调治习惯性流产取得了较为满意的效果。在辨证论治基础上,常用熟地、制何首乌、菟丝子等药滋肾补肾,用党参、黄芪、炒白术等药健脾益气,孕前常用丹参、桃仁、红花、当归、川芎等药活血化瘀,孕后用当归、生地、川芎养血活血,并无下血

殒胎之虞,反而使全身气血通盛,促进胚胎发育。

2. **养血活血,安胎无殒**　对于血瘀所致先兆流产,中医历代医家不乏应用活血祛瘀法安胎的例子,如张仲景在《金匮要略》中用桂枝茯苓丸治妊娠癥瘤下血,王清任在《医林改错》中用少腹逐瘀汤安胎。《素问·六元正纪大论篇》:"有故无殒,亦无殒也,衰其大半而止,过者死。"张介宾在《类经》注释为:"重身,孕妇也。毒之,谓峻利药也。故如下文大积大聚之故,有是故而用是药,所谓有病则病受之,故孕妇可以无损,而胎儿亦无损也。"郑志洁认为"瘀血不去,新血不生",胞宫急需新血之濡养,一旦胞失所养,堕胎终不可避免。此时养血活血安胎十分必要,常用四物汤为基础方加味。但应用四物汤安胎应合理把握用药时间和剂量,从小剂量开始,根据病情变化逐渐增减,以求瘀去而不伤胎,常用当归 10 g、川芎 6 g、生地 15 g、炒白芍 10 g。

3. **因人制宜,个性论治**　《郑氏女科八十二法》中云:"故先祖立方,虑之留神耳,其余则有邪者去邪,有火治火,阴虚则清滋,阳虚则温补,随机应变,无所执者,更能分而伸之,触类而通,则安胎之法,可一以贯也。"《景岳全书·妇人规》云:"安胎之方不可执,亦不可泥其数月,但当随证随经,因其病而药之,乃为至善。"由于个体差异,生活环境、年龄等诸多因素不同,造成胎元不固的缘由也各不相同,以致妊娠后状况纷繁复杂,虽同是胎漏、胎动不安,但实际诊疗过程中还是得因人而异、因人制宜,结合四诊,提倡个性化治疗方案。

六、产后病

妇女产后病,多由于分娩时的产创和出血,导致亡血伤津,多表现为"血不足而气亦虚"的病理特点。《金匮要略》言:"新产妇有三病,曰病痉、病郁冒、病大便难也。新产后多虚,汗出,善中风,故令病痉;亡血复汗感寒,故令郁冒;亡津液胃燥,故大便难。"《郑氏女科八十二法·郑氏家秘产后论》中云:"妇人善病,而病由产后病而起者为更多且剧。盖产后元气大伤,内而七情,外而六淫,稍有感触,即足致病……"在《女科万金方·产后问答》中提及 37 种产后病,每一种产后病下,薛氏(古愚)均从病机病因、方剂等方面作了较为全面的回答。薛氏认为妇女产后元气受损,亡血伤津是产后病发生的主要原因,因此在用药上多以补气养血为主的四物汤、八珍汤加减。

随着郑氏妇科治疗经验的不断丰富和理论水平的不断发展,郑志洁在补气养血治疗产后病的基础上,又以调和营卫之法实践于临床。从本质上来说,产后调和营卫与补气养血有异曲同工之效,临床上也常以此来诊治。如对刚产后受风寒而导致的产后郁冒病,治疗选方常以桂枝汤,加黑荆芥、炒防风、黑大豆、当归身以补血散血中之风,这样既可调和营卫,又可补益气血,达到驱散外邪的效果,对于大便难的治疗常在益气养血的基础上选用当归、火麻仁、杏仁、麦冬、川石斛、肉苁蓉等阴阳兼顾之品润肠通便。在产后病中,除了上述虚证外,也有因生产时胞宫受损,离经之瘀血不能及时排尽,如产后恶露,此证虽为实证,但郑志洁在治疗上却未一概以活血化瘀药治之,恐伤产妇气血,而以活血散瘀佐以健脾消导和参、芪、术等补益之品。《郑氏女科八十二法》中云:"产后阴分一伤而八脉自失所司,温补慎摄所在必先,无奈世人罕知,即有一二论文,终属影响模糊耳。如冲脉为病用紫石英以镇逆;任脉为病则用龟甲以静摄;督脉为病则用鹿角以温煦;带脉为病则用当归以为宣补。"又云:"凡药苦寒者,虽主降火,性必凝滞而兼败血,且寒凉必伐生气,故产后不可服也。"郑志洁指出:产后引起的虚损衰弱之证,若不及时以调养其营卫、精血之气,则难以康复,只有调其不足,慎用寒凉之品,使羸弱体质渐成壮健形体,方能病愈。

七、带下病

带下是正常女性阴道内适量的无色无臭、黏而不稠的液体,起着滋润与抑制细菌、抗御外邪的保护作用。带下病多为生理性,故古人有"十女九带"之说。生理性带下在排卵期、经前期增多,故而有周期性变化,当女性妊娠后亦会带下增加。带下病是阴液量明显增多或减少,色、质、气味发生异常,或伴有全身或局部症状,是妇科的常见病、多发性,常常伴有月经不调、阴痒、阴痛等诸证。包括西医的各类阴道炎,尤其是老年性阴道炎、宫颈炎、盆腔炎、内分泌功能失调等疾病引起的阴道分泌物异常。在郑氏妇科门诊所涉及的病种,常常因为外用洗剂和阴道填塞药物治疗无效者来诊。包括各类疾病的慢性缓解期,或者体虚引起的带下过多,疗效较好。此类疾病的特点就是带下明显增多,色质气味异常,或带下量少而出现顽固性外阴痒或外阴阴道痛,或宫颈 HPV 阳性者。

《傅青主女科》云:"夫带下俱是湿症,而以带名者,因带脉不能约束而有此病,故以名之……夫白带者,乃湿盛而火衰,肝郁而气弱,则脾土受伤,湿土之气下陷,是以脾精不守,不能输为荣血为经水,反变成白滑之物,由阴门直下,欲自禁而不可得也,治法宜大补脾胃之气,稍佐疏肝之品,使风木闭塞于地中,则气自升腾于天上,脾气健而湿气消,自无白带之患矣,方用完带汤。"并分青、赤、黄、白、黑五色带下分别论述。现在医家多认识到带下过多当责之脾肾之虚或湿热内侵阴器,累及任带,使任脉失固,带脉失约所致。郑氏妇科比较推崇傅青主的观点,认为本病主要病机是湿邪伤及任、带二脉,使任脉不固,带脉失约。湿邪是导致本病的主要原因。但有内外之别。脾虚失运,水湿内生,肾阳虚衰,气化失常,水湿内停,肝郁侮脾,肝火夹脾湿下注。外湿多因久居湿地或涉水淋雨或不洁性交等,以致感受湿邪带下日久,阴液耗损,导致虚实夹杂或虚者更虚。

带下过多的辨证要点主要根据带下的量、色、质、气味的异常。《郑氏女科八十二法》中对带下论述不多,只有三个治疗带下病的方子。① 摄带方:治妇人室女带下时时小腹作痛者。当归,川芎,白芍,蛎粉,升麻,苍术,泽泻,白石脂。腹不痛加黄柏,腹痛加细辛、白芷、艾叶、吴茱萸。② 调经理带方:治妇人室女经候不调,小便则肾茎作痛,赤白带下,五心烦热,脉数而细弦。当归,川芎,白芍,生地,青皮,香附,黄连,知母,苍术,白术,牡蛎。赤多加鲜藕,白多加怀山药、茯苓。如经候将行于期前作痛者,此气滞也。去寒滞之品,加延胡索、木香、乌药、泽泻,或净后作痛者,此气虚也,加人参、熟地,并服神仙聚宝丹。③ 郑氏愈带方:熟地,茯苓,川芎,当归,白芍,枳壳,白芷,官桂,干姜,桔梗,半夏。冬月加麻黄,春夏加香附,长夏加苍术、车前。

郑氏妇科门诊患者大多经过外院检查后外用洗剂和阴道填塞局部用药后效果不佳或反复复发者,此类患者应当用中药从体质上调理及局部阴道填塞栓剂,内外结合治疗,标本兼治。

郑志洁认为,带下色淡质稀者多为脾虚湿胜;色质稠有臭味者多为湿热;绝经后带下量少出现阴痒或阴痛或阴道干涩不适者多为阴血不足所致,结合全身症状与病史等进行分析。一般主张治脾宜运、宜升、宜燥;湿热或热毒宜清、宜利;阴血不足宜滋、宜养。但临床每多兼挟。辨证为脾虚湿胜者,郑志洁将祖传的摄带方加以改进成为"郑氏束带方",其组成如下:黄芪 15 g,薏苡仁 15 g,川石斛 10 g,柴胡 10 g,当归 10 g,赤茯苓 15 g,半夏 10 g,陈皮 10 g,甘草 5 g,莲须 15 g,芡实 15 g,白扁豆 15 g,芦根 15 g,黄柏 10 g,大腹皮 10 g,山楂炭 15 g,佛手 6 g。

常以郑氏束带方为基础方,加减变化,随症治之。近年来郑氏妇科门诊常遇到绝经以后出现白带量少、阴痒、阴痛但妇科检查无异常的患者,局部外用药物后无明显改善,多辨证为阴血不足,血虚生风,故而干涩痛痒,治拟滋阴养血息风。此类患者郑志洁主张用知柏地黄汤和四物汤为基础方加减变化随症治之,外阴痒者常加用蛇床子 10 g、地肤子 10 g、白鲜皮 15 g、蝉蜕 10 g、僵蚕 6 g 祛风止痒对症治疗,多有良效。

随着女性保健意识增强,宫颈癌筛查力度的加大,有一部分的患者查出感染HPV。郑志洁对于 HPV 感染的认识和治疗亦遵循带下病的治疗原则。中医对于宫颈 HPV 感染这一概念没有进行明确的阐述,但是根据临床表现,如带下异常、外阴瘙痒、接触性出血等可归纳为"带下病"的范畴。一般认为此病的病因是由于性生活过早、性伴侣个数多、性卫生差等因素导致素体正气虚,或因七情内伤,加之冲任气血失和,致正虚邪盛,素体外感瘀毒之邪,湿热毒邪聚集胞宫子门而成。此病病程较长,迁延缠绵,湿久化热,湿热下注,冲脉失约,带脉失固,致带下也;脾为后天之本,肾为先天之本,素体脾虚,加之饮食不洁,脾气受损,因脾主升清,运化水谷精微到五脏六腑,脾运不健,致脾肾两虚。临床上以脾肾两虚、湿热下注类型为主。因此郑志洁以"健脾补肾、清热祛湿"补虚泻实,提高机体清除病毒的能力为治疗的基本原则,治疗 3 个月至半年,临床上常常收到满意疗效。

八、绝经前后诸证

中医"绝经前后诸证"相当于于西医的"围绝经期综合征",根据症状中医又可归于"脏躁""汗证""不寐"等。绝经前后诸证是妇女在绝经前后由于性激素水平变化所致的一系列躯体及精神心理证候群,主要表现为月经紊乱、潮热汗出、烦躁易怒、头晕头痛、耳鸣心悸、失眠健忘等,并可伴随骨质疏松、皮肤瘙痒、面部色斑等诸多症状,其发作时间无规律性,且可迁延数年至十余年不等,严重影响生活和工作,治疗上西医主要应用激素替代疗法,即补充雌孕激素以缓解其围绝经期症状,但可能存在异常子宫出血、血液高凝状态、乳腺癌、子宫内膜癌、卵巢癌等风险。

(一)阴虚为本,火旺为标

《素问·上古天真论篇》曰:"女子……二七天癸至,任脉通,太冲脉盛,月事以时下……七七,任脉虚,太冲脉衰少,天癸竭,地道不通,故形坏而无子也。"此为妇人月事来潮直至经水断绝临床症状的最早记载,并指出肾虚、天癸衰竭是女子七七之年经断的根本原因。郑志洁认为妇女在绝经前后肾气渐衰,天癸将绝,月经将断而致绝经,此乃正常的生理变化。但有些妇女由于素体差异及环境的影响,不能适应此阶段的过渡而产生了一系列证候,即为绝经前后诸证。围绝经期的妇女经过生育及数十年的经血损耗,本就阴血不足,加之肾气渐衰,天癸将绝,肾之阴液亏损而不能涵养肝木,处于肾阴不足而肝火偏旺的状态,"亢则害",又《傅青主女科》云:"夫经水出诸于肾,而肝为肾之子……殊不知子母关切,子病而母必有顾护之情,肝郁而肾不无缱绻之谊。肝气之或开或闭,即肾气之或去或留,相因而致,又何疑焉。"治疗以滋阴补肾、平肝潜阳为大法,滋水涵木,则虚火自平。

(二)肝肾同治,心脾同调

叶天士云:"女子以肝为先天。"乙癸同源,肾阴不足,精亏不能化血,致肝肾阴虚,肝失柔养,肝阳上亢,且肝主藏血,主疏泄,喜条达,恶抑郁。《备急千金要方》曰:"女人嗜欲多于丈夫,感病倍于男子,加以慈恋,爱憎,嫉妒,忧患,染着坚牢,情不自抑。"故女子更易为情志所伤,致肝气郁结,气郁化火,则虚阳浮越,症见头晕头痛,烦躁易怒等。

《兰室秘藏》记载:"心主血,血主脉……心系者,包络命门之脉也,主月事。"《傅青主女科》云:"肾无心之火则水寒,心无肾之水则火炽。心必得肾水以滋润,肾必得心火以温暖。"

《妇人归·月经失调》论述:"调经之要,贵在补脾胃以资血之源,养肾气以安血之室。"肾与脾先后天相互充养,脾阳赖肾阳以温煦,肾虚阳衰,火不暖土,又可导致脾阳不足,发为倦怠无力、纳谷不馨、大便溏薄等脾虚之象。

郑志洁临诊中强调整体观念,重在调理心肝脾肾,力求肾充肝疏,心安脾健。

临床以不寐为主要症状的常用郑氏引寐汤加减化裁治之。郑氏引寐汤组成为:煅龙齿 30 g,煅龙骨 30 g,煅牡蛎 30 g,煅灵磁石 30 g,炒白芍 15 g,全当归 10 g,菟丝子 15 g,枸杞子 10 g,麦冬 10 g,朱茯神 10 g,酸枣仁 15 g,朱灯心 2 g,朱远志 10 g。

临床以烘热汗出为主要症状的用郑氏更年方加减化裁治之。郑氏更年组成:党参 15 g,黄芪 15 g,当归 10 g,生地 15 g,甘草 5 g,朱茯神 10 g,黄连 3 g,生栀子 10 g,地骨皮 15 g,碧桃干 10 g,糯豆根 15 g,浮小麦 15 g,合欢皮 15 g,夜交藤 15 g,陈皮 10 g,山楂炭 15 g,佛手 15 g。

临床上脏躁伴头痛头晕为主要症状的常用养血息风汤合甘麦大枣汤加减化裁治之,其组成:北沙参 15 g,黄芪 15 g,当归 10 g,炒白芍 15 g,白菊花 10 g,钩藤 10 g,川芎 10 g,羌活 10 g,僵蚕 6 g,煅石决明 15 g,丹参 10 g,芦根 15 g,合欢皮 15 g,夜交藤 15 g,酸枣仁 15 g,山楂炭 15 g,佛手 15 g,甘草 5 g,淮小麦 15 g,大枣 15 g。临床以心悸不宁,睡眠欠佳,神疲乏力,烘热汗出,舌淡苔薄或白,脉细为主,归脾汤加减化裁,其组成:炒党参 15 g,炙黄芪 15 g,炒白术 10 g,大生地 15 g,当归 10 g,生甘草 5 g,朱茯神 10 g,朱远志 10 g,酸枣仁 15 g,灯心草 2 g,合欢米 15 g,夜交藤 15 g,陈皮 6 g,木香 6 g,山楂炭 15 g,佛手 6 g。

(三)标本兼治,心理疏导

郑志洁推崇标本兼治,滋养肝肾阴血以治本,结合疏肝解郁、宁心安神、清心除烦、固表敛汗等以治标。如肝郁日久伐脾,症见反酸嗳气者,兼予和胃抑酸,酌加海螵蛸、煅瓦楞子或左金丸;若情志不遂,肝气郁阻,痰气互结,停聚于咽喉,症见喉中如有炙脔肉者,兼予理气化痰,合半夏厚朴汤加减;若肾精亏虚,症见头晕耳鸣、腰膝酸软者,治以补肾填精,如山茱萸、熟地、菟丝子等;心烦多梦、烦扰欲哭者,可加龙骨、牡蛎、青龙齿;夜寐不宁者,加以柏子仁、合欢皮、远志、夜交藤;汗出明显者,加碧桃干、浮小麦、糯稻根;潮热明显者,则加生地、地骨皮、青蒿、白薇;头痛头晕烦躁者加钩藤、煅石决明、天麻等。

郑志洁在临床上遇到精神症状明显,特别是悲伤欲哭者,常常除了用中药调治外,同时对这类患者要关心其痛苦,倾听主诉,不厌其烦,耐心细微,态度和蔼,避免刺激对方,精神安慰往往能起到很好的疗效。

九、癥瘕

对于癥瘕病因病机,历代医家古籍及名家对癥瘕的病因病机有多方面的阐述。如《灵枢·水胀》云:"石瘕生于胞中,寒气客于子门,子门闭塞,气不得通,恶血当泻不泻,衃以留止,日以益大,状如杯子,月事不以时下,皆生于女子。"《妇人大全良方》曰:"妇人癥瘕由饮食不节,寒温不调,气血劳伤,脏腑虚弱,风冷入腹与血相结而生。"《医学衷中参西录》曰:"女子癥瘕,多因产后恶露未净,凝结于冲任之中,而流走之新血又日凝滞其上,以附益之,遂渐积而为癥瘕。"可见本病的发生,内因多为产后脏腑虚弱,外因受寒,或"寒气客于子门"或"取冷过度"导致子门闭塞,气不得通,气滞血瘀,恶血不泻,以致癥瘕。郑志洁认为癥瘕病因病机多为妇人素体脏腑不和,经期或经后,血室空虚,或产后"百节空虚",加之护理不当,外感六淫之邪,特别是寒邪乘虚而入致寒凝血聚;或忧郁思虑,情志内伤等因素致气机运行不畅,肝郁气滞,气滞血瘀,瘀血阻滞,积而久聚,日久导致"癥结瘕聚"而逐渐形成癥。同时肝郁犯脾,脾运不健而湿浊内生,湿痰瘀浊凝聚胞宫,日久亦成癥。总属瘀血滞留胞宫所致,临床上常常呈现虚实夹杂之相,需辨其善证与恶证,辨其气血虚实及气滞血瘀、痰湿、寒凝之型。

对于癥瘕的治疗,郑志洁临床上多遵《内经》"坚者削之,客者除之,结者散之,留者攻之"及"导而下之""攻补兼施"等治则,并当治之"衰其大半而止",不可一味猛攻、克削,以免过伤正气。应达《素问·至真要大论篇》的要求:"疏其血气,令其调达,而致和平。"若见久病气血亏虚者,又当补为主。《薛氏济阴万金书·经闭》曰:"若气血虚,又用当归、人参,以养其血气,则气行血散,而癥瘕自消,并不用速攻之品,如干漆、青娘子、斑蝥、水蛭……"临床具体治法当行气活血,消癥散结为主。《郑氏女科八十二法》十四法云:"《经》曰癥者真也,乃有形之血聚,此方治腹下有块,动辄作痛,此症宜早治,久之则根深固难拔矣。散癥汤:归梢,川芎,三棱,莪术,槟榔,青皮,香附,红花,没药,元胡,陈酒空腹服。"可见郑氏先贤认为癥瘕属血病,治疗上既补血活血,又理气行气,补中有化,行中有补,从而使癥瘕缩小或消失。郑志洁在临床诊治中,除详细了解腹部包块及月经的情况外,也很重视四诊,发现癥瘕患者常月经量明显增多,夹有血块,痛经,腰腹胀痛,舌质淡,舌尖有瘀斑点,脉沉弦或细涩等一派血瘀之象。根据患者的体质及辨证要点,治以疏肝理气、健脾养血、温经散寒、清热燥湿化痰与化瘀消癥相结合。治疗总则不可峻攻以伤元气。常常调其气而破其血,消其食而豁其痰,衰其大半而已,不可猛攻,以伤元气,宁扶脾胃之气,待其自化。分期治疗,效果显著。郑志洁将本病分非月经期和月经期两个阶段进行辨证治疗。

(一)非月经期

胞宫气血满盈,是重阴转阳、阴胜阳动之际。若临证主要表现为腹部坠胀不适感,或伴有腰骶部的胀痛,或伴有乳房胀痛者等实证,此期的治疗重在疏肝理气、活血化瘀、软坚散结,常用郑氏妇科一号方(柴胡、炒白芍、炒白术、薄荷、当归、赤茯苓、甘草、郁金、合欢皮、丹参、香附、路路通、山楂炭、佛手)为基础方疏肝健脾理气,加三棱、莪术、夏枯草、生牡蛎、浙贝母、鳖甲软坚散结之品,并随症加减治之。《医学衷中参西录》曰:"三棱、莪术性近平和,而以治女子瘀血,虽坚如铁石亦能徐徐消散……"张锡纯认为:诸化瘀药中,唯三棱、莪术久服可健脾胃。《本草正义》言:"象贝母苦寒泄降,而能散结。"《本草通玄》言:"夏枯草,补养厥阴血脉,又能疏通结气。"《汤液本草》中云:"牡蛎,入足少阴,咸为软坚之际。"《本草经疏》提到:"鳖甲主消散者以其味兼乎平,平亦辛也,咸能软坚,辛能走散。"香附、郁金,一为气中血药,一为血中之气药,共奏调和气血之功。白术、茯苓健脾益气。当归养血活血。柴胡、炒白芍、薄荷、合欢皮疏肝理气。路路通味苦性平,归肝、肾经,有祛风活络、利水、通经的作用。山楂炭、佛手、甘草消食化痰和胃。全方共奏疏肝理气、活血化瘀、软坚散结之功。临证若见肝郁血热者,加生栀子、牡丹皮;湿热显著而带下量多,色黄,阴痒者,选加芡实、莲须、龙胆草、白花蛇舌草、蛇床子、白鲜皮、地肤子等药清热利湿、泻浊止带止痒;若少腹胀痛明显者选加木香、槟榔、川楝子、延胡索、枳壳、乌药、青皮等;若见瘀象明显者,选加泽兰、刘寄奴、桃仁、红花。若临证表现为面色无华、神疲肢软等虚证者,则用归脾汤或补中益气汤加减健脾益气,待其自化。

(二)月经期

此期月经来潮,血海满溢而泻,而癥瘕患者有经量偏少、经期延长、经量增多、痛经等不同的症状。郑志洁对于癥瘕经期治疗,根据症状的不同辨证施治。经量偏少或正常的癥瘕患者经期治疗原则上因势利导,以通利为主,常用郑氏妇科一号方(柴胡、炒白芍、炒白术、薄荷、当归、赤茯苓、甘草、郁金、合欢皮、丹参、香附、路路通、山楂炭、佛手)加桃仁、红花,桃仁、红花以活血化瘀见长。全方共奏疏肝健脾、养血活血之功,使活血化瘀而不伤正,标本兼顾;月经量多如冲夹有血块,舌淡苔薄,脉细弱者,辨证属气虚血瘀型,常用加味归脾汤(党参、黄芪、当归、生地、甘草、茯神、灯心草、合欢皮、夜交藤、丹参、黄柏、菟丝子、杜仲、桑寄生、陈皮、山楂炭、佛手),健脾益气固冲、宁心安神、活血止血;经期延长量少者多为气虚血热型,常用郑氏固摄方(黄芪、当归、炒白芍、稽豆衣、血余炭、煅牡蛎、煅龙骨、栀子炭、黄柏、黄芩炭、莲房炭、陈棕炭、藕节炭、牡丹皮、山楂炭、佛手)为基础方益气清热、化瘀止血,并随症加减治之。若怕冷、舌淡苔白阳虚寒凝者加炮姜炭、艾叶炭。若小腹坠胀明显者加炙升麻、炙柴胡;若子宫内膜异位症引起痛经明显者,常用郑氏和营温理汤疏肝理气,养血和营,温理止痛。

十、盆腔炎性疾病

盆腔炎性疾病(PID)是指女性上生殖道及其周围组织的炎症的一组感染性疾病,主要有子宫内膜炎、输卵管炎、输卵管卵巢炎、输卵管卵巢脓肿或囊肿、盆腔腹膜炎等,其中以输卵管炎、输卵管卵巢炎常见。盆腔炎性疾病缓解后遗留的组织破坏、广泛粘连、增生及瘢痕形成,既往称慢性盆腔炎(CPID),现称为盆腔炎性疾病后遗症。中医古籍无CPID病名记载,后人根据其腹痛、包块、带下量多、月经失调、不孕等临床症状,将其归于"妇人腹痛""癥瘕""带下病""月经失调""不孕"等范畴。

临床实践证明:在抗菌药物治疗的基础上,一些中医中药在PID的治疗中发挥协同作用,可以促进炎性分泌物的吸收,缩短病程,减少盆腔炎性后遗症的发生。对于已经形成的CPID,抗生素疗效不理想、容易复发,患者往往求助于中医,中医中药具有很好的疗效。

(一)气滞血瘀是PID主要病机

郑志洁认为盆腔炎性疾病大都因肝经郁滞,导致气滞血瘀所致。叶天士曰:"女子以肝为先天。"肝主疏泄,条畅一身气机,喜条达而恶抑郁。女性情绪波动及七情刺激,皆可导致肝的疏泄功能失常,肝郁则气滞,气滞则血瘀。此外肝经郁滞,日久伤脾,导致脾虚,痰湿内生,阻滞气机,血行不畅,而致血瘀,虚实夹杂,缠绵难愈。《女科要旨》卷四记载:"肝郁乘脾,则土受伤而有湿,湿生热,热则流通……如湿热拂郁于内,腹痛带下。"

也可因外感湿热病邪导致,如经行产后,胞门未闭,胞脉空虚,摄生不慎,风寒湿热之邪内侵,与冲脉气血相搏结于胞宫,反复进退,胞脉气血运行受阻,瘀阻不通,发为腹痛。如《金匮要略·妇人杂病脉证并治》:"妇人中风,七八日续来寒热,发作有时,经水适断,此为热入血室,其血必结,故使如疟状,发作有时。"《素问·太阴阳明论篇》指出:"伤于湿者,下先受之。"

(二)治疗特色:辨证论治,理气活血贯穿始终

CPID临床症状较多,首要症状是疼痛。患者多伴下腹部疼痛,或小腹,或一侧或双侧少腹的隐痛胀痛,房事后疼痛加重;也可表现为久站、久坐、房事后的腰

骶酸痛；或经行腰骶部酸胀不适，可伴肛门坠胀感。第二症状为白带异常。可表现为白带量多，色淡黄或色黄、有异味、外阴痒等症状。第三症状是不孕。不孕患者，尤其有不良妊娠史（如异位妊娠、人工流产等），或有不良妇科操作史（如反复输卵管通水、阴道冲洗等）者，双合诊能协助诊断 CPID，或宫腹腔下见到增生、粘连、组织破坏等病理改变时也可诊断为本病。

郑志洁认为 CPID 临床可以分三型：气滞血瘀型，肝经湿热型，肝郁脾虚型，以气滞血瘀型多见。临床三种证型之间可以相互转化，气滞血瘀日久可导致湿热瘀结、脾虚，气滞血瘀也可从湿热瘀结日久演变而成。郑志洁把疏肝理气、活血化瘀作为基本治法，贯穿于 CPID 全过程。常用"妇科一号方"为基础方，结合兼症随症加减。妇科一号方组成：柴胡 10 g，炒白芍 10 g，炒白术 10 g，薄荷 6 g，当归 10 g，赤茯苓 15 g，甘草 5 g，郁金 15 g，合欢皮 10 g，丹参 10 g，香附 10 g，路路通 10 g，山楂炭 15 g，佛手 6 g。全方具有疏肝解郁、活血化瘀、行气止痛功效。若以下腹胀痛为主者辨证为气滞血瘀型，常用"妇科一号方"加枳壳 15 g、厚朴 6 g、青皮 6 g、延胡索 10 g、川楝子 10 g。枳壳理气宽中、行滞消胀；厚朴行气除满、燥湿消痰，其气味厚而主降，降而专于散；青皮长于破滞，三者常配合使用，对气滞有佳效。川楝子、延胡索合用疏肝理气、活血止痛。诸药合用共奏疏肝理气，活血化瘀止痛之效。"气行则血行"，冲任胞宫气血运行通畅，疼痛方得以缓解。若劳累后下腹隐痛加剧或伴肛门坠胀感者辨证为肝郁脾虚型，常用"妇科一号方"加炙黄芪 15 g、大腹皮 10 g。黄芪补气升提，大腹皮健脾利湿。若下腹痛伴白带量多，色黄，口苦，舌红黄腻，脉弦滑者，辨证肝经湿热型，常用"妇科一号方"佐以清热利湿之品。常选用蒲公英 10 g、红藤 10 g、败酱草 10 g、黄柏 10 g、虎杖 10 g。若伴有腰骶酸痛明显者，佐以补肾填精之品，可加杜仲 10 g、桑寄生 10 g、续断 10 g。

对于急性或亚急性 PID 应该根据病原体及时给予足量抗生素治疗控制病情，以免延误病情，遗留 CPID 的隐患，同时尽早用中医中药参与治疗，此阶段多为肝经湿热型多见，用"妇科一号方"佐以清热利湿之品，常选用蒲公英 10 g、红藤 10 g、败酱草 10 g、黄柏 10 g、虎杖 10 g，可以改善盆腔炎症，促进血液循环，加快局部新陈代谢，促进疾病痊愈。

第三章
郑志洁常用验方与药对

第一节 验方解析

（一）妇科一号方

[来源]　妇科一号方是海派郑氏妇科的家传经验方，郑友仁医案中频繁出现，郑志洁承之。后因郑志洁临床上使用频率最高，临床效果显著，定为妇科协定方，名为"妇科一号方"。由宋代《太平惠民和剂局方》中的逍遥散加味郁金、合欢皮、丹参、香附、路路通、山楂炭、佛手减生姜而成，又名"加味逍遥散"。

[组成]　柴胡 10 g，炒白芍 10 g，炒白术 10 g，薄荷 6 g，当归 10 g，赤茯苓 15 g，甘草 5 g，广郁金 15 g，合欢皮 10 g，丹参 10 g，制香附 10 g，路路通 10 g，山楂炭 15 g，佛手 6 g。

[功效]　疏肝解郁，健脾养血。

[主治]　各类妇科疾病证属肝郁血虚，脾失健运者。症见经前、经期乳房胀痛，或乳头痒疼，经行或先或后，经量或多或少，色黯红，有血块或经行不畅，或经行少腹疼痛，头痛，胸闷胁痛，精神抑郁，善太息，神疲食少，舌淡，苔薄白，脉细弦。

[方解]　方中柴胡疏肝解郁，使肝之郁遏之气得以条达畅通，为君药，柴胡还可以疏泄肝胆，有助湿运，也为引经药，引诸药入肝经以调和肝经气血。当归、丹参、炒白芍养血柔肝，其中当归乃血中气药，为调经要药；丹参也是补血养血、活血调经的要药；炒白芍酸甘入肝，补肝血，敛肝阴，有补血柔肝、缓急止痛之功效，三药共为臣药。君臣配伍，疏肝气、补肝体、柔肝筋而助肝用，使血和则肝和，

血充则肝柔，疏泄正常。肝之疏泄正常，一则血海定期蓄溢而经调，二则肝脉及乳络通畅而痛止。香附"乃气病之总司"，最擅理气疏肝；合欢皮解郁安神，活血化瘀；薄荷辛凉，郁金苦寒，两药合用疏散郁遏之气，透达肝经郁热；路路通甘平，通经活络，畅达气机。《金匮要略》云："见肝之病，知肝传脾，当先实脾。"故以白术、赤茯苓、炙黄芪、甘草健脾益气，实土以御木乘，使营血生化有源，赤茯苓较白茯苓还多清利湿阻化热之功；肝气横逆犯胃，故以山楂炭、佛手和胃理气，上述九味药共为佐药；甘草调和药性为使药。

[配伍特点]　肝、脾、胃三脏腑同调，疏柔并用，气血兼顾。

[临证加减]　若月经后期，加用桃仁10g、红花10g活血化瘀；神疲肢软气虚明显加黄芪15g；若兼肾阳虚加菟丝子10g、补骨脂10g、淫羊藿10g补肾助阳；若经行腹痛加用青皮6g、小茴香6g、乌药6g、川楝子10g、吴茱萸2g温经散寒，理气止痛；若伴有癥瘕加用三棱10g、莪术10g、白花蛇舌草10g、半枝莲10g活血化瘀，消癥散结；若伴有乳腺增生、结节加用夏枯草15g、皂角刺10g、石见穿10g软坚散结；若心烦明显加用牡丹皮10g、生栀子10g清心除烦；若下腹痛舌红苔黄腻者加蒲公英10g、红藤10g、芦根10g、鱼腥草10g清热利湿解毒消痈；若血虚生内热者加黄柏10g、知母10g、生地15g滋阴清热；若伴有烘热汗多等围绝经期症状，加浮小麦15g、糯豆根15g、麻黄根6g、碧桃干10g敛汗；若出现经前期紧张综合征或睡眠欠佳心神不宁加煅龙齿30g、灵磁石30g等重镇安神。

（二）郑氏固摄汤

[来源]　郑氏固摄汤是郑氏妇科家传经验方，郑友仁医案中频繁出现，郑志洁承之。也是郑志洁治疗妇科血证用得最多的一个方剂。

[组成]　黄芪15g，当归10g，炒白芍15g，稆豆衣15g，血余炭10g，煅牡蛎15g，煅龙骨15g，栀子炭10g，黄柏10g，黄芩炭10g，莲房炭10g，陈棕炭10g，藕节炭10g，牡丹皮10g，山楂炭15g，佛手6g。

[功效]　益气清热，固冲止血。

[主治]　妇科血证，证属气虚血热，冲任不固者。症见月经先期、月经过多、经间期出血、经期延长、崩漏等，经血色深红或黯，质稠，或伴有神疲乏力，心烦不寐，口干咽燥，舌质红，苔少或黄，脉滑或数。

[方解]　黄芪补气摄血为君药，黄芪补气力强但无党参滋腻之弊。血余炭、

莲房炭、陈棕炭、藕节炭收敛止血;栀子炭、黄芩炭清热止血;煅龙骨、煅牡蛎收敛固涩,炒白芍味苦酸养血敛阴;稆豆衣味甘平养血滋阴;黄柏既清湿热又退虚热。上八味收敛固涩、清热止血共为臣药。当归养血和血;牡丹皮清热凉血,活血散瘀,当归、牡丹皮共为佐药,使血止而不留瘀。山楂炭、佛手健胃和胃,调和诸药为使药。血止后仍可用此方加减预防出血,防患于未然。

[配伍特点] 一为标本同治,治标为主。方中补气摄血与大队涩敛止血药为主,清热滋阴药为辅,意在急则治标。二为收涩止血药配伍小剂量活血化瘀药,有止血不留瘀之妙。

[临证加减] 舌红少苔阴虚较剧者加沙参 10 g、生地 15 g、知母 10 g、地骨皮 15 g;口干加芦根 15 g;若神疲肢软气虚明显加党参 15 g、炒白术 10 g、仙鹤草 30 g、大枣 10 g;舌苔黄腻加半夏 10 g、陈皮 6 g、红藤 10 g、蒲公英 10 g、芦根 15 g;腰酸脊楚肾虚者加续断 10 g、桑寄生 10 g、杜仲 10 g;出血量多血虚明显加蛤粉炒阿胶 15 g,蛤粉炒阿胶补血止血,补而不腻。伴胃痛不适者可加海螵蛸 15 g 制酸止痛,收敛止血。

（三）和营温理汤

[来源] 和营温理汤是郑氏妇科家传经验方,也是郑友仁、郑志洁治疗痛经用得最多的一个方剂。"和营温理"即"调和营血、温经理气"之意。

[组成] 柴胡 10 g(盐水炒),当归 10 g,丹参 10 g,香附 10 g,青皮 10 g(盐水炒),肉桂 2 g,莪蔚子 10 g,延胡索 10 g,川楝子 10 g(盐水炒),郁金 15 g,木香 3 g,淡吴茱萸 2 g,小茴香 6 g(盐水炒),山楂炭 15 g,佛手 6 g。

[功效] 调和营血,温经理气。

[主治] 痛经证属营血不和、寒凝气滞者。症见经前、经期小腹冷痛,按之痛甚,得热痛减,或伴有经前经期乳房胀痛,月经量少或量中,色紫黯有血块,四肢不温,舌淡或黯,苔白,脉沉紧。

[方解] 柴胡苦辛而入肝胆,攻擅条达肝气而疏郁结,为君药。当归、丹参养血活血和营;小茴香、肉桂、淡吴茱萸性味辛、热,温经散寒止痛;香附、延胡索疏肝理气止痛,上七味为臣药,助柴胡疏肝解郁,调和营血,且可温经散寒,理气止痛。广郁金、莪蔚子、川楝子辛、苦、寒,既可活血止痛,理气解郁,又可佐制小茴香、肉桂、淡吴茱萸过于辛温燥热伤阴之弊;青皮、木香增强理气止痛之功,亦为佐药。山楂炭、佛手理气和中,调和诸药为使。综观全方共奏疏肝解郁,温经

散寒,养血和营,理气止痛之功。

[配伍特点] 一为善用药对,延胡索、川楝子合用具有疏肝泄热,活血止痛之功效,两药相配,气行血畅,疼痛自止,为治疗气郁血滞而致诸痛的常用组合;柴胡与香附、郁金相配,疏肝解郁力强。二为炮制有特色,方中柴胡、青皮、川楝子、小茴香需盐水炒,取其咸入肾经,直达病所之意,可引药直达下焦胞宫。

[临证加减] 痛剧加橘络 6 g、荔枝核 10 g 通络止痛;痛引恶心呕吐加旋覆花 10 g、姜竹茹 6 g 和胃止呕;胃纳欠佳加神曲 10 g、麦芽 15 g 健胃消食;伴有腰酸者加杜仲 10 g、续断 10 g、桑寄生 10 g 补肾壮腰;伴有子宫内膜异位症者加䗪虫 6 g、三棱 10 g、莪术 10 g 活血化瘀,消癥散结。

（四）苁蓉杞子汤

[来源] 苁蓉杞子汤是郑氏妇科家传经验方,郑友仁医案中频繁出现,郑志洁承之。该汤是郑友仁、郑志洁治疗不孕症用得比较多的一个方剂。

[组成] 肉苁蓉 10 g,枸杞子 10 g,补骨脂 12 g,淫羊藿 10 g,菟丝子 15 g,煅紫石英 15 g,艾叶 5 g,当归 10 g,白术 10 g,赤茯苓 15 g,黄柏 10 g,焦山楂 15 g,佛手 6 g,甘草 5 g。

[功效] 温肾助阳,健脾养血。

[主治] 不孕症证属脾肾阳虚者。症见婚久不孕,月经失调或停闭,经量或多或少,腰膝酸软,小便清长,舌淡苔薄,脉沉细,两尺尤甚。

[方解] 方中肉苁蓉甘咸温,入肾经,善补肾阳,益精血;枸杞子甘平,入肾经,善补肾阴,益肾精;苁蓉配枸杞,一阳一阴,阴中求阳,生化无穷,共为君药。补骨脂、淫羊藿、菟丝子补肝益肾而强腰膝;艾叶温经散寒以助肾气,四药直补下元,即助氤氲孕育之气,又除腰膝酸软,共为臣药。脾胃为后天之本,营卫气血生化之源,脾胃健方能化源充足,故用白术、茯苓、甘草健脾益气,旨在裕后天之气血以充养先天精气;黄柏苦寒入肾经,制约肉苁蓉、补骨脂、淫羊藿过于温热之性;煅紫石英即可温肾暖宫,又可引药直达胞宫,为治疗宫冷不孕的要药;当归补血和血调经。上六味共为佐药。山楂炭、佛手理气和胃,调和诸药为使药。本方具有温肾助阳,健脾养血,调经助孕的功效。

[配伍特点] 阴中求阳,使阳有所附。

[临证加减] 胃脘不舒加陈皮 6 g、紫苏梗 10 g 宽中理气;腹胀矢气,大便溏泄者,去当归加木香 9 g、砂仁 5 g(后下)、六曲 10 g 理气和胃;若腰酸腰痛,小便

较频者加桑螵蛸 15 g、覆盆子 10 g 固精缩尿；若经行下腹痛可加青皮 6 g、乌药 6 g 等行气止痛。

（五）养血息风汤

[来源]　养血息风汤是郑氏妇科家传经验方，也是郑友仁、郑志洁治疗经行头晕头痛用得最多的一个方剂。

[组成]　川芎 15 g，生地 15 g，当归 10 g，炒白芍 10 g，丹参 10 g，沙参 10 g，白菊花 10 g，钩藤 10 g，羌活 10 g，僵蚕 6 g，煅石决明 30 g，紫苏梗 10 g，合欢皮 15 g，夜交藤 15 g，陈皮 6 g，山楂炭 15 g，佛手 6 g，黄芪 15 g，甘草 5 g。

[功效]　滋阴养血，平肝息风。

[主治]　经行头痛证属阴血不足，肝阳上扰清窍者。症见经行前后或经期出现头晕头痛，烦躁易怒，口苦咽干，心悸少寐，神疲乏力，舌红苔薄或薄黄，脉弦细数。

[方解]　郑志洁认为肝为藏血之脏，经行时气血下注冲任而为月经，此时体内阴血相对不足，阳气失潜，肝阳偏亢，上扰清窍而致头痛。此外阴血不足，脑失所养也加剧经行头痛。《内经》云"虚者补之"，故治疗应滋阴养血、平肝息风。方中北沙参、生地滋阴清热；当归辛香苦温而带甘润，补中有行，为补肝血要药，养血平肝；丹参一味功同四物，亦为养血活血要药；白芍苦平微寒，缓急止痛，为养肝敛阴的主药；上五味药使阳亢得潜，则冲逆可降。白菊花、钩藤、煅石决明平肝潜阳，《临证指南医案》指出："凡肝有余，必须介类以潜之，柔静以摄之，味取酸收，或佐咸降，务清其营之热，则升者伏矣。"石决明咸寒清热，质重潜阳，专入肝经，能敛戢肝火，镇息肝风，以缓其上升之势，且能监制黄芪升补之性，以防助气火上升，配甘菊、钩藤清肝平肝之功倍增；川芎活血化瘀，祛风止痛；羌活祛风胜湿止痛。《本经逢原》言"与川芎同用，治太阳、厥阴头痛"，两者味辛气味相烈，用之易耗伤阴血，故羌活炒用性缓；僵蚕味咸辛散，入肝、肺经，尤擅息风止痛；合欢皮、夜交藤疏肝解郁，养心安神；炙黄芪补中益气，配当归补气生血，以滋生化之源，取阳生阴长之义；紫苏梗宽中理气；陈皮、山楂炭、佛手健脾和胃，使气血生化有源；甘草调和诸药。诸药合用，使经来脑髓阴血盛，肝阳不复上扰清窍，头部脉络疏畅条达则头痛止。纵观全方具有滋阴养血，平肝息风功效。

[配伍特点]　标本同治，养血平肝。

[临证加减]　血虚阴亏甚者，加制何首乌 10 g、制黄精 10 g、枸杞子 10 g；肾

虚腰酸加杜仲10g、槲寄生15g、怀牛膝10g;肝火甚加夏枯草10g、白蒺藜10g、蔓荆子10g;肝郁气滞加柴胡10g、香附10g、广郁金10g;恶心呕吐加半夏10g、陈皮10g、旋覆花10g;失眠多梦加灯心草2g、酸枣仁15g。

（六）郑氏安胎饮

[来源]　郑氏安胎饮是海派郑氏妇科的家传验方,郑志洁承之并发展之。

在长期的临床实践中郑氏先贤不断总结安胎治疗经验,不断改进,在其留下的诸多古籍中有多个安胎饮,不同时期的安胎饮中的药味不完全相同,如《女科万金方》中安胎饮(当归、川芎、白芍、熟地、地榆、艾叶、黄芩、阿胶、白术、甘草、生姜五片同煎),出自《郑氏女科八十二法》中的安胎饮(潞党参、台白术、茯苓、甘草、当归头、陈艾绒、大白芍、川芎、熟地、黄芪、阿胶珠、地榆炭)治恶阻滑胎胎损等证,亦可催生。又如《郑氏女科》中的安胎饮(生地、当归、川芎、白芍、白术、茯苓、地榆、艾叶、阿胶、甘草)。尽管不同时期的安胎饮药味不完全相同,但总以《金匮要略》芎归胶艾汤为基础方加味而成。

[组成]　党参15g,黄芪15g,当归10g,川芎6g,白芍15g,生地15g,艾叶6g,阿胶10g,白术10g,茯苓15g,桑寄生10g,续断10g,菟丝子15g,地榆炭10g,黄芩炭10g,苎麻根10g,甘草5g。

[功效]　健脾补肾,益气养血,清热安胎。

[主治]　胎动不安、胎漏证属脾肾两虚,气血不足兼热者。症见妊娠期阴道流血,色淡红,神疲肢软,腰酸,或屡孕屡堕,舌淡苔薄脉细滑无力。

[方解]　本方中以芎归胶艾汤合寿胎丸加党参、白术、黄芪、地榆炭、黄芩炭、茯苓、苎麻根而成。方中党参、黄芪、白术、茯苓、甘草健脾益气,可育后天之本以养胎体;菟丝子、桑寄生、续断益肾填精,固胎元以资先天之本;当归、川芎、白芍养血调肝,合生地则补血安胎之功尤著;阿胶甘平,补血止血安胎要药;艾叶辛温,温经止血安胎;地榆炭、黄芩炭、苎麻根清热止血安胎。全方对于脾肾两虚型胎动不安、胎漏有较好疗效。《胎产心法》中明确提出胚胎的形成与肾相关,其生长发育与脾密切相关,胚胎之所以能正常生长是依赖于母体脾胃化生的气血滋养,故治疗常常脾肾双补,益气养血以固其胎。现在的药理学证明健脾补肾、益气养血安胎法可以更好地改善子宫内膜容受性,改善子宫内膜的血供,有助于胚胎的发育,提高保胎成功率。

[配伍特点]　寒温相制,补中寓止,止中有行,动静结合。

[临证加减] 若恶心呕吐者加旋覆花 10 g、竹茹 6 g 清热和胃止呕;如阴道出血量多者,去当归、川芎;食少脘痞者加砂仁 3 g 理气和中安胎;若烦热咽干,舌红少苔,脉细数者,可酌加麦冬 10 g、知母 10 g、黄柏 10 g 养阴清热安胎。

（七）郑氏桑螵蛸散

[来源] 郑氏桑螵蛸散是海派郑氏妇科的家传验方,由《本草衍义》中的"桑螵蛸散"和《内外伤辨惑论》中的"补中益气汤"化裁而来,郑友仁所创,郑志洁承之。

[组成] 桑螵蛸 15 g,龟甲 15 g,煅龙骨 15 g,煅牡蛎 15 g,炒党参 15 g,炙黄芪 15 g,海金沙 15 g,蒲公英 15 g,芦根 15 g,黄柏 10 g,龙胆草 10 g,甘草 5 g,升麻 6 g,柴胡 6 g,当归 10 g,山楂炭 15 g,佛手 6 g。

[功效] 补益肾气,固精止遗,清热利尿。

[主治] 淋证证属肾虚不固夹湿热者,症见尿频、尿急、尿淋漓不尽,或遗尿,舌淡苔白或黄腻,脉细。相当于西医的压力性尿失禁或尿路感染。

[方解] 方中桑螵蛸散甘咸平,入肾经,补肾固精缩尿;龟甲滋阴补肾,两药相配补肾益精,固精缩尿之力更强,共为君药。龙骨、牡蛎涩精止遗;党参、黄芪益、甘草补心气,四药合用,补益固摄,共为臣药。升麻、柴胡升阳举陷,助益气之品升提下陷之中气;海金沙清热利尿通淋;蒲公英、芦根、黄柏清热利湿;龙胆草清肝胆湿热;当归调补心血。上八味共为佐药。山楂炭、佛手理气和胃,调和诸药为使药。

[配伍特点] 脾肾兼顾,气血并调,补涩并用。

[临证加减] 若腰酸者,加杜仲 10 g、续断 10 g、桑寄生 10 g 以固肾壮腰;夜尿频者加金樱子 10 g、覆盆子 15 g 加强固精缩尿之功。白带量多加椿根白皮 10 g、芡实 10 g、莲须 10 g。无湿热证者减海金沙、蒲公英、芦根、黄柏、龙胆草清热利湿之品。

（八）二甲知柏地黄汤（又名"郑氏滋阴方"）

[来源] 海派郑氏妇科。

[组成] 鳖甲 15 g,龟甲 15 g,知母 10 g,黄柏 10 g,熟地 15 g,山茱萸 10 g,山药 10 g,牡丹皮 10 g,泽泻 10 g,赤茯苓 15 g,山楂炭 15 g,佛手 6 g。

[功效] 滋阴补肾,清热泻火。

[主治]　不孕、月经失调证属肝肾阴虚,虚火上炎者。症见月经提前或错后,经来量少,不孕,腰膝酸软,头晕目眩,视物昏花,耳鸣耳聋,盗汗,五心烦热,咽干口燥,舌质红,脉细数。

[方解]　该方由知柏地黄汤加鳖甲、龟甲、山楂炭、佛手化裁而来。方中重用熟地、鳖甲、龟甲滋阴补肾、填精益髓,为君药。《郑氏女科八十二法》云:"任脉为病,则用龟板为静摄。"此外鳖甲补肝肾之阴,龟甲补心肾之阴。山茱萸滋养肝肾,秘涩精气;山药健脾补虚,涩精固肾,补后天以充先天;黄柏、知母滋阴泻火。上四味共为臣药。君臣相伍,补心肝脾肾之阴,即"四阴并补"。凡补肾精之法,必当泻其"浊",方可存其清,而使阴精得补。且肾为水火之宅,肾虚则水泛,阴虚而火动。故佐以泽泻淡渗泄浊,并防熟地之滋腻恋邪;牡丹皮清泄相火,并制山茱萸之温涩;茯苓渗湿健脾,既助泽泻以泻肾浊,又助山药之健运以充养后天。三药合用,即所谓"三泻",均为佐药,泻湿浊而降相火。山楂炭、佛手健脾和胃,防熟地、龟甲、鳖甲滋腻碍胃,调和诸药,共为使药。全方补泻兼施,泻浊有利于生精,降火有利于滋阴,诸药滋补肾之阴精而降相火。全方具有滋阴补肾,清热泻火的功效。

[配伍特点]　"四补"与"三泻"相伍,以补为主;心肝脾肾四脏兼顾,以滋肾精为主。

[临证加减]　若腰酸加续断 10 g、桑寄生 10 g、杜仲 10 g 补肝肾,强腰膝;潮热汗出者,加浮小麦 15 g、碧桃干 10 g、糯稻根 15 g 以固摄敛汗;若神疲肢软者加太子参 15 g 益气生津;胃纳欠佳加神曲 10 g、炒谷芽 15 g 消食和胃;大便溏加木香 6 g、砂仁 6 g、黄连 3 g。

（九）加味八珍汤

[来源]　海派郑氏妇科,由郑志洁所创。

[组成]　党参 15 g,炒白术 10 g,赤茯苓 15 g,甘草 5 g,当归 10 g,川芎 6 g,熟地 15 g,炒白芍 10 g,丹参 10 g,香附 10 g,郁金 15 g,山楂炭 15 g,佛手 6 g。

[功效]　健脾益气,养血生血。

[主治]　各类妇科疾病证属气血不足型者。症见月经量少、月经后期、不孕或痛经等伴肢体倦怠乏力,面色苍白无华,头晕眼花,短气懒言,心悸怔忡,舌淡苔白脉细。

[方解]　八珍汤原用于治疗失血过多,以致气血皆虚诸证。郑志洁在八珍

汤的基础上加香附、丹参、郁金、山楂炭、佛手五味药组成"加味八珍汤"治疗各类妇科疾病证属气血不足型患者。方中党参甘平,健脾补气,养血生津;熟地滋阴补血,两药合用为君药,气血双补。白术补气健脾;当归补血和血;赤茯苓健脾养心;炒白芍养血敛阴;川芎活血行气,血中气药;丹参养血活血,养心安神;香附、郁金疏肝行气,以使补而不滞,诸药共为臣药,助君药健脾益气生血。山楂炭、佛手和胃理气;甘草调和诸药,还可益气和中,以助气血生化,共为佐使。诸药合用具有健脾益气,补气养血,补而不滞的功效。

[配伍特点]　气血同补,肝脾同调,补中有行,补而不滞,滋而不腻。

[临证加减]　月经量少经前1周及经期加桃仁10g、红花10g活血化瘀;痛经患者经期加小茴香6g、肉桂2g、吴茱萸3g温经止痛;下腹坠胀加升麻6g、柴胡6g升阳举陷;胃纳欠佳加炒谷芽15g、木香3g、砂仁10g和胃理气;舌苔腻湿重者加半夏10g、陈皮10g健脾祛湿;肥胖者加海浮石10g、石菖蒲6g、苍术10g化痰通络;口干口渴者加芦根10g生津止渴;睡眠欠佳加夜交藤15g、合欢米15g、酸枣仁15g;腰酸怕冷加菟丝子10g、补骨脂10g、淫羊藿10g补肾壮腰。

（十）郑氏束带方

[来源]　海派郑氏妇科。郑氏妇科治疗带下病的家传经验方在不断更新,不同郑氏妇科著作中治疗带下病的方子不完全相同。如《郑氏女科秘方》中记载治疗湿热带下"苍连丸"(组成:苍术、山茱萸、白芍、黄芩、白芷、黄柏、黄连、樗根皮)。《郑氏女科八十二法》记载"郑氏愈带方"(组成:熟地、茯苓、川芎、当归、白芍、枳壳、白芷、官桂、干姜、桔梗、半夏,冬月加麻黄,春夏加香附,长夏加苍术、车前)。近代郑友仁医案中治疗带下病常用方的组成:薏苡仁、川石斛、柴胡、炒白术、赤茯苓、半夏、芡实、六一散、黄芪、防风、枳壳、莲须、荷叶。到了现代,郑志洁治疗带下病的常用方为郑氏束带方。

[组成]　黄芪15g,薏苡仁15g,川石斛10g,柴胡10g,当归10g,赤茯苓15g,半夏10g,陈皮10g,甘草5g,莲须15g,芡实15g,白扁豆15g,芦根15g,黄柏10g,大腹皮10g,山楂炭15g,佛手6g。

[功效]　健脾祛湿,清热止带。

[主治]　带下病证属脾虚湿胜,湿热下注者。症见带下绵绵,水样,色白或色黄,劳累后更甚,腰酸腿软,乳房胀痛,舌淡苔白或腻,脉弦滑。

[方解]　本方具有健脾祛湿,清热止带,清利上、中、下三焦湿热的功效。此

方能宣通气机,燥湿利水,外宣内化,导湿下行,集健脾、疏肝、宣肺、补肾为一体,对脾、肝、肺、肾实现四重治疗的作用,以治脾为主。为治疗脾虚日久致湿热下注型带下病的良方。方中黄芪、茯苓、白扁豆健脾益气为君药,助中焦运化功能,防内湿之邪形成。陈皮苦、辛、温,辛能宣肺,以化上焦之湿,温能暖脾行气以温化水湿,苦能燥湿;半夏燥湿和胃;芡实、莲须加强健脾除湿止带的功效同时可以益肾固精;大腹皮、薏苡仁利水渗湿,使湿邪有出路,则下焦湿邪可由水道而解。上六味共为臣药,化湿、燥湿、渗湿,使原有的内外湿之邪得化。黄柏、芦根清热化湿,化解湿郁之热;当归养血活血,以载气得运行;木郁则土衰,肝病易传脾,故用柴胡疏肝有助于君药健脾;脾胃相表里,故用山楂炭、佛手和胃健胃,佛手还可疏肝和胃;川石斛滋阴,以防燥湿伤阴。上七味共为佐药。甘草调和诸药,和中益土为使药。诸药合用,使脾气健运,肝气条达,肺气得宣,肾精得固,胃气得强,清阳得升,湿浊得化,则带下自止。

[配伍特点] 脾肝肺肾同调,主补脾气;标本兼治,治本为主;利温结合,通中寓涩。

[临证加减] 伴外阴瘙痒常加用蛇床子 10 g、地肤子 10 g、白鲜皮 15 g、蝉蜕 10 g 祛风止痒;下腹痛且拒按,舌苔黄腻者加蒲公英 10 g、红藤 10 g、败酱草 10 g。带下日久,肾气亏虚,甚者见腰酸痛者加杜仲 10 g、菟丝子 15 g、续断 10 g 补肾强腰。

(十一)郑氏导痰汤

[来源] 海派郑氏妇科。郑氏妇科在治疗痰阻经络引起的各类妇科病方面有着丰富的经验,如《郑氏女科秘方·闭经》曰:"有经水断绝,气逆喘促,夜则妄语者,此积痰伤经之所致,非导痰则不能降火行血也,导痰汤加当归、川芎。"(导痰汤组成:半夏、广陈皮、白茯苓、枳实、黄连、甘草)《产宝百问·产后问答》曰:"问,妇人肥而受胎者何? 答曰:禀受太厚,恣于酒食,以致身脂满溢,闭塞子宫,经水不调,宜燥湿汤,如南星、半夏、苍术、川芎、防风、羌活、滑石,或导痰汤之类。"《女科万金方》云:"肥人少子,禀受素厚,经水不调,饮食过度,亦由湿痰多,脂膜闭塞,子宫不能受精而施化也,当行湿燥痰,宜服导痰汤。"《郑氏女科八十二法》中记载有"涤痰二陈汤"(组成:陈皮、半夏、茯苓、甘草、枳壳、竹茹、贝母、黄连、前胡、生姜)。郑氏导痰汤首见于郑友仁医案,是治疗痰阻型月经失调、不孕等常用方,是郑友仁依据家传的导痰方结合自己的临证经验不断优化而成的一

个方子,郑志洁承之。

[组成]　制半夏10g,炒苍术10g,炒陈皮10g,赤茯苓15g,川芎10g,炒白芍15g,生地15g,白芥子6g,海浮石10g,制香附10g,赤丹参10g,炒枳壳15g,石菖蒲6g,山楂炭15g,佛手6g,炙甘草5g。

[功效]　燥湿豁痰,活血调经。

[主治]　月经失调、不孕症属痰湿阻滞者。症见妇人经水量少色淡、月经后期、闭经、不孕、肥胖或伴有呕恶,心中嘈杂,舌淡苔白,脉滑。

[方解]　本方所治之证皆由痰湿阻滞所致。脾虚不能正常运化,精微物质不能化生气血,反而成痰,故经水量少,色淡,后期或停闭,不孕,肥胖;痰湿内盛,阻滞中焦,则气机升降失常,因而心中嘈杂,呕恶。舌淡脉滑为痰湿阻滞之征。治宜豁痰除湿,活血调经。

方以半夏、苍术归脾、胃经,取其辛温性燥,最善燥湿化痰健脾,且能降逆和胃而止呕,两者共为君药。橘皮、枳壳、香附三药理气燥湿,使气顺而痰消,乃"治痰先治气,气顺则痰消"之意;石菖蒲归心、胃经,化湿开窍;白芥子归肺经,温肺豁痰利气。上五味共为臣药,君臣相配,燥湿化痰理气,使痰除湿去,而经隧通畅。佐以茯苓健脾渗湿,使湿无所聚,则痰无由升;佐海浮石咸寒清热化痰,既可制半夏、石菖蒲、苍术之辛温伤津,且能助半夏、橘皮、香附行气消痰;佐川芎、炒白芍、丹参、生地活血养血,使冲盛任通;佐山楂炭、佛手健脾和胃,助祛湿化痰;以甘草为使药,扶中以益化源,并能调和诸药。诸药配合,燥湿豁痰,活血通经。对痰湿阻滞型之月经量少、后期、闭经、不孕且体型肥胖患者较为适宜。

[配伍特点]　燥化之中寓行运之法,重在治脾以消痰。

[临证加减]　脾虚甚者加山药15g、炒白术10g、砂仁6g;腰酸者加杜仲10g、菟丝子15g、续断10g;气虚乏力者加黄芪15g、炒白术10g;胃纳欠佳者加木香3g、神曲10g、大腹皮10g。

(十二) 三豆饮

[来源]　海派郑氏妇科。

[组成]　绿豆30g,黑大豆30g,赤小豆30g,石膏30g,生地15g,金银花10g,牡丹皮10g,丹参10g,赤芍10g,甘草5g。

[功效]　补肾水,清肝热,凉血消斑。

[主治]　肾水不足,肝经郁热所致的妇女面部色素沉着(面生黑气)、黄褐

斑、痤疮,还可防治先兆子痫、暑疖。

[方解] 本方由扁鹊三豆饮(赤小豆、黑豆、绿豆、金银花、甘草)化裁而来。扁鹊三豆饮用于预防先兆子痫,有解毒消肿利尿之功效。郑志洁常用此化裁治疗肾水不足,肝经郁热所致的妇女面部色素沉着、黄褐斑、痤疮。方中绿豆性寒、味甘、无毒,归心胃经,具有清热解毒、消暑利尿功效;赤小豆性平,味甘酸,归心、小肠经,功效清热解毒,利水除湿,性善下行;黑大豆性平、味甘、无毒,属水似肾,故能补肾镇心明目,行水下气,活血消肿止痛,滋阴养血,补虚乌发。《本草纲目》云:"黑豆入肾功多,故能治水、消胀、下气、制风热而活血解毒。"三豆合而为君,清热解毒,滋阴养血,消暑利尿之力倍增。以生地、金银花、石膏为臣药,生地既可养阴,也可助君药清热凉血;金银花助君药清热解毒;石膏清热生津,除烦止渴。君臣相合,清补并行。佐以牡丹皮、赤芍、丹参清热凉血,活血散瘀,可收化斑之功。甘草调和诸药为使药。全方具有补肾水,清肝热,活血化瘀,凉血消斑的功效。

[配伍特点] 清补并行,清中有养,无耗血之弊;凉血散血,无留瘀之患。

[临证加减] 若睡眠欠佳加灯心草 10 g、酸枣仁 15 g、夜交藤 15 g、远志 10 g;若便秘加大黄 5 g、火麻仁 15 g;若胃纳欠佳加山楂炭 15 g、佛手 6 g、神曲 10 g;若胃脘不适加木香 3 g、砂仁 3 g;若伴乳房胀痛加郁金 15 g、夏枯草 15 g、皂角刺 10 g。

(十三)凉经汤

[来源] 海派郑氏妇科。《郑氏女科八十二法》云:"凉冲调经方专治前期而来,甚则一月三行。色紫量多,甚则血沸上溢,衄血吐血。当归、川芎、白芍、二地黄、知母、黄芩、黄柏。"郑志洁承之并发展之,将"凉冲调经方"加牡丹皮、栀子炭、山楂炭、佛手、甘草而成现在的"凉经汤",具有更好的清热止血功效,且加入山楂炭、佛手、甘草和胃健胃,佐制寒凉药伤胃。

[组成] 熟地 15 g,生地 15 g,知母 10 g,黄柏 10 g,炒白芍 10 g,黄芩 10 g,当归 10 g,牡丹皮 10 g,栀子炭 10 g,山楂炭 15 g,佛手 6 g,甘草 5 g。

[功效] 滋阴清热,凉血宁络。

[主治] 经行吐衄、月经先期证属阴虚血热者。症见经前、经期吐血、衄血,量少色红,月经先期,量多或量少,手足心热,咽干口渴,舌红或绛苔少,脉细或数。

[方解] 方中生地、熟地并用滋养肾阴,清解血热,阴血充则水能制火,即所谓培其本,共为君药;黄芩、黄柏苦寒泻相火以坚阴,知母苦寒而润,上能清胃热,下能滋肾水,与黄柏相须为用,苦寒降火,保存阴液,平抑亢阳,即所谓清其源;当归、炒白芍养血敛阴柔肝;栀子炭清热止血;牡丹皮清热宁络,凉血活血,与栀子炭相配止血不留瘀。六药共为臣药,君臣相伍,滋阴泻火,阴盛制阳,宁络调经,标本兼顾。山楂炭、佛手性温,健胃和胃,拮抗寒凉药郁遏,为佐药,此外山楂炒炭能入血分,活血止血;甘草调和诸药使药。全方集滋阴、凉血、止血、清降、祛瘀于一方,使阴血充,血热清,气火降,则上逆之血自止,月经之血如期而至。

[配伍特点] 肝肾同治,标本兼顾,于滋阴清泄之中求止血之功。

[临证加减] 若兼月经淋漓不尽者加煅龙骨15 g、煅牡蛎15 g收敛固摄;衄血、吐血量多加牛膝 10 g引血下行,加荆芥 10 g引血归经;乳房胀痛加香附10 g、郁金15 g疏肝解郁;咳嗽痰红者加沙参10 g、麦冬10 g滋肺清热;头晕头痛加钩藤10 g、煅石决明30 g平肝潜阳。

(十四)加味归脾汤

[来源] 海派郑氏妇科,是郑志洁常用的经验方。

[组成] 炒党参15 g,炙黄芪15 g,炒白术10 g,大生地15 g,全当归10 g,生甘草5 g,朱茯神15 g,朱远志10 g,酸枣仁15 g,灯心草2 g,合欢米15 g,夜交藤15 g,陈皮6 g,木香6 g,山楂炭15 g,佛手6 g。

[功效] 健脾益气,宁心安神。

[主治] 月经先期、月经量多、崩漏、绝经前后诸症属心脾两虚,心神失养者。症见月经提前,量多舌淡,或非时经血暴下,淋漓不净,神疲肢软,心悸怔忡,失眠健忘,自汗盗汗,饮食减少,面色萎黄等,舌淡苔薄脉细弱。

[方解]《薛氏济阴万金书·月经论》载:"由是言之,月经者,主于心而主于脾也,明矣。心者,七情所主;脾者,五味所主。心脾受病,故月事因而不调,其变出百端,盖病之变也。"郑志洁重视心、脾二脏的调治,特别是治疗月经先期、月经量多、崩漏、绝经前后诸症等疾病。方中党参、黄芪、白术、甘草益气补脾,益气生血,补气摄血;当归补血养心,当归与黄芪相伍又寓以当归补血汤之意;生地可上清心火,下滋肾水,补肾养心。合欢米、夜交藤解郁安神;酸枣仁、茯神、朱远志宁心安神;灯心草清心安神;木香、陈皮理气醒脾,使诸药补而不滞,滋而不腻;山楂炭、佛手调和脾胃,以资化源。诸药合用,有健脾养心、固冲调经的功效。综观本

方,心脾同治,重在补脾;气血双补,重在益气。脾气旺而血有所摄、血有所生,血脉充则心有所养,神有所舍,血有所归,月经自调。

[配伍特点] 心脾同治,养中兼清,补中有行。

[随症加减] 盗汗剧者可加碧桃干 15 g、糯豆根 15 g、浮小麦 15 g 收敛止汗。经量过多、心悸失眠者可加煅龙骨 15 g、煅牡蛎 15 g 固摄止血,镇静安神。小腹冷痛、形寒肢冷者加炮姜炭 3 g,艾叶炭 5 g 温经止血;腰酸腰冷者加菟丝子 15 g,补骨脂 10 g、淫羊藿 10 g 温补肾阳;腹胀者加枳壳 15 g 行气除胀。

第二节　常　用　药　对

药物配伍乃中医精华,精于方者,必精于药之配伍。"药对"又称"对药""对子""姐妹药",早在春秋战国即有《雷公药对》,北齐医家徐之才著《药对》,惜已失传。药对将中医基础理论、临床病机、中药性味功效有机结合,由博返约,执简驭繁,或相须相使以增效,或相反相逆而见功,常可"游于方之中,超乎方之外",起到画龙点睛、事半功倍之效。郑氏妇科善用药对,组方简捷,或二味成对,或三四味成组,药精不杂,丝丝入扣。兹将郑志洁常用妇科药对简述如下。

一、清热

1. 知母—黄柏　清热利湿,滋肾泻火。

知母:苦、甘、寒。入肺、胃、肾经。功效清热泻火,滋阴润燥。《用药法家》曰:"知母泻无根之肾火,疗有汗之骨蒸,止虚劳之热,滋化源之阴。"《本草纲目》曰:"知母之辛苦,寒凉,下则润肾燥而滋阴,上则清肺金而泻火,乃二经气分药也。"主治热病烦渴,肺热咳嗽,骨蒸潮热,阴虚消渴,肠燥便秘。

黄柏:苦,寒。入肾、膀胱、大肠经。功效清热燥湿,泻火解毒,退热除蒸。《神农本草经》曰:"黄柏主五脏肠胃结热,黄疸,肠痔,止泄痢,女子漏下赤白,阴伤蚀疮。"主治湿热带下,泻痢黄疸,疮疡肿痛,湿疹湿疮,阴虚发热,盗汗遗精等。

知母、黄柏配伍,出自《兰室秘藏》滋肾丸。《本草纲目》云:"古书言知母佐黄柏滋阴降火,有金水相生之义,黄柏无知母,犹水母之无虾也。盖黄柏能治膀胱命门中之火,知母能清肺金,滋肾水之化源,故洁古、东垣、丹溪皆以为滋阴降火要药,上古所未言也。"两药配伍同入肾经,清热利湿,滋肾泻火。多配滋养肝肾药治疗慢性盆腔炎之湿热壅盛,有肾阴虚之证,也用于治疗肝肾虚型不孕症,基础体温呈高温双相者。

2. 赤小豆—绿豆衣—稆豆衣　清热养血润肤。

赤小豆:甘、酸,平。入心、小肠经。功效清热利水解毒,性善下行。《神农本草经》言其"消热毒痈肿,散恶血不尽,烦满,治水肿及肌胀满"。用于水肿胀满,脚气水肿,黄疸尿赤,风湿热痹,痈肿疮毒,肠痈腹痛。

绿豆衣:甘寒。入心、胃经。功效清热解毒,消暑利尿。《本草求真》:"能厚肠胃、润皮肤、和五脏及资脾胃……"主治痈肿疮毒,暑热烦渴,药物中毒等。

稆豆衣:甘平。入肝肾经。功效补肾阴而养血平肝,清虚热而止盗汗。《本草纲目拾遗》:"壮筋骨,止盗汗,补肾活血,明目益精。"主治血虚肝旺,眩晕头痛,虚热盗汗。

三豆合用名"扁鹊三豆饮"。郑志洁广泛用于妇人面部色素沉着之雀斑属肝旺血热、湿热内蕴、冲脉气逆者。

3. 蒲公英—夏枯草　清热平肝,解郁散结。

蒲公英:甘、苦、寒。入肝、胃经。功效清热解毒,利水通淋,又善消肿散结。《滇南本草》:"敷诸疮肿毒,疥癞癣疮;祛风,消诸疮毒,散瘰疬结核;止小便血,治五淋癃闭,利膀胱。"主治痈肿疔毒,乳痈,热淋涩痛,湿热黄疸,目赤咽痛等。

夏枯草:辛、苦,寒。入肝、胆经。功效平肝解郁,且长清热散结。《神农本草经》:"主寒热、瘰疬、鼠瘘、头疮,破癥,散瘿结气,脚肿湿痹。"主治目赤肿痛,头痛眩晕,目珠夜痛,瘰疬,瘿瘤,乳痈肿痛。

两药配伍,清热平肝,解郁散结,常用于肝郁火旺之乳癖,经前乳痛症。

4. 青蒿—地骨皮　清热除蒸,善退虚热。

青蒿:苦、辛、寒。入肝、胆、肾经。功效清透虚热,凉血除蒸,解暑劫疟。《本草新编》:"青蒿,专解骨蒸劳热,尤能泄暑热之火,泄火热而不耗气血,用之以佐气血之药,大建奇功。"主治温邪伤阴,夜热早凉,阴虚发热,骨蒸劳热,暑邪发热,疟疾寒热,湿热黄疸等。

地骨皮:清热,凉血。《本草述》:"主治虚劳发热,往来寒热,诸见血证,鼻衄,咳嗽血,咳嗽、喘,消瘅,中风,眩晕,痉痫,腰痛,行痹,脚气,水肿,虚烦,悸,健忘,小便不通,赤白浊。"主治虚劳潮热盗汗,肺热咳喘,吐血,衄血,血淋,消渴,高血压,痈肿,恶疮。

两药配伍清热除蒸,善退虚热。常在滋养肝肾方中加入此药对,治疗肝肾不足、阴虚火旺之围绝经期综合征、崩漏,以及不孕症基础体温高温双相或单相者。

二、理气

1. 乌药—盐炒小茴香　行气通络,散寒止痛。

乌药:温、辛。入肺、脾、肾、膀胱经。功效经行气止痛,温肾散寒。《日华子本草》言其"治一切气,除一切冷"。《药品化义》:"乌药,气雄性温,故快气宣通,疏散凝滞,甚于香附。外解表而理肌,内宽中而顺气。以之散寒气,则客寒冷气自除。"

小茴香:温、辛。入肝、肾、脾、胃经。功效散寒止痛,理气和胃。盐小茴香有暖肾散寒止痛的功效。《本草汇言》:"温中散寒,立行诸气,乃小腹至阴之分之要品也。"

郑志洁认为两药均行下焦,合用辛温通络,行气散寒力强。常用于寒凝胞宫之痛经、癥瘕等,取其辛温通达之效,以增强活血化瘀之功。和香附、木香、青皮、枳壳等配伍则行气之力强。和艾叶、吴茱萸等配伍则散寒之力强。或可少量用于清热活血化瘀主方中,防清热活血药物久用,过于寒凉,损伤阳气。

2. 柴胡—延胡索　疏肝理气,活血止痛。

柴胡:辛、苦、微温。入肝、胆、肺经。功效疏散退热,疏肝解郁,升举阳气。《医学启源》:"柴胡,少阳、厥阴阴引经药也。善除本经头痛,非此药不能止。治心下痞、胸膈中痛……"《药品化义》:"柴胡,性轻清,主升散,味微苦,主疏肝。若多用二三钱,能祛散肌表。属足少阳胆经药,治寒热往来,疗疟疾,除潮热。若少用三四分,能升提下陷,佐补中益气汤,提元气而左旋,升达参芪以补中气。"主治肝郁气滞,胸胁胀痛,头痛目眩,月经失调,肝胆火旺,肝胆湿热,肝经循行部位的痈疮、瘿瘤、瘰疬痰核、湿痒,气虚下陷,感冒发热等证。

延胡索:辛、苦、温。入肝、脾经。功效活血,行气,止痛。《本草纲目》:"延胡索,能行血中气滞,气中血滞,故专治一身上下诸痛,用之中的,妙不可言。"主治气滞血瘀,诸种痛证。

肝藏血而主疏泄,两药皆入肝经,疏肝理气,活血止痛。凡妇女少腹疼痛,如子宫内膜异位症、盆腔炎、盆腔瘀血综合征、各种痛经,以及乳癖等所必用,配川楝子效更佳。

3. **青皮—陈皮**　调和肝脾,消胀除积,理气止痛。

青皮:苦、辛、温。入肝、胆、胃经。功效疏肝破气,消积化滞。《珍珠囊》:"青皮主气滞,破积结,少阳经下药也。陈皮治高,青皮治低。"主治肝郁气滞诸痛证,食积腹痛,癥瘕积聚,久疟痞块。

陈皮:苦、辛、温。入脾、肺经。功效理气健脾,燥湿化痰。《本草纲目》:"疗呕哕反胃嘈杂,时吐清水,痰痞咳疟,大便闭塞,妇人乳痈……其治百病,总取其理气燥湿之功。同补药则补,同泻药则泻,同升药则升,同降药则降……橘皮宽膈降气,消痰饮极有殊功。"主治脾胃气滞,湿痰、寒痰咳嗽,胸痹,乳痈初起。

青皮性烈,偏于疏肝破气,消积化滞;陈皮性缓,偏于健脾行气,燥湿化痰。两药同用,调和肝脾,消胀除积,理气止痛。妇人肝脾不和之痛经、经前乳胀、经行腹泻以及痰湿阻络之不孕、癥瘕等症皆可应用。

4. **延胡索—川楝子**　行气止痛。

延胡索:辛、苦、温。入肝、脾经。功效活血,行气,止痛。《本草纲目》:"延胡索,能行血中气滞,气中血滞,故专治一身上下诸痛,用之中的,妙不可言。"主治气滞血瘀,诸种痛证。

川楝子:苦,寒。有小毒。归肝、胃、小肠、膀胱经。功效疏肝泄热,行气止痛,杀虫。《本经逢原》:"川楝,苦寒性降,能导湿热下走渗道,人但知其治疝之功,而不知其荡热止痛之用。"主治肝郁化火诸痛,虫积腹痛等。

延胡索:辛散温通,能行血中气滞,气中血滞,为止痛良药;川楝子入肝经,疏肝止痛,性寒,且能导热下行,故两药合用为治疗妇女实证痛经或癥瘕结聚所致腹痛之良药,常用于子宫内膜异位症、膜样痛经、盆腔炎等症。

5. **紫苏梗—黄芪**　补气理气。

紫苏梗:辛,微温。入肺、脾经。功效理气宽中,止痛,安胎。主治气郁、食滞所致胸膈痞闷,胃脘疼痛,嗳气呕吐,胎动不安。

黄芪:甘,微温。入肺、脾、肝、肾经。功效补气固表,托毒排脓,利尿,生肌。《本草经疏》:"功能实表,有表邪者勿用;能助气,气实者勿用;能内塞,补不足,胸膈气闭,肠胃有积滞者勿用;能补阳,阳盛阴虚者忌之;上焦热盛,下焦虚寒者忌之;病人多怒,肝气不和者勿服;痘疮血分热甚者禁用。"主治气虚乏力、久泻脱肛、自汗、水肿、子宫脱垂等。

两药配伍,黄芪补气,紫苏梗理气,使补而不滞,补而不壅。多用于脾胃气虚兼有胃脘不适,纳差患者。

三、理血

1. 当归—熟地 活血养血。

当归:甘辛温。入心肝脾经。功效补气活血,调经止痛,润肠,为妇科良药。主治血虚诸证,月经失调,血虚血滞诸痛,痈疽肿痛,血枯便秘。《景岳全书·本草正》曰:"当归,其味甘而重,故专能补血,其气轻而辛,故又能行血,补中有动,行中有补,诚血中之气药,亦血中之圣药……大约佐之以补则补,故能养营养血,补气生精……佐之以攻则通,故能祛痛通便,利筋骨……惟其气辛而动,故欲其静者当避之,性滑善行,大便不固者当避之。"当归乃补血调经要药。

熟地:甘微温。入肝肾经。功效滋阴养血,补精益髓。主治一切阴虚,血少,精亏之证。为补益肝肾之要药。《本草纲目》:"填骨髓,长肌肉,生精血,补五脏,内伤不足,通血脉,利耳目,黑须发,男子五劳七伤,女子伤中胞漏,经候不调,胎产诸疾。"熟地乃治阴亏血虚之主药。

两药相伍,通守兼备,是妇科阴血亏虚之血枯、血燥之佳品。

2. 当归—白芍 养血理血。

当归:参见当归—熟地条。

白芍:酸苦微寒。入肝、脾经。功效养血调经,平肝止痛,敛阴止汗。治血虚肝旺,头晕目眩,胁肋疼痛,或四肢拘挛作痛,月经不调,自汗盗汗。

本药对取自《金匮要略》当归芍药散。妇科名方四物汤、芎归胶艾汤中亦有此药对。当归养血活血,调经止痛,为血中气药。白芍养血柔肝,静而敛阴,为血中阴药,善于静而敛阴。一静一动,两药合用,动静结合,养血理血,对血虚血瘀之证有效。

3. 当归—丹参 养血活血。

当归:参见当归—熟地条。

丹参:苦微寒。入心、肝经。功效活血祛瘀,通经止痛,清心除烦,凉血消痈功效。《本草纲目》:"活血,通心包络,治疝痛。"主治胸痹心痛,脘腹胁痛,癥瘕积聚,热痹疼痛,心烦不眠,月经不调,痛经经闭,疮疡肿痛。

两药合用,养血活血,补中有通,通补结合,治血虚经闭、经少者必用,也用于慢性盆腔炎症、输卵管通而欠畅之不孕症,有疏通血脉之功。

4. 川续断—川牛膝　补肝肾,活血通经。

川续断:性微温味苦辛。入肝、肾经。功效补肝肾,强筋骨,调血脉,安胎。《本草汇言》:"续断,补续血脉之药也。大抵所断之血脉非此不续,所伤之筋骨非此不养,所滞之关节非此不利,所损之胎孕非此不安。"

牛膝:苦、甘、酸、平。归肝、肾经。功效活血通经,引火(血)下行,补肝肾,强筋骨,利水通淋。牛膝有川牛膝与怀牛膝之分。二者功用相同,但川牛膝偏于活血祛瘀、通利关节,怀牛膝偏于补肝肾、强筋骨。《医学衷中参西录》:"牛膝,原为补益之品,而善引气血下注,是以用药欲其下行者,恒以之为引经。"

两药组合,攻补兼施,补肝肾而活血通经。常用于经行量少不畅,或经闭不行者。

5. 赤芍—白芍　养血行血,祛瘀止痛。

赤芍:苦,微寒。入肝经。功效清热凉血,祛瘀止痛。治身热腹痛,月经失调,闭经,痛经,崩漏,带下,目赤肿痛,瘀滞胁痛,癥瘕积聚等。

白芍:参见当归—白芍条。

《本草求真》曰:"赤芍与白芍主治略同,但白则有敛阴益营之功,赤则只有散邪行血之意;白则能于土中泻木,赤则能血中活滞。"赤芍清热凉血,通脉消瘀;白芍养血敛阴,柔肝止痛。赤芍散而不补,白芍补而不散,两药伍用,一散一敛,一泻一补,行中有补,共奏养血行血,祛瘀止痛之功。尤宜于血虚挟瘀有热之症,常用于妇女痛经、盆腔炎、癥瘕等症。

6. 三棱—莪术　破血和气,消积止痛。

三棱:苦、辛、平。入肝脾经。功效破血行气,消积止痛。《日华子本草》:"治妇人血脉不调,心腹痛,落胎,消恶血,补劳,通月经,治气胀,消扑损瘀血,产后腹痛,血晕并宿血不下。"《开宝本草》:"主老癖癥瘕结块。"主治气滞血瘀,癥瘕积聚,血瘀经闭,心腹气痛,食积不化,脘腹胀痛。

莪术:辛、苦、温。入肝、脾经。功效破血行气,消积止痛。《药性论》曰:"治女子血气心痛,破痃癖冷气,以酒醋摩服。"主治气滞血瘀,癥瘕积聚,血瘀经闭,心腹气痛,食积不化,脘腹胀痛,跌打损伤,瘀肿疼痛。

三棱:苦辛平。莪术苦辛温,皆能破血和气,消积止痛。三棱破血力强,莪术破气力宏,两药常相须为用,消积散瘀力强,尤宜于瘀阻癥瘕等有形之坚积,如血滞经闭、瘀阻痛经以及囊肿、肌瘤、癌症等,是妇人癥瘕积聚之要药。但虚人慎用,或与参、术同用,以免损伤正气。

7. 桃仁—红花　化瘀通经。

桃仁:苦、甘、平。入心、肝、脾、大肠经。功效活血祛瘀,润肠通便。《用药心法》云:"桃仁,苦以泄滞血,甘以生新血,故凝血须用。"主治经闭痛经,瘀血腹痛,跌打损伤,肺痈,肠痈,肠燥便秘。

红花:辛、温。入心、肝经。功效活血通经,祛瘀止痛。《本草汇言》称其为"破血、行血、和血、调血之药"。主治经闭痛经,产后瘀阻,胸痹心痛,跌打伤痛,癥瘕积聚,斑疹色黯。

桃仁功能破血散瘀,润肠通经,治瘀血偏于局部有形,或在下腹部者。红花走而不守,迅速四达,活瘀血,生新血,偏于散在全身无定处者;两药合用出自《医宗金鉴》,有协同作用。可化瘀血,通经闭,祛瘀生新。主治妇女各种瘀血痛证,如月经不调、痛经、产后腹痛、癥瘕属血瘀实证者。

8. 蒲黄—五灵脂　活血化瘀,止血止痛。

蒲黄:甘、平。入肝、心包经。功效止血、化瘀、通淋。《神农本草经》:"主心腹膀胱寒热,利小便,止血,消瘀血。久服轻身益气力。"《药性本草》:"通经脉,止女子崩中不住,主痢血,止鼻衄,治尿血,利水道。"主治咯血、吐衄、血淋、崩漏、跌打损伤、产后瘀痛。

五灵脂:苦、咸、甘、温。入肝经。功效通利血脉,活血止痛,散瘀止血。《本草纲目》:"止妇人经水过多,赤带不绝,胎前产后,血气诸痛,男女一切心腹、胁肋、少腹诸痛。"主治瘀血阻滞,胸腹诸痛,血瘀崩漏,吐血便血,虫蛇咬伤。

两药配伍乃古之名方失笑散,能治一切血滞腹痛,尤宜于瘀血内阻致经行欠畅之痛经,如子宫内膜异位症、膜样痛经、经水不止之崩漏;产后瘀滞不下之恶露不绝、产后腹痛等,用之颇效。血瘀型崩漏再配以炮姜炭、大黄炭、山楂炭等效佳。蒲黄乃粉末,五灵脂气味腥恶,故均需布包入煎。

9. 广郁金—合欢皮—制香附　行气活血,疏肝解郁。

广郁金:辛、苦、寒。入肝、心、肺、胆经。功效活血止痛,行气解郁,清心凉血,利胆退黄。《本草备要》:"行气,解郁,泄血,破瘀。凉心热,散肝郁,治妇人经脉逆行。"主治胸胁刺痛,胸痹心痛,经闭痛经,乳房胀痛等。

合欢皮:甘、平。入心、肝、肺经。功效解郁安神,活血消肿。

《神农本草经》:"合欢味甘平,主安五脏,和心志,令人欢乐无忧,久服轻身明目,得所欲。"主治心神不安,忿郁失眠,跌打骨折,瘀血肿痛等。

香附：辛、微苦、微甘、平。入肝、脾、三焦经。功效疏肝解郁，理气宽中，调经止痛。《本草纲目》："香附之气平而不寒，香而能窜，其味多辛能散，微苦能降，微甘能和。生则上行胸膈，外达皮肤，熟则下走肝肾……乃气病之总司，女科之主帅也。"主治肝气郁结之胁痛，腹痛，脾胃气滞腹痛，肝郁郁结不调，痛经，乳房胀痛，胎动不安等。

广郁金：性凉，辛散苦降，兼能清热，乃血分之气药，平肝解郁，凉血散瘀。合欢皮甘平，活血止痛，怡悦心志。香附宣畅十二经气分，兼入血分，擅长疏肝解郁，调经止痛。三药合用行气活血，疏肝悦情，清降止痛，是情志不遂，肝郁不达所致的经前乳胀、胁肋胀满、闷闷不乐之佳品。凡情志抑郁，气血瘀滞之经前胸乳胀痛，心烦气逆，经行腹痛以及癥瘕结聚等症皆可运用。

10. 瓜蒌仁—桃仁　活血化瘀，润肠通便。

瓜蒌仁：甘，微苦，寒。入肺、胃、大肠经。功效润肺化痰，润肠通便。瓜蒌在古代使用不分皮、仁。以全果实入药，又称"栝蒌实"。《本草思辨录》曰："栝蒌实之长，在导痰浊下行，故结胸胸痹，非此不治。然能导之使行，不能逐之使去，盖其性柔。"主治肺热咳嗽、痰浊黄稠，胸痹心痛，结胸痞满，乳痈肺痈，肠痈肿痛，大便秘结。

桃仁：苦、甘、平。入心、肝、脾、大肠经。功效活血祛瘀，润肠通便。《用药心法》云："桃仁，苦以泄滞血，甘以生新血，故凝血须用。"主治经闭痛经，瘀血腹痛，跌打损伤，肺痈，肠痈，肠燥便秘。

瓜蒌仁体润性滑，善涤痰垢而导积滞，有润燥滑肠通便之效；桃仁苦平，破血去瘀，润燥滑肠。合用宜于瘀阻癥瘕而兼大便秘结之证，如子宫内膜异位症、子宫肌瘤、闭经、痛经、盆腔炎等症，瘀阻胞宫、胞络，日入阴亏液乏，大便干结不畅者，多配火麻仁。

四、补气

1. 党参—黄芪　补气健脾升阳。

党参：性平味甘，入脾、肺经。功效补中益气、止渴、健脾益肺、养血生津。《本草从新》："补中益气，和脾胃，除烦渴。"

黄芪：味甘性微温。入肺、脾经。功效补气升阳，固表止汗，利水消肿，生津养血，行滞通痹，托毒排脓，敛疮生肌。《药性歌诀》云：黄芪入药，为强壮剂，具有益正气,壮脾胃,排脓止痛的功效。对表虚自汗、气虚内伤、精神萎靡、四肢无力、脾虚泄泻、体虚多汗、气虚脱肛、子宫脱垂、水肿及痈疽等疾病疗效显著。

参、芪均为补气常用之品。黄芪善走肌表,补气兼能升阳;党参善补五脏之气,补气兼能养阴。党参配伍黄芪更增强补气、健脾培中、益气升阳的功效,凡妇科脾肾气虚所致的崩中漏下、子宫脱垂、白带绵绵、胎漏、滑胎等症皆为首选之药。对气血两虚之闭经、月经过少等,参芪入四物汤治崩中漏下,补气以生血。

2. 党参—沙参　补气养阴。

党参:参见党参—黄芪条。

沙参:味甘微苦,性微寒。归经肺、胃经。功效养阴清热,润肺化痰,益胃生津。主治用于阴虚久咳,痨嗽痰血,燥咳痰少,虚热喉痹,津伤口渴。《神农本草经》记载的沙参为南沙参,《本草汇言》记载的沙参为北沙参,南北沙参功效相近,北沙参滋阴作用好,南沙参兼有祛痰之功。

二参相伍,益气养阴,宜用于气阴两虚之不孕症、子宫内膜异位症、崩漏、流产后、癌症术后放化疗以及病后虚羸、神疲倦怠、食少纳呆、咽干疼痛、舌质暗红、苔干少津者。

3. 党参—丹参　补气活血养血。

党参:参见党参—黄芪条。

丹参:参见当归—丹参条。

两参相配伍,气行推动血行,气充则血活,宜用于气虚血瘀之痛经、经闭、月经过少等症,气血两虚兼有瘀滞者,再配当归、川芎。丹参且能凉血安神,两药合用,又适用于血虚血热、心烦不寐等症。

五、养阴

1. 熟地—白芍　补益肝肾。

熟地:甘微温。入肝肾经。有滋阴养血、补精益髓之功。治一切阴虚,血少,精亏之证。为补益肝肾之要药。《神农本草经百种录》:“地黄,专于补血,血补则阴气得和而无枯燥拘牵之疾矣。”熟地乃治阴亏血虚之主药。《本草纲目》:“填骨髓,长肌肉,生精血,补五脏,内伤不足,通血脉,利耳目,黑须发,男子五劳七伤,女子伤中胞漏,经候不调,胎产诸疾。”《本草经疏》:“干地黄,乃补肾家之要药,益阴血之上品。”

白芍：参见当归—白芍条。

熟地微温入肾，白芍酸苦入肝，两药合用，肝肾并补，滋水涵木，宜用于肝肾阴虚之诸症。

2. 生地—白芍　养阴生津。

生地：甘苦寒。入心、肝、肾经。功效清热凉血，养阴生津。治热入营血，口干舌燥，吐衄下血，斑疹紫黑，津伤口渴，内热消渴。为凉血滋阴之要药。《本经逢原》："干地黄，内专凉血滋阴，外润皮肤荣泽，病人虚而有热者宜加用之。"

白芍：参见当归—白芍条。

两药相配，甘酸化阴，甘寒生津，养阴清热，柔肝敛阴，适用于阴血不足、虚火内盛之经行先期、月经过多、经行烦躁、妊娠恶阻、排卵期出血等，常配淡子芩加强清肝之功。

3. 生地—熟地　补肝肾、滋阴血。

生地：参见生地—白芍条。

熟地：参见熟地—白芍条。

《保命集》中生地与熟地黄配伍，名"二黄散"，用治怀孕胎漏下血，或内热晡热，或头痛头晕，或烦躁作渴，或胁肋胀痛。生地养阴凉血，熟地补血滋阴，一寒一温，入肝肾之经，共用加强补肝肾、滋阴血的作用。凡肝肾不足、阴血亏虚而兼虚热之月经失调、不孕症、痛经、围绝经期综合征等皆可运用。两者炒炭均可止血。

4. 生地—玄参　清热凉血，养阴生津。

生地：参见生地—白芍条。

玄参：甘苦咸寒。入肺、脾、肾经。功效清热凉血，滋阴解毒。治温邪入营，内陷心包，温毒发斑，热病伤阴，烦渴便燥，骨蒸劳嗽，咽痛目赤，瘰疬痰核，痈肿疮毒。《本草正义》："玄参，禀至阴之性，专主热病，味苦则泄降下行，故能治脏腑热结等证。味又辛而微咸，故直走血分而通血瘀。亦能外行于经隧，而消散热结之痈肿。寒而不峻，润而不腻，性情与知柏、生地近似，而较为和缓。"

生地与玄参均能清热凉血，养阴生津，相须为用。适用于阴虚火旺，虚热上浮，或兼有癥瘕之症，如癌症放化疗后、围绝经期综合征、子宫肌瘤等。火旺津亏，大便干结，两药"增水行舟"，寓泻于补。常配麦冬、牡丹皮，以增养阴清热凉血之效。

5. 女贞子—墨旱莲　补肾养肝，凉血止血。

女贞子：甘苦凉。入肝、肾经。具有补肝肾之阴，乌须发，明目之功效。治肝肾阴虚的目暗不明，视力减退，须发早白，腰酸耳鸣及阴虚发热等。《本草经疏》："女贞子，气味俱阴，正入肾除热补精之品，肾得补，则五脏自安，精神自足，百病去而身肥健矣。其主补中者，以其味者，甘为主化，故能补中也。"

墨旱莲：甘酸寒。归肝、肾经。有补肝肾之阴，凉血止血之功效。可治肝肾阴虚的头晕目眩，须发早白，腰膝酸软等；阴虚血热的咯血、衄血、便血、尿血、崩漏等。

女贞子采在冬至，墨旱莲收在夏至，两药配用，又名二至丸。女贞子甘苦入肾，补肾滋阴，养肝明目，性平清补；墨旱莲甘酸入肾，滋阴凉血。两药合用，补肾养肝，凉血止血，凡妇科之肝肾阴虚所致的经崩淋漓、月经先期过多、围绝经期综合征等皆可选用。

六、补阳

1. 菟丝子—补骨脂—淫羊藿　补肾助阳。

菟丝子：辛甘平。入肝、肾、脾经。功效补益肝肾，固精缩尿，明目止泻，安胎。《药性论》："治男女虚冷，添精益髓，去腰疼膝冷，又主消渴热中。"主治阳痿不举，宫冷不孕，遗精遗尿，白带白浊，足膝痿弱，腰脚疼痛，目昏目暗，视物不清，脾虚便溏，泄泻食少，脏腑虚劳，阴虚消渴，胎元不固，胎动下血。

补骨脂：辛苦温。归肾、脾经。功效补肾壮阳，固精缩尿，温脾止泻，纳气平喘。《开宝本草》曰："治五劳七伤，风虚冷，骨髓伤败，肾冷精流，及妇人血气堕胎。"《玉楸药解》："收敛滑泄、遗精、带下、尿多、便滑诸症。"主治阳痿，遗精遗尿，腰膝冷痛，酸软乏力，肾虚牙痛，久泻久痢，五更泄泻，肾不纳气，虚寒喘咳，脏腑虚损，男女虚劳，跌打损伤，关节脱臼。

淫羊藿：辛甘温。入肝、肾经。功效温肾壮阳，强筋骨，祛风湿。

《本草备要》："补命门，益精气，坚筋骨，利小便。"主治肾阳不足，阳痿宫冷，肝肾不足，腰膝酸软，风湿痹痛，肢体麻木，肝肾亏虚，头晕目眩。三药合用，补肾助阳，对肾阳虚衰、命火不足之无排卵、排卵欠佳、性感淡漠等不孕症为宜。肝肾阴虚火者慎用。

2. 肉苁蓉—煅紫石英　温肾暖宫。

肉苁蓉：甘咸温。入肾、大肠经。功效补肾阳，益精血，润肠燥。《本草汇言》："养命门，滋肾气，补精血之药也。男子丹元虚冷而阳道久沉，妇女冲任失调而阴气不治,此乃平补之剂也。"主治肾阳不足,阳痿早泄,宫冷不孕,腰膝酸软,筋骨痿弱,肾虚精亏,消中易饥等证。

紫石英:甘温。入肾、心、肺经。功效温肾暖宫,镇心安神,温肺平喘。《神农本草经》:"主心腹咳逆邪气,补不足,女子风寒在子宫,绝孕十年无子。久服温中,轻身延年。"主治宫冷不孕,崩漏带下,心悸不安,失眠多梦,肺寒气逆,痰多咳喘。

两药配伍,用于虚证不孕,温肾暖宫而不燥,益肾固精而不凝。卵泡发育欠佳、排卵障碍、性感淡漠者为宜。阴虚火旺而不能摄精之不孕症忌用。

3. **鹿角胶—龟甲胶** 肾阴阳双补。

鹿角胶:甘平微温。入肝肾经。功效温肾通督,生精止崩。《神农本草经》:"主伤中劳绝,腰痛羸瘦,补中益气,妇人血闭无子,止痛安胎。"《名医别录》:"疗吐血,下血,崩中不止,四肢酸疼,多汗,淋露,折跌伤损。"主治肾阳虚衰、精血不足、虚弱消瘦、虚寒性吐血、崩漏、尿血等。

龟甲胶:甘咸而平,滋阴通任,益肾健骨。主治阴虚潮热,腰膝酸软,贫血,崩漏者。

两药合用,阴阳俱补,大补精髓。《本经逢原》谓"非龟鹿二胶并用,不能达任脉,而治羸瘦腰痛"。郑志洁常予两药入妇人崩漏带下、阴阳俱虚、形体虚羸,性欲淡漠之膏方中。若脾虚纳呆,需加健脾助消化之品,以防上药黏腻之弊。以上仅是郑志洁常用妇科药对,药对不同于方剂,更具有相对独立性、稳定性,由于组方的不同,运用也十分广泛。

七、安胎

川续断—桑寄生—杜仲 固肾壮腰安胎。

续断:性微温味苦辛。入肝、肾经。功效补肝肾、强筋骨、调血脉、安胎。《本草汇言》:"续断,补续血脉之药也。大抵所断之血脉非此不续,所伤之筋骨非此不养,所滞之关节非此不利,所损之胎孕非此不安。"

桑寄生:性平味苦甘。功效补肝肾、强筋骨、祛风湿、安胎。《药性论》记载其"能令胎牢固,主怀妊漏血不止"。

杜仲:性温味甘。功效补益肝肾、强筋壮骨、调理冲任、固经安胎。《神农本草经》记载:"主腰脊痛,补中益精气,坚筋骨,强志,除阴下痒湿,小便余沥。"《药性论》："治肾冷臀腰痛,腰病人虚而身强直,风也。腰不利加而用之。"《本草正》："止小水梦遗,暖子宫,安胎气。"《玉楸药解》："益肝肾,养筋骨,去关节湿淫。主治腰膝酸痛,腿足拘挛。"

三药补肝肾而强筋骨,固冲任且安胎元,郑志洁常常用于治疗为妇科诸症所致的肾虚腰脊酸楚、胎漏、胎动不安之必选药。

八、收涩

1. 桑螵蛸—煅龙骨　固肾收涩。

桑螵蛸:甘咸,平。入肝、肾经。功效固精缩尿,补肾助阳。《本草衍义》曰:"男女虚损,肾衰阴痿,梦中失精,遗尿,白浊疝瘕,不可却也。"主治肾虚遗精、滑精、白浊、遗尿、尿频、肾虚阳痿。

龙骨:甘涩平。入心、肝、肾经。功效镇惊安神,平肝潜阳,收敛固涩。《医学衷中参西录》:"龙骨,质最黏涩,具有翕收之力,故能收敛元气,镇安精神,固涩滑脱。"主治遗精、滑精、遗尿、尿频、崩漏、带下、自汗盗汗、外伤出血,心神不安、心悸失眠,惊风等证。

两药配伍有固肾收涩之功,能固冲止崩、涩精止泻、缩尿束带,多用于肾虚不固之崩中漏下、带下绵延、小便失禁、大便溏泻等症;于活血调经方中,起固摄冲任、防血妄行之效,组成通涩兼施方。

2. 芡实—莲须　固冲止崩,涩精束带。

芡实:甘、涩,平。入脾、肾经。功效益肾固精,补脾止泻,除湿止带。《本草新编》:"芡实补中去湿,性又不燥,故能去邪水而补真水,与诸补阴药同用,尤能助之以添精,不虑多投以增湿也。芡实不特益精,且能涩精补肾。"主治带下病,肾虚遗精,白浊,小便不禁,脾虚泄泻。

莲须:为莲花中的花蕊。性味甘涩平。入肾、肝经。功效清心固肾,涩精止遗。主治遗精、滑精、遗尿、带下病等。

芡实与莲须同伍,涩精束带,固冲止崩功效更强,郑志洁常用于脾肾气虚之带下绵泻,便溏,经崩淋漓,胎动胎漏等症。

3. 龙骨—牡蛎　平肝固涩散结。

龙骨:参见桑螵蛸—煅龙骨条。

牡蛎:咸、涩、微寒。入肝、肾经。功效平肝潜阳,软坚散结,收敛固涩。《本草纲目》:"化痰软坚,清热除湿,止心脾气痛,痢下,赤白浊,消疝瘕积块,瘿疾结核。"主治肝阳上亢,头晕目眩,痰核,癥瘕积聚及滑脱等。

龙骨配牡蛎,为临床常用药对,如仲景之柴胡加龙骨牡蛎汤、桂枝甘草龙骨牡蛎汤诸方是也。两药相互为用,更具重镇平肝潜阳的作用,治疗肝阳上亢证。煅用两药,相须为使,收敛固涩作用好,主治遗精、崩漏、带下、自汗、盗汗等。郑志洁常用于肝旺肾虚之围绝经期综合征,症见心烦易怒、头痛头晕、烘热汗出等症。也用于经前头痛、经期延长、崩漏、月经量多等病证。

4. 五味子—五倍子 敛汗止血。

五味子:酸、温。入肺肾经。功效敛肺滋肾、生津敛汗、涩精止泻。《神农本草经》云:五味子"主益气,咳逆上气,劳伤羸瘦,补不足,强阴,益男子精"。治久咳虚喘,津少口渴,体虚多汗,精滑不固,久泻不止。

五倍子:酸、咸、寒。入肺、肾、大肠经。功效敛肺降火、敛汗止汗、固精涩肠。《本草纲目》曰:"其味酸咸,能敛肺止血,化痰,止渴,收汗。其气寒,能散热毒疮疡,其性收,除泄痢,湿烂。"主治肺虚久咳,久痢久泻,痔血,便血,体虚多汗。便溏泄泻。

五味子味酸收敛固涩,性温而不热不燥,益气生津,补肾养心;五倍子味酸性寒,有使血液凝固之作用。二药伍用一温一寒,相互配合又相互制约,有收敛止血、止带之功效。用于治疗肺肾两虚之自汗、盗汗;肾虚不摄之遗精滑泄、带下、崩漏;脾肾两虚之久泻久痢等症。

5. 糯稻根—瘪桃干—浮小麦—麻黄根 滋阴敛汗。

糯稻根:甘、凉。入心、肝肺经。功效止虚汗,退虚热。《中国医学百科全书·中药学》:"功能敛汗,益胃,退虚热。为治气虚自汗、阴虚盗汗的常用药。"主治自汗,盗汗,肝炎,乳糜尿。

瘪桃干:苦,微温。入肺、肝经。功效敛汗止血。主治阴虚盗汗,咯血。

浮小麦:味甘,性凉。入心经。除虚热,止汗。《本经逢原》:"浮麦,能敛盗汗,取其散皮腠之热也。"主治骨蒸劳热,自汗盗汗。

麻黄根:味甘、涩,性平。入心、肺经。功效固表止汗。《本草正义》:"麻黄发汗,而其根专于止汗,昔人每谓为物理之奇异。不知麻黄轻扬,故走表而发汗,其根则深入土中,自不能同其升发之性。况苗则轻扬,根则重坠,一升一降,理有固然。然正惟其同是一本,则轻扬走表之性犹存,所以能从表分而收其散越、敛其轻浮,以还归于里。是固根荄收束之本性,则不特不能发汗,而并能使外发之汗敛而不出,此则麻黄根所以有止汗之功力,投之辄效者也。"主治自汗,盗汗。

四味配伍,敛汗专药,妇人虚汗、盗汗均可应用,配益气固表之参术,或滋阴清热之知柏,用于产后体虚汗证或围绝经期综合征。

九、健脾和胃

1. 谷芽—麦芽　健脾消食。

谷芽:甘温。入脾、胃经。功效消食和中,健脾开胃。《本草纲目》:"快脾开胃,下气和中,消食化积。"主治脾胃虚弱,消化不食,饮食乏味。

麦芽:甘平。入脾、胃、肝经。功效健脾开胃,行气消食,疏肝回乳。《滇南本草》:"宽中,下气,止呕吐,消宿食,止吞酸吐酸,止泻,消胃宽膈,并治妇人奶乳不收,乳汁不止。"主治食积不化,脘闷腹胀,脾胃虚弱而致食欲不振,并可用于断乳、乳房胀痛。

《本草述》曰:"谷、麦二芽俱有开发胃气,宣五谷味。"谷芽与麦芽均善消谷食积滞,兼有和中补益之功。但谷芽作用较麦芽缓和,两者常配伍使用,作用增强。若配伍健脾益气药同用,作用更佳。

2. 半夏—竹茹　清热除烦,化痰止呕。

半夏:辛温,有毒。入脾、胃、肺经。功效燥湿化痰,降逆止呕,消痞散结。《名医别录》:"本药消心腹胸膈痰热满结,咳嗽上气,心下急痛,坚痞,时气呕逆;消痈肿,堕胎,疗痿黄,悦泽面目。生令人吐,熟令人下。"主治痰多咳嗽,风痰眩晕,呕吐反胃,胸脘痞闷,痰热结胸,瘰疬瘿瘤,痈疽肿毒,不寐,便秘。

竹茹:甘,微寒。入肺、胃、胆经。功效清热化痰、除烦止呕。《名医别录》:"主肠中痰热,咳逆上气。"吴瑭谓其能"通窍清火"。主治痰热咳嗽,心烦不眠,中风痰迷,舌强不语,胃热呕吐,妊娠恶阻。

半夏最善燥湿化痰,为止呕要药;竹茹功善清热除烦,化痰止呕,为胃中有热引起的呕逆心烦,食入即吐常用。半夏与竹茹相伍,寒温并用,相互制约,降逆止呕效彰。如均为姜汁炮制,效果更佳。

3. 半夏—陈皮　燥湿化痰。

半夏:参见半夏—竹茹条。

陈皮:苦辛温。入脾、肺经。功效理气健脾,燥湿化痰。《本草纲目》:"疗呕哕反胃嘈杂,时吐清水,痰痞咳疟,大便闭塞,妇人乳痈……其治百病,总取其理气燥湿之功。同补药则补,同泻药则泻,同升药则升,同降药则降……橘皮宽膈降气,消痰饮极有殊功。"主治脾胃气滞证,湿痰、寒痰咳嗽证,胸痹证,乳痈初起。

《太平惠民和剂局方》中半夏与陈皮配伍,名为"二陈汤、橘皮半夏汤"用治痰气为患,湿痰咳嗽,胃脘不舒,恶心呕吐等。半夏、陈皮均辛温,两药配伍祛痰之力更强。郑志洁常用于治疗肥胖型月经失调、不孕症患者或舌苔厚腻湿痰为患的患者。

4. 藿香—佩兰　和中止呕。

藿香:辛,微温。入脾、胃、肺经。功效化湿解暑,止呕。《本草正义》:"藿香,芳香而不嫌其猛烈,温煦而不偏于燥烈,能祛除阴霾湿邪,而助脾胃正气,为湿困脾阳,倦怠无力,饮食不好,舌苔浊垢者最捷之药。"主治湿滞中焦证,暑湿及湿温证,呕叶等。

佩兰:辛平。入脾、胃、肺经。功效化湿、解暑。《神农本草经》谓佩兰:"主利水道,杀虫毒,辟不详。久服益气,轻身不老,通神明。"主治湿滞中焦,外感暑湿或湿温初起证。

两药芳香化湿,醒脾启胃,是暑湿当令之药,也宜于湿浊内阻脾胃之妊娠恶阻,多配砂仁、紫苏梗,以助化湿宽中之效。

5. 山楂(炭)—佛手　健胃和胃。

山楂:酸甘,微温。入脾、胃、肝经。功效消食健胃,行气散瘀,化浊降脂。《本草纲目》:"化饮食,消肉积,癥瘕,痰饮痞满吞酸,滞血痛胀。"主治肉食积滞、胃脘胀满、泻痢腹痛、瘀血经闭、痛经、产后瘀阻、心腹刺痛、疝气疼痛、高脂血症等。

佛手:辛、苦、酸、温。入肝、脾胃、肺经。功效疏肝,和胃止痛,燥湿化痰。《本草便读》:"佛手,功专理气快膈,惟肝脾气滞者宜之。"主治胸胁胀痛,肝胃气痛,脾胃气滞证等。

两药配伍,健胃和胃,斡旋中焦气机,使补而不滞。故郑志洁每张方剂的最后两味药是山楂炭、佛手和胃健胃。若胃纳欠佳,加用神曲、炒稻芽、秫米等健胃和胃消食。若出现腹胀加用砂仁、枳壳、陈皮等和胃理气流动之品,冀以苏胃开气。

6. 白术—黄芩　清热健脾安胎。

白术:苦、甘、温。入脾、肾经。功效健脾益气,燥湿利水,止汗,安胎。《医学衷中参西录》："白术,性温而燥,气不香窜,味苦微甘微温,善健脾胃……"主治脾胃气虚,脾虚湿盛,痰饮水肿,泄泻,带下,胎动不安等。

黄芩:苦、寒。入肺、胃、胆、大肠经。功效清热燥湿,泻火解毒,止血,安胎。《本草汇言》："方脉科以之清肌退热,疮疡科以之解毒生肌,光明科以之散热明目,妇女科以之安胎理经,此盖诸科半表半里之首剂也。"主治湿热痞满,泻痢,肺热咳嗽,血热吐衄,胎动不安等。

两药配伍,一补一泻,一温一寒,相互制约,相互促进,清热凉血,补脾统血,泻火利湿,安胎的力量增强。朱丹溪称黄芩、白术为安胎之圣药,夫芩术非能安胎者,乃去其湿热而胎自安而。

十、化痰

石菖蒲—海浮石 化痰通络。

石菖蒲:辛、苦、温。入心、胃经。功效开窍宁神,化湿和胃。《本草从新》："辛苦而温,芳香而散,开心孔,利九窍,明耳目,发声音,去湿除风,逐痰消积,开胃宽中,疗禁口毒痢。"主治痰蒙清窍,神志昏迷,湿浊中阻,脘腹痞满,胀闷疼痛,健忘失眠,风湿痹痛,胸痹心痛等。

海浮石:咸、寒。入肺肾经。功效清肺化痰,软坚散结,利尿通淋。《药品化义》："海石,味咸能降火,又能软坚,故力降痰热、软结痰、消顽痰;因其体浮,专主上焦心肺之分,咽喉之间消化凝结,化痰丸中必用之药也。"主治痰热咳喘,瘿瘤,瘰疬,血淋,石淋。

石菖蒲芳香开窍,和中辟浊。海浮石清热化痰,以化顽痰胶结为其所长;两药配伍化痰通络。为痰湿阻滞型不孕症之要药。能调节丘脑—垂体—卵巢功能,用于多囊卵巢综合征、肥胖症所致的闭经。加半夏、陈皮,增生化痰通络之效。

十一、平肝息风

钩藤—甘菊花—煅石决明 平肝阳,清肝热,止头晕头痛。

钩藤:性甘凉。入肝、心包经。功效息风止痉,清热平肝。《本草纲目》："大人头旋目眩,平肝风,除心热……"主治头痛,眩晕,高热惊厥,小儿惊风,夜啼,诸痫抽搐。

菊花：甘苦微寒。入肺肝经。功效散风清热，平肝明目，清热解毒。菊花有黄菊花、白菊花、野菊花三种。一般疏散风热多用黄菊花，平肝明目用白菊花，清热解毒用野菊花。《本草正义》："凡花皆主宣扬疏泄，独菊花则摄纳下降，能平肝火，熄内风，抑木气之横逆。"主治风热感冒，发热头痛，风邪上扰，头痛目眩，目赤昏花，眩晕惊风，疔疮肿毒等。

煅石决明：咸寒。入肝经。功效平肝潜阳，清肝明目。《医学衷中参西录》："石决明味微咸，性微凉，为凉肝、镇肝之要药……为其能凉肝，兼能镇肝，故善治脑中充血作疼眩晕，因此证多系肝气、肝火夹血上冲也。"主治肝阳上亢，头晕目眩，目赤视物昏花，青盲雀目。此外煅石决明还有收敛、制酸、止痛、止血等作用。

三药均入肝经，均可平肝阳、清肝热。钩藤偏于息风止痉，甘菊花偏于平肝，石决明偏于凉肝、镇肝。对肝阳上亢及肝火上攻之头痛目眩，郑志洁常相伍为用。

十二、安神

1. 夜交藤—合欢皮（米）　解郁养心安神。

夜交藤：甘平。入心、肝经。功效养心安神，祛风通络。《饮片新参》："养肝肾，止虚汗，安神催眠。"主治心神不宁，失眠多梦，血虚身痛，风湿痹痛，皮肤痒疹，痈疽，痔疮肿痛。

合欢皮：甘平。入心、肝、肺经。功效解郁安神，活血消肿。《本草求真》曰："合欢皮味甘气……令五脏安和，神气自畅……重用久服，方有补益怡悦心志之效。"主治心神不安，忿郁失眠，跌打骨折，血瘀肿痛等证。

两药合用，解郁养心安神，尤宜于妇人肝肾阴虚，肝郁火旺之心烦失眠，梦扰不宁者，常伍淮小麦、炙甘草，治疗围绝经期综合征。

2. 煅磁石—煅龙齿　镇惊安神。

煅磁石：咸、寒。入心、肝、肾经。功效镇惊安神，平肝潜阳，聪耳明目，纳气定喘之功。《本草从新》："色黑入水，能引肺金之气入肾，补肾益精，除烦祛热，治羸弱周痹，骨节酸痛，恐怯怔忡，惊痫肿核，误吞铁针，通耳明目，止金疮血。"主治心神不宁，惊悸，失眠，癫痫，头晕目眩，视物昏花，耳鸣耳聋，肾虚气喘，外伤出血,热毒疮疡。

煅龙齿:甘、涩、凉。入心肺经。功效镇静安神,收敛固涩。主治惊痫癫狂、心悸怔忡、失眠多梦、湿疹痒疹等。

煅磁石、煅龙齿均有镇惊安神之功。常用于心悸怔忡、失眠多梦等症,两者配伍,有明显镇定中枢神经作用。

3. 川黄连—灯心草—朱远志　清心安神。

川黄连:苦、寒。入心肝胃大肠经。功效清热燥湿,泻火解毒。《神农本草经百种录》:"凡药能去湿者必增热,能除热者,必不能去湿。惟黄连能以苦燥湿,以寒除热,一举两得,莫神于此。"主治心火亢盛,心烦不寐,湿热痞满,呕吐吞酸等证。

灯心草:甘、淡、微寒。入心、肺、小肠经。功效清心火、利小便。《药品化义》:"灯心,气味俱轻,轻者上浮,专入心肺;性味俱淡,淡能利窍,使上部郁热下行,从小便而出。"主治心烦失眠,小便淋涩不利,口舌生疮,咽痛喉痹。

朱远志:苦、辛,微温。入心、肾、肺经。功效安神益智,交通心肾,祛痰、消肿。《药品化义》:"远志,味辛重大雄,入心开窍,宣散入药。凡痰涎伏心,壅塞心窍,致心气实热,为昏聩神呆、语言蹇涩,为睡卧不宁,为恍惚惊怖,为健忘,为梦魇……"主治失眠多梦,心悸怔忡,健忘,痰阻心窍,癫痫惊狂,咳嗽痰多等。

三药都能入心经,合用加强清心安神之功。凡心肝火旺、痰火扰心、心肾不交所致的妇女精神失常、失眠、心怯皆可应用。

十三、祛风湿

羌活—独活　祛风止痛。

羌活:辛苦温。入膀胱肾经。功效祛风解表,祛风湿止痛。《本草品汇精要》云:"主遍身百节疼痛,肌表八风贼邪,除新旧风湿,排腐肉疽疮。"

独活:辛苦微温。入肾膀胱经,功效祛风胜湿,通痹止痛。《名医别录》云:"独活疗诸贼风,百节痛风,无久新者。"主治风湿痹痛,腰膝酸软,湿痹,伸屈不利。

两药合用增强祛风止痛功效。常用于产后身痛、全身关节酸痛、腰痛。

第四章
医案精选

第一节　月　经　病

一、月经先期

 案1

饮食业许某,女,35岁。

初诊

经行提前,甚至廿日一行,今经适转,多而块下,刻下初过,右腹疼楚,头眩目花且昏,心悸耳鸣,腰酸脊楚,胃纳呆钝。脉形弦细,舌苔淡白。

沙参,白术,当归,白芍,何首乌,鸡血藤,甘菊花,钩藤,蒺藜,枸杞,天麻,酸枣仁,远志,生姜,红枣。

 案2

修车社王某,女,46岁。

初诊

经行提前,甚至半月一行,色淡量少,三日净,今经初过,白垢,神疲肢软,头眩目花,心悸欠寐,脘疼耳鸣,胃纳呆钝,形寒,脉形弦细,舌苔淡白。

党参,黄芪,白术,当归,白芍,甘草,酸枣仁,远志,木香,夜交藤,合欢皮,生姜,红枣。

案3

邵家宅金某,女,23岁。

初诊

婚后四载,未育,经行提前甚至廿日一行,色紫块下量多,四日净,来时小腹进痛,乳房作胀,懊侬泛恶,经今过期四旬未转,白垢频频,腰酸脊楚,头眩心悸,耳鸣形寒,胃纳如常。脉形弦细,舌苔淡白。

柴胡,太子参,黄芪,白术,当归,白芍,仙鹤草,鸡血藤,菊花,钩藤,茯神,酸枣仁,远志,生姜,大枣。

案4

观音堂顾某,女,38岁。

来诊

产后三载,子不乳一载,经行靠前甚至半月一行,色紫块下量多,间有带下,三四日净,来时小腹进痛,乳房作胀,懊侬,经今二月未转,白垢频频成朵且臭,腰酸脊楚,头眩目花,心悸耳鸣,胸疼纳呆,懊侬泛恶,口腻哈欠,脉形弦细,舌苔淡白。

藿香,苏梗,赤茯苓,半夏,厚朴,陈皮,豆蔻,香橼,大腹皮,苍术。

（案1～案4为郑友仁医案）

案5

崔某,女,44岁。

初诊(2018年6月29日)

主诉:月经提前伴腰酸半年余。

现病史:患者13岁初潮,5～7/30日,量中,无痛经。已婚,生育史2-0-1-2,男方避孕。顺产2次,自然流产1次。平素月经规则,无痛经。近半年余无明显诱因下出现月经提前8日伴有腰酸痛,经行腰酸痛加剧。末次月经(LMP)2018年6月28日,量中,色暗有血块。今经期第2日,偶下腹隐痛,神疲肢软,腰酸痛,口干,纳可,二便调,夜寐安。舌红苔少脉细。B超提示:子宫内膜双层厚10 mm。西医诊断:月经失调。中医诊断:月经先期。证属阴虚血热。治拟滋阴清热,调理冲任。处方:

北沙参10 g,炙黄芪15 g,炒当归10 g,生地15 g,甘草5 g,赤茯苓10 g,牡丹

皮 10 g,地骨皮 15 g,黄柏 10 g,知母 10 g,煅牡蛎 10 g,煅龙骨 15 g,新会皮 6 g,
稽豆衣 15 g,山楂炭 15 g,佛手 6 g。

7 剂,每日 1 剂,水煎 400 mL,早晚 2 次,饭后温服。

二诊(2018 年 7 月 6 日)

月经 6 日干净,仍感腰酸神疲,口干缓解,寐纳可,二便调,舌淡红苔少脉细。
遵前法治疗,加用杜仲、桑寄生、续断固肾壮腰。处方:

炒党参 10 g,炙黄芪 15 g,炒当归 10 g,生地 15 g,赤茯苓 10 g,牡丹皮 10 g,
栀子炭 10 g,稽豆衣 15 g,煅牡蛎 10 g,煅龙骨 15 g,炒陈皮 6 g,山楂炭 15 g,广佛
手 6 g,黄柏 10 g,续断 10 g,盐杜仲 10 g,槲寄生 10 g。

14 剂,每日 1 剂,水煎 400 mL,早晚 2 次,饭后温服。

三诊(2018 年 7 月 20 日)

月经提前 6 日,LMP 2018 年 7 月 20 日,量少色暗,无痛经,神疲乏力好转,
腰酸痛略有好转,舌淡红,苔薄白,脉细。考虑经行期,前方去栀子炭,防止止血
留瘀。处方:

炒党参 15 g,炙黄芪 15 g,全当归 10 g,生地 15 g,赤茯苓 10 g,牡丹皮 10 g,
煅牡蛎 10 g,煅龙骨 15 g,黄柏 10 g,稽豆衣 15 g,盐杜仲 10 g,槲寄生 10 g,续断
10 g,炒陈皮 6 g,山楂炭 15 g,广佛手 6 g。

14 剂,每日 1 剂,水煎 400 mL,早晚 2 次,饭后温服。

四诊(2018 年 8 月 3 日)

月经 6 日干净,感腰酸明显好转,无口干,寐纳可,二便调,舌淡苔白脉细。
遵前法治疗,加栀子炭 10 g、藕节炭 10 g、黄芩炭 10 g 预防出血。

14 剂,每日 1 剂,水煎 400 mL,早晚 2 次,饭后温服。

五诊(2018 年 8 月 25 日)

月经周期转正,LMP 2018 年 8 月 18 日,持续 6 日,量中,色正,无明显血块,
偶感腰酸。精神饮食可,舌淡苔薄白脉细。遵前法巩固治疗。处方:

上方 14 剂,每日 1 剂,水煎 400 mL,早晚 2 次,饭后温服。

[按]　月经先期而至之病因多由气虚及血热所致。该患者辨证属于阴虚血
热、肾虚不固、冲任失调之月经先期,故以北沙参、知母、黄柏、牡丹皮、稽豆衣、生
地、地骨皮等滋阴清热;桑寄生、杜仲、续断补肾壮腰;黄芩炭、煅龙骨、煅牡蛎等
收敛摄血;虚热不显后仍感神疲乏力改用党参、黄芪益气固摄,此案用药方药精
当,多面兼顾。

案 6

卢某,女,28 岁。

初诊(2018 年 5 月 11 日)

主诉:月经提前 3 个月。

现病史:患者 13 岁初潮,3～7/28～30 日,未婚,否认性生活史。既往月经规则,近 3 个月月经欠规则,提前 16 日一行,经前 1 周感腰酸。LMP 2018 年 5 月 5 日,6 日干净,量中,色暗,有血块,无痛经,无头痛,纳可,二便调,舌红苔少脉细。西医诊断:月经失调。中医诊断:月经先期。证属气阴两虚,肾虚不固。治拟益气滋阴,清热补肾调经。"郑氏固摄方"加味,处方:

北沙参 10 g,炙黄芪 15 g,炒当归 10 g,生地 15 g,炒白术 10 g,赤茯苓 10 g,生甘草 5 g,栀子炭 10 g,黄柏 10 g,蒲公英 10 g,芦根 15 g,煅牡蛎 10 g,海螵蛸 15 g,稆豆衣 15 g,炒陈皮 6 g,山楂炭 15 g,广佛手 6 g,续断 10 g,槲寄生 15 g,盐杜仲 10 g,地骨皮 15 g。

14 剂。每日 1 剂,水煎 400 mL,早晚 2 次,饭后温服。

二诊(2018 年 6 月 7 日)

服上药无不适,腰酸缓解,月经周期延长至 25 日。LMP 2018 年 5 月 30 日,持续 6 日,量中,色暗,少量血块,无痛经,无头痛,纳可,二便调,舌红苔薄脉细。治宗前法,处方:

北沙参 10 g,炙黄芪 15 g,炒当归 10 g,生地 15 g,炒白术 10 g,赤茯苓 10 g,生甘草 5 g,栀子炭 10 g,黄柏 10 g,蒲公英 10 g,芦根 15 g,煅牡蛎 10 g,海螵蛸 15 g,稆豆衣 15 g,炒陈皮 6 g,山楂炭 15 g,广佛手 6 g,续断 10 g,槲寄生 15 g,盐杜仲 10 g。

7 剂。每日 1 剂,水煎 400 mL,早晚 2 次,饭后温服。

三诊(2018 年 6 月 18 日)

服上药无不适,无明显腰酸,证治同前,巩固治疗。处方:

上方 7 剂,每日 1 剂,水煎 400 mL,早晚 2 次,饭后温服。

[按] "月经先期"为月经周期提前 1～2 周者,月经先期主要因气虚失于统摄和血热破血妄行或热扰冲任,而致冲任不固,不能制约经血,故月经提前而至。舌红苔少脉细,四诊合参,辨证气阴两虚,肾虚不固。郑志洁治疗月经先期常用家传"郑氏固摄汤"加减,益气养阴,清热止血。方中黄芪、白术、赤茯苓、陈皮、甘草补气健脾,固摄止血;沙参、黄柏、生地、芦根、稆豆衣滋阴清热止血;续断、桑寄

生、杜仲、海螵蛸补肾固摄止血;蒲公英、栀子炭清热止血,当归活血止血,使血止而不留瘀。如此标本兼治,方虽平淡,但疗效显著。

 案7

浦某,女,41岁。

初诊(2019年12月5日)

主诉:月经提前6个月。

现病史:患者14岁初潮,6~7/28~30日,既往月经规则,近2年曾出现月经后期,诊断为多囊卵巢综合征,曾服达英-35(炔雌醇环丙孕酮片)治疗及中药治疗后月经规则,近6个月无明显诱因下出现月经提前7~10日,经期6~7日,量少。LMP 2019年11月25日,量少,色紫,7日净,无血块,无痛经,无乳胀腰酸,无头痛,纳可,手足心热,咽干口渴,睡眠尚可,二便调,舌红苔少脉细。已婚已育,生育史1-0-1-1,2003年顺产一女婴,2009年人工流产1次。西医诊断:月经失调。中医诊断:月经先期。证属阴虚血热。治拟滋阴清热调经,凉经汤加减。处方:

生地15 g,熟地15 g,炒白芍10 g,炒当归10 g,牡丹皮10 g,赤茯苓10 g,生甘草5 g,栀子炭10 g,黄柏10 g,知母10 g,煅牡蛎10 g,海螵蛸15 g,龟甲15 g,炙黄芪15 g,山楂炭15 g,广佛手6 g。

7剂。每日1剂,水煎400 mL,早晚2次,饭后温服。

二诊(2019年12月13日)

服上药无不适,纳可,二便调,舌红苔少脉细。

治宗前法,原方加地骨皮15 g。14剂。每日1剂,水煎400 mL,早晚2次,饭后温服。

三诊(2019年12月28日)

服上药无不适,月经适转,LMP 2019年12月22日,量中,色正,6日净,纳可,二便调,舌红苔薄脉细。治宗前法。

原方14剂,每日1剂,水煎400 mL,早晚2次,饭后温服。

[**按**]　患者月经18~25日一行属于中医的月经先期。经量偏少,色紫,手足心热,咽干口渴,舌红苔少脉细。四诊合参,辨证属阴虚血热。素体阴虚,虚热内生,热扰冲任,血海不宁,迫血妄行则月经先期而至。热伤阴液,则咽干口渴,月经量少色紫,舌红苔少脉细,均为阴虚血热之征。治宜滋阴清热。郑志洁常用

郑氏家传经验方凉经汤加减(凉经汤组成:熟地15 g,生地15 g,知母10 g,黄柏10 g,炒白芍10 g,黄芩10 g,当归10 g,牡丹皮10 g,栀子炭10 g,山楂炭15 g,佛手6 g,甘草5 g)。方中生地清热凉血,养阴生津,熟地、龟甲滋阴潜阳,上三味壮水制火,即所谓培其本。黄柏苦寒泻相火以坚阴,知母苦寒而润,上能清胃热,下能滋肾水,与黄柏相须为用,苦寒降火,保存阴液,平抑亢阳,即所谓清其源,以炒白芍敛阴养血柔肝,当归养血,牡丹皮、栀子炭清热止血,预防出血,煅牡蛎、炒海螵蛸咸涩,收敛固摄。此外,煅牡蛎还可潜阳补阴。赤茯苓淡渗利湿热,黄芪生津养血,补气摄血。山楂炭、佛手健胃和胃,此外也可反佐寒凉药伤胃;甘草调和诸药。全方滋阴壮水清热,水足则火自平,阴复则阳自秘,阴平阳秘,则经期如期而至。

 案8

张某,女,40岁。

初诊(2020年5月20日)

主诉:月经提前1年余。

现病史:患者已婚,生育史1-0-2-1,顺产,工具避孕。近1年月经频发,周期15~23日,经期4~5日,量少,色暗,血块不多,经前1周乳胀,烦躁易怒。超声检查有乳腺增生病史。LMP 2020年5月2日,量少,5日干净。前次月经(PMP)2020年4月20日。无腹痛,欠寐多梦,纳适,二便调。舌红苔薄,脉弦。西医诊断:月经失调。中医诊断:月经先期。证属肝经郁热。治拟疏肝清热调经。处方:

柴胡10 g,炒当归10 g,炒白芍10 g,赤茯苓10 g,炒白术10 g,生甘草5 g,薄荷6 g,合欢皮10 g,制香附10 g,黄柏10 g,广郁金15 g,夏枯草10 g,皂角刺6 g,路路通10 g,炒牡丹皮10 g,生栀子10 g,山楂炭15 g,佛手6 g。

7剂。每日1剂,水煎400 mL,早晚2次,饭后温服。

二诊(2020年5月29日)

LMP 2020年5月25日,量少,无痛经,经前乳房胀痛,烦躁易怒,略有缓解,舌脉同前。

处方:上方加生大黄15 g。

14剂。每日1剂,水煎400 mL,早晚2次,饭后温服。

三诊(2020年6月15日)

非经期,无乳房胀痛,纳适寐安便调,舌红苔薄脉弦。

处方：上方加芦根 15 g、蒲公英 10 g。

14 剂。每日 1 剂，水煎 400 mL，早晚 2 次，饭后温服。

四诊(2020 年 7 月 10 日)

月经周期转正，LMP 2020 年 6 月 23 日，持续 4 日，量中，色正，无经前乳房胀痛，无明显经前烦躁易怒，纳适寐安便调，舌淡红苔薄脉弦。

[**按**]《格致余论》言："诸闭藏者肾也，司疏泄者肝也。"肝的疏泄功能正常，则月经周期正常，两者关系密切。本例患者属肝经郁热，扰动胞宫，经水不期而下，热伤精血，则月经量少。治疗以清肝泄热为大法。方拟妇科一号方加减，方中柴胡、香附、广郁金疏肝解郁，使肝郁得以条达；当归养血和血；白芍养血敛阴柔肝；白术、赤茯苓、甘草健脾益气，非但实土以御木乘，且使营血生化有源；薄荷辛凉疏散郁遏之气，透达肝经郁热。皂角刺、夏枯草散结；牡丹皮、栀子清泄肝热；蒲公英、黄柏清热；芦根、生地养阴清热；山楂炭、佛手理气和胃，诸药配合，使肝郁得疏，郁热得清，月经按时而下。

（案 5～案 8 为郑志洁医案）

二、月经后期

案 1

余家湾孙某，已婚，44 岁。

初诊

产后十五载经行，今经未及期，始患脘腹迸痛，胃纳如常，神疲肢软，头眩目花，项强，耳鸣，心悸，脉形弦细，舌苔淡白且腻。

丹参，白芍，柴胡，炒白术，枸杞，薄荷，赤茯苓，怀山药，瓜蒌，薤白，肉桂，吴茱萸，香附。

案 2

朱江桥宋某，已婚，34 岁。

初诊

产后载末，子乳，经行正期，色正量多，四日净，今经二月余未转，腰酸脊楚，形寒，头眩目花，心悸耳鸣，肢麻胸痞，纳呆作胀，气怯口腻，呵气懊恼，脉形弦细，舌苔淡白。

赤芍,桃仁,红花,三棱,莪术,王不留行,槟榔,枳实,血竭,川牛膝,大黄,急性子,路路通。

案 3

陆某,已婚,50 岁。

初诊

产后十一载,经行落后甚至四旬一行,色淡量多,三四日净,今经初净,腰酸,便痢色白后重,腹痛,头眩,神疲肢软,形寒,纳适,脉形弦细,舌苔淡白。

太子参,怀山药,当归,车前子,泽泻,炮姜,砂仁,煨肉豆蔻,神曲,秫米,陈皮。

案 4

娄小薄某,女,21 岁。

来诊

未出阁,经行延期,色正量多,四日净,今经初过,白垢,腰酸脊楚,头眩目花,心悸耳鸣形寒,胸疼纳呆,作胀气怯。脉形弦细,舌苔淡白且腻。

苍术,白术,泽泻,猪茯苓,紫苏梗,半夏,厚朴,陈皮,建曲,肉桂,香橼,大腹皮,生姜,红枣。

案 5

诸和泾高某,女,33 岁。

来诊

产后将及一载,子不乳,经事初转,色正量多,三日净,今经未及期,头眩神疲,肢软形寒,胸痞纳呆作胀,懊恼形寒,脉形弦细,舌苔淡黄。

紫苏梗,赤茯苓,半夏,厚朴,陈皮,香橼,大腹皮,枳壳,建曲,瓜蒌,秫米,豆蔻,佛手。

（案 1～案 5 为郑友仁医案）

案 6

袁某,女,31 岁。

初诊（2019 年 1 月 11 日）

主诉:停经 3 月余。

现病史：患者 13 岁初潮，平素月经欠规则，周期 2～3 月余，无痛经，已婚，生育史 2－0－1－2，工具避孕，无生育要求。LMP 2018 年 9 月 28 日。持续 7 日，量中，色暗，有血块，无痛经，纳可，二便调，体胖，舌淡苔白腻脉细。2019 年 1 月 11 日超声提示内膜厚 9 mm，尿妊娠试验阴性。西医诊断：月经失调。中医诊断：月经后期。证属气血两虚，痰阻经络。治拟益气养血，剔痰通络。处方：

炒党参 15 g，炒白术 10 g，赤茯苓 15 g，生甘草 5 g，炒川芎 10 g，炒白芍 10 g，生地 15 g，制香附 10 g，赤丹参 10 g，山楂炭 15 g，广佛手 6 g，菟丝子 15 g，补骨脂 10 g，炒当归 10 g，炙黄芪 15 g，海浮石 10 g，炒芥子 10 g，大腹毛 10 g，炒稻芽 15 g，制半夏 10 g，陈皮 6 g。

7 剂，每日 1 剂，水煎 400 mL，早晚 2 次，饭后温服。

二诊（2019 年 1 月 20 日）

患者服用上方 7 剂，月经未至，近日乳房刺痛，无腰酸，无头痛，纳可，二便调，舌淡苔白脉细。2019 年 1 月 20 日彩超示内膜 13 mm，尿妊娠试验阴性。证属肝郁血瘀，治以疏肝活血。处方：妇科一号方加味。

柴胡 10 g，炒白术 10 g，炒白芍 10 g，炒当归 10 g，赤茯苓 15 g，薄荷 6 g，广郁金 15 g，赤丹参 10 g，制香附 10 g，山楂炭 15 g，广佛手 6 g，菟丝子 15 g，路路通 10 g，炙黄芪 15 g，桃仁 10 g，红花 10 g，益母草 30 g，炒枳壳 10 g。

三诊（2019 年 1 月 27 日）

服药后月经未至，纳可，二便调，舌淡苔白腻脉细。脉症同前，仍遵前法治疗。

上方 7 剂，每日 1 剂，水煎 400 mL，早晚 2 次，饭后温服。

四诊（2019 年 2 月 18 日）

月经来潮，LMP 2019 年 2 月 1 日。量中，无痛经，腰酸。经净后乳房胀痛缓解。纳可，二便调，舌淡苔白腻脉细。2019 年 2 月 3 日月经第 3 日生化及激素检查：葡萄糖 5.2 mmol/L，空腹胰岛素 11 mIU/mL，促甲状腺素（TSH）2.47 μIU/mL，孕酮 0.30 ng/mL，雌二醇 34.1 pg/mL，卵泡刺激素（FSH）4.11 mIU/mL，黄体生成素（LH）2.6 mIU/mL，催乳素（PRL）12.2 ng/mL，睾酮（T）0.79 nmol/L。患者体胖，素有痰阻经络，影响气血化生，故治拟剔痰通络，同时益气养血。处方：

炒党参 15 g，炒白术 10 g，赤茯苓 15 g，生甘草 5 g，炒川芎 10 g，炒白芍 10 g，生地15 g,制香附10 g,赤丹参10 g,山楂炭15 g,广佛手6 g,菟丝子15 g,补骨脂10 g,炒当归10 g,炙黄芪15 g,海浮石10 g,炒芥子10 g,大腹毛10 g,炒稻芽15 g,制半夏10 g,陈皮6 g,淫羊藿10 g。

14剂。每日1剂,水煎400 mL,早晚2次,饭后温服。

五诊(2019年3月17日)

月经来潮,周期转正。LMP 2019年2月28日。量中,无痛经,偶有腰酸。治以疏肝补肾,剔痰通络调经。妇科一号方加味,处方:

柴胡10 g,炒白术10 g,炒白芍10 g,炒当归10 g,赤茯苓15 g,薄荷6 g,广郁金15 g,赤丹参10 g,制香附10 g,山楂炭15 g,广佛手6 g,菟丝子15 g,路路通10 g,盐杜仲10 g,续断10 g,槲寄生10 g,炙黄芪15 g,桃仁10 g,红花10 g,海浮石10 g,木香3 g,炒芥子10 g。

7剂,每日1剂,水煎400 mL,早晚2次,饭后温服。

经后期益气养血,补肾剔痰,通络调经,经前期及经期疏肝活血,剔痰通络,如此治疗3个月,月经期、量、色、质均正常。

[**按**] 患者脾气不振,运化失常,湿聚成痰,痰湿之邪阻滞于冲任胞脉,气血运行受阻,血海不能按时满溢,故月经后期,神疲肢软,舌淡苔白腻。湿邪流散于肌肤则形体肥胖。故治疗健脾益气养血与燥湿化痰通络治本同时进行。初诊方中的八珍汤益气养血,运化水湿,痰无由生;海浮石、炒芥子、大腹毛、制半夏、陈皮燥湿化痰;香附理气通经;大腹皮行气利水,使湿邪有出路;山楂炭、佛手和胃助运化水湿;菟丝子、补骨脂温肾通经,有助脾之运化功能。二诊、三诊患者出现乳房胀痛,此时气机阻滞,经血运行不畅,故用"妇科一号方"理气行滞加桃仁、红花活血化瘀及海浮石、白芥子剔痰通络。四诊月经干净后继续益气养血、燥湿化痰标本同治。每诊治法各有侧重,充分体现了郑志洁重视辨证论治与分期调治月经的原则。

 案7

陈某,女,37岁。

初诊(2018年3月30日)

主诉:子宫肌瘤剥除术后月经周期延长半年余。

现病史:14岁,5/28日,量中,痛经(一),已婚,生育史1-0-0-1,工具避孕,暂无生育要求。患者自述半年前腹腔镜下行子宫肌瘤剥除术后出现月经后期,周期 35~60 日,神疲乏力,四肢发凉,焦虑失眠,腰痛,无腹痛,纳可,二便调,舌淡苔薄脉细。LMP 2018 年 3 月 11 日,量少,夹有少量血块,无痛经。2018 年 2 月 20 日超声提示:子宫肌瘤 10 mm×7 mm,内膜厚 3 mm。西医诊断:月经失调。中医诊断:月经后期。证属气血不足,心神失养。治拟益气养血,宁心安神。处方:

炙黄芪 15 g,炒当归 10 g,生地 15 g,炒白芍 10 g,朱茯神 10 g,朱远志 10 g,酸枣仁 10 g,合欢米 15 g,夜交藤 15 g,灯心草 2 g,菟丝子 15 g,盐杜仲 10 g,制狗脊 10 g,槲寄生 10 g,山楂炭 15 g,广佛手 6 g,制香附 10 g,灵芝 15 g,桂枝 10 g,紫苏梗 15 g,炒枳壳 15 g,六神曲 10 g。

7 剂,每日 1 剂,水煎 400 mL,早晚 2 次,饭后温服。

二诊(2018 年 4 月 20 日)

服上药后月经来潮,LMP 2018 年 4 月 15 日,量少,夹血块。神疲乏力、焦虑失眠略有好转,仍四肢发凉、腰痛,无腹痛,纳可,二便调,舌淡苔薄脉细。治宜原方出入。处方:

上方加醋延胡索 10 g、续断 10 g。

7 剂,每日 1 剂,水煎 400 mL,早晚 2 次,饭后温服。

三诊(2018 年 5 月 18 日)

LMP 2018 年 5 月 16 日,量少,夹血块。神疲乏力、四肢发凉、焦虑失眠明显好转,腰痛减轻,无腹痛,纳可,二便调,舌淡苔薄脉细。正值经期,治疗因势利导。原方加活血化瘀、消癥散结之品。处方:

炒党参 15 g,炙黄芪 15 g,当归 10 g,生地 15 g,生甘草 5 g,朱茯神 10 g,灯心草 2 g,合欢米 15 g,夜交藤 15 g,黄柏 10 g,制香附 10 g,山楂炭 15 g,广佛手 6 g,大血藤 10 g,皂角刺 6 g,夏枯草 15 g,半枝莲 15 g,三棱 10 g,灵芝 10 g,赤丹参 10 g,路路通 10 g。

14 剂,每日 1 剂,水煎 400 mL,早晚 2 次,饭后温服。

四诊(2018 年 6 月 1 日)

服上药后月经量增多,6 日干净,月经周期经期均转正,唯月经仍量少。诸症明显缓解,纳可,二便调,舌淡苔薄脉细。治宜原方出入。处方:

炙黄芪 15 g,炒当归 10 g,生地 15 g,炒白芍 10 g,朱茯神 10 g,朱远志 10 g,酸枣仁 10 g,合欢米 15 g,夜交藤 15 g,灯心草 2 g,菟丝子 15 g,盐杜仲 10 g,制狗脊 10 g,槲寄生 10 g,山楂炭 15 g,广佛手 6 g,皂角刺 6 g,夏枯草 15 g,半枝莲

15 g,制香附 10 g,赤丹参 10 g。

7 剂,每日 1 剂,水煎 400 mL,早晚 2 次,饭后温服。

[按] 患者半年前行子宫肌瘤剥除术,耗气伤血,气血不足,不能按时满溢,故月经后期,量少,神疲乏力;血不养心,心神不宁,故失眠;血不养四肢,故四肢发凉;加之患者五七之年,肾气开始衰退趋势,肾气不充,阴精不足,不能上济心火,故加剧焦虑失眠。治疗以益气养血,补肾活血,宁心安神,随症加减,逐渐治愈。

案 8

赵某,女,40 岁。

初诊(2018 年 4 月 13 日)

主诉:月经周期延长 1 年余,停经 1 月余。

现病史:患者自述已婚,生育史 1-0-1-1,剖宫产 1 次,人流 1 次。平素月经规则,周期 20～32 日,无痛经,近 1 年月经后期,周期 2～4 个月不等。LMP 2018 年 3 月 7 日,7 日干净,色暗,量中,有血块,无痛经。刻下乳胀,腰酸,睡眠欠佳,纳可,二便调,舌淡苔白,脉弦细。今日自测尿妊娠试验阴性。西医诊断:月经失调。中医诊断:月经后期。证属肝郁肾虚。治拟疏肝补肾,月经未潮,佐以活血化瘀通经。处方:

柴胡 10 g,炒当归 10 g,炒白芍 10 g,赤茯苓 10 g,炒白术 10 g,生甘草 5 g,合欢皮 10 g,制香附 10 g,广郁金 15 g,赤丹参 10 g,路路通 10 g,炙黄芪 15 g,菟丝子 15 g,补骨脂 10 g,淫羊藿 10 g,山楂炭 15 g,广佛手 6 g,桃仁 10 g,净红花 10 g,夜交藤 15 g,灯心草 2 g。

7 剂。每日 1 剂,水煎 400 mL,早晚 2 次,饭后温服。

二诊(2018 年 5 月 11 日)

月经来潮,LMP 2018 年 5 月 1 日,7 日干净,量中,色正,无痛经。经净后无乳胀,轻微腰酸、头痛,睡眠略有好转。舌脉同前。经后血海空虚。治拟益气养血,解郁安神。处方:

炒党参 10 g,炙黄芪 15 g,炒白术 10 g,赤茯苓 10 g,生甘草 5 g,生地 15 g,炒当归 10 g,炒白芍 10 g,小川芎 6 g,炒陈皮 6 g,六神曲 10 g,山楂炭 15 g,大腹毛 10 g,广佛手 6 g,合欢米 15 g,夜交藤 15 g,酸枣仁 15 g,炒杜仲 10 g,川断肉 10 g,桑寄生 10 g。

14 剂。每日 1 剂,水煎 400 mL,早晚 2 次,饭后温服。

三诊(2018 年 5 月 25 日)

近 2 日外阴痒,仍有失眠、头痛,舌脉同前。治拟养心安神,养血祛风,处方:

炙黄芪 15 g,炒当归 10 g,炒白芍 10 g,灵芝 15 g,酸枣仁 10 g,制远志 10 g,灯心草 2 g,合欢米 15 g,夜交藤 15 g,炒陈皮 6 g,山楂炭 15 g,广佛手 6 g,蛇床子 10 g,白鲜皮 15 g,蝉蜕 10 g,紫苏梗 15 g,蒲公英 10 g,芦根 15 g,白菊花 10 g,钩藤 10 g(后下),生石决明 30 g(先煎),枸杞子 10 g,制何首乌 10 g。

14 剂,每日 1 剂,水煎 400 mL,早晚 2 次,饭后温服。

四诊(2018 年 6 月 8 日)

睡眠好转,头痛减轻,无外阴痒。月经来潮,LMP 2019 年 6 月 4 日,量中,色正,无痛经,夹有少量血块。舌脉同前,处方:

炙黄芪 15 g,炒当归 10 g,炒白芍 10 g,灵芝 15 g,酸枣仁 10 g,朱远志 10 g,灯心草 2 g,合欢米 15 g,夜交藤 15 g,炒陈皮 6 g,山楂炭 15 g,广佛手 6 g,紫苏梗 15 g,白菊花 10 g,钩藤 10 g(后下),生石决明 30 g(先煎),枸杞子 10 g,朱茯神 10 g,益母草 30 g。

14 剂,每日 1 剂,水煎 400 mL,早晚 2 次,饭后温服。

五诊(2018 年 7 月 20 日)

月经来潮,无乳胀腰酸头痛。LMP 2018 年 7 月 11 日,量中,无痛经。近 2 日便稀。舌脉同前。遵前法治疗,前方出入。处方:

炙黄芪 15 g,炒白术 10 g,赤茯苓 10 g,生甘草 5 g,生地 15 g,炒白芍 10 g,炒当归 10 g,小川芎 6 g,菟丝子 15 g,淫羊藿 10 g,黄柏 10 g,炒陈皮 6 g,山楂炭 15 g,广佛手 6 g,六神曲 10 g,秫米 10 g,肉豆蔻 6 g,木香 3 g,黄连 3 g,酸枣仁 10 g,夜交藤 15 g,合欢米 15 g,补骨脂 10 g。

7 剂,每日 1 剂,水煎 400 mL,早晚 2 次,饭后温服。

[按]　此患月经后期伴有经前乳房胀痛、腰酸等症。方中柴胡、当归、白芍疏肝解郁;白术、茯苓健脾补虚;香附、郁金、合欢皮理气疏肝;桃仁、红花、路路通、丹参等活血通络;同时加菟丝子、黄芪、补骨脂、淫羊藿等补肾壮腰;灵芝、酸枣仁、远志、灯心草、合欢米、夜交藤、茯神养血宁心安神;头痛常用药对白菊花、钩藤、生石决明平肝清肝;三诊时外阴痒,常用药对蛇床子、白鲜皮、蝉蜕祛风止痒。

案 9

潘某,女,45 岁。

初诊（2019 年 7 月 12 日）

主诉：月经稀发半年余。

现病史：患者已婚，生育史 1-0-1-1，顺产，工具避孕。平素月经周期 30 日，近半年月经周期时常错后，甚至 2 个月一行，量中色正，5～7 日干净。PMP 2019 年 5 月 23 日，LMP 2019 年 7 月 10 日（口服黄体酮胶囊后月经来潮），量如常，小血块，下腹迸痛，腰酸乳胀，头痛乏力，纳可，寐安，二便调。舌淡白，脉沉细。2019 年 7 月 12 日性激素：FSH 21.67 nmol/mL，E_2 14 nmol/mL。西医诊断：月经失调。中医诊断：月经后期。证属肝肾亏虚。治拟补益肝肾，养血调经。处方：

紫苏梗 10 g，炙黄芪 15 g，炒当归 10 g，炒白芍 10 g，甘菊花 10 g，双钩藤 10 g，生石决明 30 g（先煎），枸杞子 10 g，炒杜仲 10 g，鸡血藤 10 g，菟丝子 15 g，补骨脂 10 g，炒陈皮 6 g，山楂炭 15 g，六神曲 10 g，广佛手 6 g。

7 剂，每日 1 剂，水煎 400 mL，早晚 2 次，饭后温服。

二诊（2019 年 7 月 19 日）

LMP 2019 年 7 月 10 日，经行 8 日干净，现头痛已转未和，腰酸，下腹略胀。舌淡白，脉沉细。处方：

炙黄芪 15 g，炒白术 10 g，赤茯苓 10 g，生甘草 5 g，生地 15 g，炒白芍 10 g，炒当归 10 g，小川芎 6 g，菟丝子 15 g，续断 10 g，槲寄生 10 g，炒杜仲 10 g，新会皮 6 g，山楂炭 15 g，双钩藤 10 g，生石决明 30 g（先煎），砂仁 6 g（后下），广木香 3 g，川楝子 6 g，炒枳壳 15 g，炒黄柏 10 g，广佛手 6 g。

14 剂，每日 1 剂，水煎 400 mL，早晚 2 次，饭后温服。

三诊（2019 年 8 月 16 日）

LMP 2019 年 8 月 5 日，量中色红，小血块，小腹隐痛，乳胀腰酸，无头痛，6 日干净。现下腹胀痛，带下可，无腰酸，便调。舌淡白脉沉细。症治同前。

上方 14 剂，每日 1 剂，水煎 400 mL，早晚 2 次，饭后温服。

[按]《女科撮要》曰："其过期而至者，有因脾经血虚，有因肝经血少，有因气虚血弱。"本例患者年近七七，任脉虚，太冲脉衰少，肝肾亏虚，血海不充，出现月经后期。肾精不足，则腰膝酸软；肝血亏虚，阴不敛阳，肝阳上亢，则头晕头痛。治拟健脾益肾，养血平肝为大法。先用养血息风汤养血平肝息风治标，待头痛缓解后用八珍汤加健脾益肾药治本；方中枸杞子、菟丝子、续断、槲寄生、菟丝子、补骨脂补益肾气；甘菊、钩藤、石决明平逆肝阳。经过调治，月经按期而至，头痛诸症缓解。

案 10

何某,女,44 岁。

初诊(2018 年 11 月 17 日)

主诉:月经后期 1 年余,停经 48 日。

现病史:月经 14 岁初潮,5～7/30 日,量中,无痛经。已婚,生育史 2-0-0-2,避孕套避孕,无生育要求,2005 年、2009 年各顺产 1 次。患者既往月经规律,近 1 年无明显诱因下出现月经后期,周期 1～3 个月不等,需服黄体酮胶囊月经来潮,诉外院检查性激素提示卵巢功能减退(未见化验报告)。LMP 2018 年 9 月 30 日,量色质如常,无痛经。刻下:现停经 48 日,神疲乏力,小腹冷,腰酸,乳房轻微胀痛,饮食睡眠良好,二便均正常,舌淡红边有齿印,苔薄白,脉弱。2 日前来院测血 HCG 阴性。2018 年 11 月 17 日尿 HCG 阴性,阴超提示子宫内膜厚13 mm。西医诊断:卵巢功能减退。中医诊断:月经后期。证属肝郁脾虚,肾虚血瘀。治拟疏肝健脾,补肾活血,处方:

炒柴胡 10 g,炒白术 10 g,炒白芍 10 g,炒当归 10 g,赤茯苓 15 g,薄荷 6 g(后下),广郁金 15 g,赤丹参 10 g,制香附 10 g,山楂炭 15 g,广佛手 6 g,菟丝子 15 g,补骨脂 10 g,淫羊藿 10 g,路路通 10 g,炙黄芪 15 g,桃仁 10 g,红花 10 g,益母草15 g。

7 剂,每日 1 剂,水煎 400 mL,早晚 2 次,饭后温服。

二诊(2018 年 12 月 4 日)

月经来潮,LMP 2018 年 11 月 30 日,量色质如常,未净,无痛经,感小腹冷,腰酸,经行后乳房胀痛缓解,近来饮食欠佳,睡眠可,二便均正常。辅助检查2018 年 12 月 3 日葡萄糖 4.7 mmol/L,空腹胰岛素 4.6 mIU/mL,TSH1.93 μIU/mL,游离三碘甲状腺原氨酸(T_3)2.90 pg/mL,游离甲状腺素(T_4)1.12 ng/dL,P 0.30 ng/mL,E_2 44 pg/mL,FSH 12.59 mIU/mL,LH5.2 mIU/mL,垂体 PRL 6.6 ng/mL,T 0.55 nmol/L。舌淡红边有齿印,苔薄白,脉弱。经净后治拟益肾健脾。处方:

熟地 15 g,怀山药 15 g,山茱萸 10 g,肉桂 3 g(后下),泽泻 10 g,牡丹皮 10 g,炙黄芪 15 g,炒白术 15 g,炒当归 10 g,赤茯苓 15 g,炒陈皮 10 g,菟丝子 15 g,炒枳壳 15 g,炒麦芽 15 g,炙甘草 3 g,川牛膝 10 g,鸡血藤 15 g。

7 剂,每日 1 剂,水煎 200 mL,早晚 2 次,饭后温服。

三诊(2018 年 12 月 13 日)

服煎药后感小腹冷腰酸好转,仍饮食欠佳,神疲乏力,睡眠良好,二便均正常。舌淡边有齿印,苔薄白脉弱。治拟益气养血,健脾益肾。处方:

炙黄芪 15 g,炒白术 10 g,赤茯苓 15 g,炙甘草 5 g,炒川芎 10 g,炒白芍 15 g,生地 15 g,制香附 10 g,赤丹参 10 g,山楂炭 15 g,广佛手 6 g,菟丝子 15 g,炒当归 10 g,淫羊藿 10 g,补骨脂 12 g,怀山药 15 g,六神曲 10 g,秫米 15 g(包煎),炙升麻 6 g,炒杜仲 10 g。

14 剂,每日 1 剂,水煎 400 mL,早晚 2 次,饭后温服。

四诊(2018 年 12 月 28 日)

月经来潮,LMP 2018 年 12 月 26 日,未净,量少,无痛经,感小腹冷缓解。近来饮食好转,神疲乏力,腰酸明显好转,睡眠可,二便均正常。舌淡边有齿印,苔薄白,脉弱。症治同前,处方:

14 剂,每日 1 剂,水煎 400 mL,早晚 2 次,饭后温服。

五诊(2019 年 1 月 20 日)

月经来潮,提前 4 日,LMP 2019 年 1 月 20 日,量色质如常,中,无痛经。精神饮食可,睡眠可,二便调。舌淡,齿印变浅,苔薄脉细。经期因势利导,疏肝健脾活血。处方:

炒柴胡 10 g,炒白术 10 g,炒白芍 10 g,炒当归 10 g,赤茯苓 15 g,薄荷 6 g(后下),广郁金 15 g,赤丹参 10 g,制香附 10 g,山楂炭 15 g,广佛手 6 g,菟丝子 15 g,路路通 10 g,补骨脂 10 g,淫羊藿 10 g,炙黄芪 15 g,益母草 30 g。

14 剂,每日 1 剂,水煎 400 mL,早晚 2 次,饭后温服。

[按] 患者月经周期推后 40～90 日不等,需服用黄体酮月经来潮。血 FSH 12.59 mIU/mL,西医诊断为卵巢功能减退;中医诊断为月经后期。根据患者平素神疲乏力,小腹冷,乳房轻微胀痛,饮食睡眠良好,二便均正常,舌淡红,边有齿印,苔薄白,脉弱,多考虑脾肾两虚,不能运化水谷精微,化生气血,冲任气血亏虚,血海不能按时满溢,故月经后期,肾虚不能濡养腰府故腰酸。脾虚失于运化,中气不足,故神疲乏力;气不足致气血运行不畅,故出现轻微的乳房胀痛。舌淡红,边有齿痕,苔薄白,脉细,均为脾肾亏虚的表现。故本病治疗上经前期若出现乳房胀痛,应因势利导疏肝,活血化瘀治标,健脾益肾治本,方用逍遥丸加味疏肝健脾,菟丝子、补骨脂、淫羊藿补肾治本;桃仁、红花、益母草活血化瘀。经后期或健脾补肾或益气养血治本。若腰酸明显用六味地黄汤加味,若神疲乏力明显用

八珍汤加味,加用健胃和胃理气中药,使补而不滞。经治疗2个月月经周期正常。

(案6～案10为郑志洁医案)

三、经期延长

案 1

王某,女,23岁。

初诊

未育,经行落后,甚至四旬余一行,色淡量少,3～4日净,来时小腹作进,今经淋沥20日未楚,色紫量少,腰酸脊楚,形寒,头眩目花,心悸耳鸣,胃纳如常。脉形弦细,舌苔淡白。

当归,白芍,稽豆衣,血余炭,煅牡蛎,香附炭,丹参炭,青皮炭,蒲黄炭,陈棕炭,贯众炭,莲房炭,大蓟。

(郑友仁医案)

案 2

陆某,女,37岁。

初诊(2017 年 12 月 10 日)

主诉:经期延长3月余。

现病史:患者生育史1-0-4-1,工具避孕,近3个月未同房。既往月经规则,14岁,3～5/37日,无痛经。近3个月无明显诱因下经期延长,10～20日不等,量中,3日后量渐少,需10～15日干净。LMP 2017年11月21日,量中3日后量渐少,至今未净,咖啡色,无下腹痛。无头晕头痛,舌红苔薄黄,脉细。西医诊断:异常子宫出血,中医诊断:经期延长。证属气虚血热。治拟益气清热,固摄止血,处方:

紫苏梗12 g,炙黄芪15 g,炒当归10 g,生地15 g,生甘草5 g,煅牡蛎10 g,煅龙骨15 g,地榆炭10 g,炒黄柏10 g,蒲公英10 g,芦根15 g,莲房炭5 g,血余炭10 g,稽豆衣15 g,炒陈皮6 g,山楂炭15 g,广佛手6 g。

7剂,每日1剂,水煎400 mL,早晚2次,饭后温服。

二诊(2017 年 12 月 17 日)

服上药后阴道出血已止。LMP 2017年11月21日—12月14日,感体虚乏

力,神疲肢软。舌淡红,苔薄黄脉细。治宗前法,处方:

炒党参 10 g,炙黄芪 15 g,炒当归 10 g,生地 15 g,生甘草 5 g,赤茯苓 10 g,煅牡蛎 10 g,煅龙骨 15 g,稽豆衣 15 g,血余炭 10 g,藕节炭 10 g,蒲公英 10 g,栀子炭 10 g,炒陈皮 6 g,广佛手 6 g。

7 剂,每日 1 剂,水煎 400 mL,早晚 2 次,饭后温服。

三诊(2017 年 12 月 23 日)

月经未潮,感体虚乏力好转。舌淡红,苔薄黄脉细。查尿 HCG 阴性,治宗前法。处方:

北沙参 10 g,炙黄芪 15 g,生地 15 g,生甘草 5 g,玄参 10 g,蒲公英 10 g,芦根 15 g,炒黄柏 10 g,生栀子 10 g,煅牡蛎 10 g,煅龙骨 15 g,稽豆衣 15 g,大腹毛 10 g,山楂炭 15 g,广佛手 6 g。

7 剂,每日 1 剂,水煎 400 mL,早晚 2 次,饭后温服。

四诊(2017 年 12 月 29 日)

服上药后月经仍未来潮,神疲乏力好转,感腰酸。舌淡苔薄脉细。证属脾肾两虚。治拟健脾补肾,处方:

炒党参 10 g,炙黄芪 15 g,炒当归 10 g,生地 15 g,生甘草 5 g,赤茯苓 10 g,煅牡蛎 10 g,煅龙骨 15 g,炒黄柏 10 g,制香附 10 g,蒲公英 10 g,续断 10 g,大腹毛 10 g,山楂炭 15 g,广佛手 6 g,盐杜仲 10 g,槲寄生 10 g。

14 剂,每日 1 剂,水煎 400 mL,早晚 2 次,饭后温服。

五诊(2018 年 1 月 14 日)

LMP 2018 年 1 月 7 日,6 日干净,量中,神疲乏力明显好转,仍感腰酸。舌淡苔薄脉细。证治同前。处方:

炒党参 15 g,炙黄芪 15 g,炒当归 10 g,生地 15 g,生甘草 5 g,赤茯苓 10 g,煅牡蛎 10 g,煅龙骨 15 g,稽豆衣 15 g,炒黄柏 10 g,菟丝子 15 g,盐杜仲 10 g,槲寄生 10 g,续断 10 g,六神曲 10 g,羌活 10 g,独活 10 g,大腹毛 10 g,广佛手 6 g。

14 剂,每日 1 剂,水煎 400 mL,早晚 2 次,饭后温服。

六诊(2018 年 2 月 16 日)

LMP 2018 年 2 月 6 日,7 日干净,量中,色正,少量血块,无痛经,纳可,偶腰酸。二便调,舌淡苔白腻脉细。

处方:上方加牡丹皮 10 g。

7 剂,每日 1 剂,水煎 400 mL,早晚 2 次,饭后温服。

［按］ 患者经期延长至 15～20 日,舌红苔薄黄,脉细,为气虚不能固摄,阴虚内热,热扰冲任,冲任不固,不能制约经血所致。治拟益气固摄,清热止血,方用郑氏固摄汤加减。其中黄芪补气摄血;经血非时而下或月经量多,日久致血虚血瘀,故用当归养血活血;炒白芍味苦酸,养血敛阴;稽豆衣味甘平,养血滋阴平肝;黄芪、当归、炒白芍、稽豆衣补气养血,以资化源;黄柏苦寒,清湿热退虚热,泻火解毒;血余炭、栀子炭、黄芩炭、莲房炭、陈棕炭、煅龙骨、煅牡蛎,上八味清热收敛,固涩止血治标;牡丹皮苦辛微寒,清热凉血,活血散瘀,使血止而不留瘀;山楂炭、佛手和胃为使药,血止后仍可用此方加减预防出血,即止未出血之血,防患于未然。血止后也可治拟健脾补肾固本,经治疗 2 个月后患者的月经恢复经常。

案3

高某,女,40 岁。

初诊(2018 年 5 月 4 日)

主诉:剖宫产后经期延长 6 个月。

现病史:14 岁初潮,周期规则,5～7/28～30 日,无痛经,已婚,生育史 1-0-0-1,2017 年 1 月 10 日剖宫产一男婴,产后哺乳 10 个月,2017 年 10 月断乳后月经来潮,但经期延长,8～10 日干净,经前乳房胀痛,烦躁腰酸,轻微痛经。LMP 2018 年 4 月 5 日,10 日干净,量中,轻微痛经。近期精神欠佳,纳可、睡眠可,二便调。舌暗苔薄,脉细弦。西医诊断:月经失调,中医诊断:经期延长。证属肝郁肾虚兼夹血瘀。治拟疏肝补肾,活血化瘀。处方:妇科一号方加味。

炒柴胡 10 g,炒白术 10 g,炒白芍 10 g,炒当归 10 g,赤茯苓 15 g,薄荷 6 g,广郁金 15 g,赤丹参 10 g,制香附 10 g,山楂炭 15 g,广佛手 6 g,菟丝子 15 g,路路通10 g,补骨脂 10 g,淫羊藿 10 g,生蒲黄 10 g,五灵脂 10 g,炙黄芪 15 g,续断 10 g,槲寄生 15 g。

7 剂,每日 1 剂,水煎 400 mL,早晚 2 次,饭后温服。

二诊(2018 年 5 月 11 日)

LMP 2018 年 5 月 5 日,量中 3 日后量渐少,未净,血块减少,无明显痛经,腰酸好转,经后乳房胀痛缓解。舌暗苔薄,脉细弦。经后血海空虚。治拟清热止血,补肾固冲。处方:

炙黄芪 15 g,炒当归 10 g,生地 15 g,炒白术 10 g,赤茯苓 10 g,生甘草 5 g,血余炭 10 g,藕节炭 15 g,煅牡蛎 10 g,海螵蛸 15 g,稽豆衣 15 g,炒陈皮 6 g,山楂炭

15 g,广佛手 6 g,莲房炭 15 g,盐杜仲 10 g,续断 10 g,槲寄生 15 g,菟丝子 15 g。

7 剂,每日 1 剂,水煎 400 mL,早晚 2 次,饭后温服。

三诊(2018 年 5 月 18 日)

LMP 2018 年 5 月 5 日,9 日干净,量中。仍感腰痛,无下腹痛,近期精神、食欲、睡眠可,大小便正常。舌暗苔薄,脉细弦。证治同前。处方:

炙黄芪 15 g,炒当归 10 g,生地 15 g,炒白术 10 g,赤茯苓 10 g,炙甘草 5 g,蒲公英 10 g,煅牡蛎 10 g,海螵蛸 15 g,稆豆衣 15 g,炒陈皮 6 g,山楂炭 15 g,广佛手 6 g,炒党参 15 g,盐杜仲 10 g,续断 10 g,槲寄生 15 g,菟丝子 15 g,淫羊藿 10 g,制狗脊 10 g。

7 剂,每日 1 剂,水煎 400 mL,早晚 2 次,饭后温服。

四诊(2018 年 5 月 25 日)

尿频 1 周,无尿痛尿血,腰痛好转,无下腹痛,近期精神、食欲、睡眠可,大便正常。舌暗苔薄,脉细弦。证治同前,前方出入。处方:

炙黄芪 15 g,炒当归 10 g,生地 15 g,炒白术 10 g,赤茯苓 10 g,生甘草 5 g,蒲公英 10 g,煅牡蛎 10 g,海螵蛸 15 g,稆豆衣 15 g,炒陈皮 6 g,山楂炭 15 g,广佛手 6 g,炒党参 15 g,盐杜仲 10 g,续断 10 g,槲寄生 15 g,菟丝子 15 g,金樱子 10 g,桑螵蛸 15 g。

7 剂,每日 1 剂,水煎 400 mL,早晚 2 次,饭后温服。

五诊(2018 年 6 月 1 日)

尿频、腰痛好转,无下腹痛,舌暗苔薄,脉细弦。正值经前期,因势利导,疏肝理气,活血止血。处方:

炒柴胡 10 g,炒白术 10 g,炒白芍 10 g,炒当归 10 g,赤茯苓 10 g,广郁金 15 g,赤丹参 10 g,制香附 10 g,山楂炭 15 g,广佛手 6 g,路路通 10 g,炙黄芪 15 g,生甘草 5 g,生蒲黄 10 g,五灵脂 10 g,茜草 10 g。

14 剂,每日 1 剂,水煎 400 mL,早晚 2 次,饭后温服。

六诊(2018 年 6 月 20 日)

LMP 2018 年 6 月 4 日,7 日干净,量中,无痛经,经行乳房胀痛缓解。舌暗苔薄,脉细弦。经净后调理气血,补肾固冲。处方:

炙黄芪 15 g,炒当归 10 g,生地 15 g,炒白术 10 g,赤茯苓 10 g,炙甘草 5 g,蒲公英 10 g,煅牡蛎 10 g,海螵蛸 15 g,稆豆衣 15 g,炒陈皮 6 g,山楂炭 15 g,广佛手 6 g,炒党参 15 g,盐杜仲 10 g,续断 10 g,槲寄生 15 g,菟丝子 15 g,淫羊藿 15 g。

7 剂,每日 1 剂,水煎 400 mL,早晚 2 次,饭后温服。

[按]《诸病源候论》卷三十七:"妇人月水不断者……劳伤经脉,冲任之气虚损,故不能制其经血,故令月水不断也。"发病机制为冲任不固,经血失于制约而致。病因为气虚、虚热和血瘀。气虚不摄血,新血不得归经,则经血过期不止,淋漓不尽;阴虚血热,迫血妄行;瘀血内阻,血不归经,故经期延长。经前乳房胀痛,腰酸,舌暗苔薄,脉细弦为气虚血热、肝郁肾虚、冲任瘀阻之证。治疗分期论治,初诊正值经前 1 周,治宜因势利导,疏肝补肾,活血化瘀,用妇科一号方合失笑散加补肾药;经后期固本当以补气清热,止血固摄,益肾调冲。其后在此基础上辨证论治,随症加减,余症亦愈。

案 4

王某,女,40 岁。

初诊(2018 年 3 月 16 日)

主诉:经期延长 1 年。

现病史:患者平素月经规则,13 岁,3～7/28～30 日,偶有轻微痛经,生育史 1-0-1-1,顺产 1 次。2015 年自然流产 1 次,近 1 年来无明显诱因下出现经期延长,量中,5 日后减少,淋漓不尽,咖啡色,10～15 日干净。LMP 2018 年 2 月 18 日,10 日干净,量中,夹有血块,轻微痛经,经前 1 周乳房胀痛,经行头晕腰酸,睡眠欠佳,纳可,二便调,体胖,舌暗红,苔薄黄,脉细弦。2018 年 3 月 16 日超声:子宫内膜 8 mm、尿妊娠试验阴性。西医诊断:异常子宫出血。中医诊断:经期延长。证属肝肾阴虚。治拟补益肝肾。处方:

钩藤 10 g(后下),生石决明 30 g(先煎),煅牡蛎 10 g,煅龙骨 15 g,稆豆衣 15 g,栀子炭 10 g,蒲公英 10 g,炒黄柏 10 g,柴胡 10 g,炒陈皮 6 g,山楂炭 15 g,广佛手 6 g,炒党参 15 g,炙黄芪 15 g,炒当归 10 g,生地 15 g,赤茯苓 10 g,炒白芍 10 g,制何首乌 10 g,甘菊花 10 g,蛤粉炒阿胶 10 g。

7 剂,每日 1 剂,水煎 400 mL,早晚 2 次,饭后温服。

二诊(2018 年 3 月 23 日)

经前乳房胀痛明显减轻,LMP 2018 年 3 月 23 日,量少,轻微痛经,纳可,二便调,感头晕腰酸略有好转,睡眠好转。舌暗红,苔薄黄,脉细弦。月经期因势利导,疏肝理气,行气止痛,活血化瘀,处方:妇科一号方加减。

柴胡 10 g,炒当归 10 g,炒白术 10 g,炒白芍 10 g,赤茯苓 10 g,生甘草 5 g,合欢皮 10 g,制香附 10 g,广郁金 15 g,山楂炭 15 g,广佛手 6 g,炒青皮 10 g,广木香 3 g,小茴香 6 g,炙黄芪 15 g,甘菊花 10 g,钩藤 10 g(后下),生石决明 30 g(先煎),桃仁 10 g,红花 10 g。

7 剂,每日 1 剂,水煎 400 mL,早晚 2 次,饭后温服。

三诊(2018 年 3 月 30 日)

LMP 2018 年 3 月 23 日,8 日干净,量中,血块减少,痛经轻微。感头晕腰酸明显缓解,睡眠可,纳可,二便调,舌淡苔白脉细。月经已净。治拟益气养血,补益肝肾。处方:

炒党参 15 g,炙黄芪 15 g,炒当归 10 g,生地 15 g,赤茯苓 10 g,炒白芍 10 g,甘菊花 10 g,钩藤 10 g(后下),生石决明 30 g(先煎),煅牡蛎 10 g,煅龙骨 15 g,稽豆衣 15 g,栀子炭 10 g,蒲公英 10 g,炒黄柏 10 g,制何首乌 10 g,炒陈皮 6 g,山楂炭 15 g,广佛手 6 g,广郁金 15 g。

14 剂,每日 1 剂,水煎 400 mL,早晚 2 次,饭后温服。

[按] 患者经期延长,伴有经前 1 周乳房胀痛,经行头晕,睡眠欠佳,病情复杂。舌暗红,苔薄黄,脉弦细。患者因肝肾阴虚,阴虚生热,热扰冲任,冲任不固,不能制约经血所致。郑志洁治疗经期延长常常辨病辨证辨期相结合。经期因势利导,治拟疏肝理气,活血化瘀,用妇科一号方加减;经后期补益肝肾,若经期超过 1 周未净用郑氏固摄汤加减固冲调经止血;头晕加钩藤、生石决明、甘菊花平肝息风;腰酸脱发加何首乌补肾生发;蛤粉炒阿胶养血止血,补而不腻。乳房胀痛加柴胡、郁金、香附。如此治疗 3 个月,月经经期正常,6～7 日净,量中,无痛经,无经行头晕头痛,无腰酸。4 个月后电话随访经期延长、头晕腰酸未复发。

案 5

毛某,女,41 岁。

初诊(2019 年 3 月 29 日)

主诉:经期延长 3 个月。

现病史:患者已婚,生育史 2 - 0 - 0 - 2,顺产 2 次。平素月经规则,周期 25 日,量偏多,夹血块,痛经(一),6 年前外院检查超声发现子宫肌瘤,以后每年复查超声提示子宫肌瘤增长缓慢。近 3 个月经期延长至 10 余日干净。LMP 2019 年 3 月 14 日—3 月 23 日。现经水初过,乏力头晕,下腹隐痛,带下色黄,纳可,二便调,舌淡苔黄薄腻,脉细。2019 年 3 月 27 日 B 超提示:黏膜下子宫肌瘤

20 mm×18 mm×21 mm。西医诊断：黏膜下子宫肌瘤。中医诊断：经期延长。证属气虚不摄，湿热瘀结。治拟补气固摄，清热利湿化瘀。处方：

紫苏梗15 g，炙黄芪15 g，炒当归10 g，生地15 g，炙甘草5 g，赤茯苓10 g，煅牡蛎10 g，煅龙骨15 g，蒲公英10 g，芦根15 g，大血藤10 g，栀子炭10 g，制香附10 g，丹参10 g，皂角刺6 g，夏枯草15 g，半枝莲15 g，山楂炭15 g，广佛手6 g。

7剂，每日1剂，水煎400 mL，早晚2次，饭后温服。

二诊（2019年4月12日）

时值经前，因势利导。治拟疏肝理气，活血化瘀。予妇科一号方加味：

柴胡10 g，炒当归10 g，炒白芍10 g，赤茯苓10 g，炒白术10 g，炙甘草5 g，合欢皮10 g，制香附10 g，广郁金15 g，路路通10 g，炙黄芪15 g，山楂炭15 g，煅龙骨15 g，煅牡蛎15 g，生蒲黄10 g（包煎），五灵脂10 g（包煎），蒲公英10 g，佛手6 g，稽豆衣15 g。

14剂，每日1剂，水煎400 mL，早晚2次，饭后温服。

三诊（2019年4月26日）

LMP 2019年4月15日，8日干净，量中色正，血块减少，现经水刚净，无不适。处方：

紫苏梗15 g，炙黄芪15 g，炒当归10 g，生地15 g，炙甘草5 g，赤茯苓10 g，煅牡蛎10 g，煅龙骨15 g，蒲公英10 g，芦根15 g，大血藤10 g，栀子炭10 g，制香附10 g，丹参10 g，皂角刺6 g，夏枯草15 g，半枝莲15 g，山楂炭15 g，川佛手6 g。

14剂，每日1剂，水煎400 mL，早晚2次，饭后温服。

［按］郑志洁认为经期延长，临床以虚实夹杂者多见，虚多为气虚不摄，实多为湿热、瘀血阻滞胞宫。该患者子宫肌瘤7年，瘀滞胞宫日久，血不归经，可见月经量多，久则气随血脱，气血两亏，湿热浊邪乘虚侵袭，带脉受损，可见带下量多色黄。此例病机错综复杂，因瘀致虚，瘀热互结，虚实错杂。故治疗上虚实兼顾，并根据月经周期不同时期，用药灵活变通。郑志洁强调非经期以扶正为主，祛邪为辅；经期以祛邪通经为主，使邪有出路。该患者初诊时经事刚过，虚象明显，兼见湿热瘀结之症，故采用补气养血，清热利湿化瘀之法，方中黄芪、当归、生地、甘草益气养血；赤茯苓、蒲公英、芦根、大血藤、栀子炭、夏枯草、半枝莲清热利湿祛浊；丹参、皂角刺活血化瘀；煅牡蛎、煅龙骨固摄冲任，以防出血。二诊，经水临期，方选妇科一号方加减，以理气调经、化瘀止血为主，方中加制香附、广郁金、

路路通、生蒲黄、五灵脂之品化瘀止血,理气调冲。三诊,经水如期而至,经期缩短至 8 日,说明前期治疗有效,故仍遵循上法,经后清补为主,方选八珍汤加清热利湿化瘀之品。纵观全案,清补兼施,标本兼顾,用药精专,疗效确切。

案 6

沈某,女,42 岁。

初诊(2019 年 4 月 19 日)

主诉:经期延长 1 年,加剧 1 个月。

现病史:患者已婚,生育史 1-0-0-1,上环避孕,无生育要求,2004 年顺产 1 次。13 岁初潮,月经规则,5~7/30 日。近 1 年无明显诱因下月经经期延长,12~15 日干净,无痛经,周期规则,经前 1 周乳房胀痛,腰酸。LMP 2019 年 4 月 4 日,量少,至 4 月 16 日量中,至今未净,夹有血块,无下腹痛。PMP 2019 年 3 月 13 日,量中,14 日干净。妇检示宫颈轻度糜烂。辅助检查:2019 年 4 月 19 日血常规:白细胞计数 5.2×10^9/L,中性粒细胞百分比 70.2%↑,淋巴细胞百分比 21.3%,红细胞计数 4.17×10^{12}/L,血红蛋白 140.0 g/L。妊娠试验(一),超声:子宫内膜 5 mm。刻下:经期延长 15 日仍未净,神疲乏力,纳可,夜寐安,二便调,舌淡苔薄黄,脉弦细。西医诊断:月经失调。中医诊断:经期延长。证属气虚血热。治拟益气固摄,清热止血。处方:

炙黄芪 15 g,炒当归 10 g,地黄炭 10 g,炒白术 10 g,生甘草 5 g,赤茯苓 10 g,煅牡蛎 10 g,煅龙骨 15 g,稚豆衣 15 g,栀子炭 10 g,炒黄柏 10 g,血余炭 10 g,炒陈皮 6 g,山楂炭 15 g,蒲公英 15 g,紫苏梗 15 g,藕节炭 10 g,陈棕炭 10 g,薏苡仁 15 g。

7 剂,每日 1 剂,水煎 400 mL,早晚 2 次,饭后温服。

二诊(2019 年 4 月 26 日)

服上药后月经已净 3 日,仍感乏力,舌淡苔薄黄,脉弦细。2019 年 4 月 20 日内分泌:P 0.90 ng/mL,E_2 306.9 pg/mL,FSH 55.5 mIU/mL,LH 34.5 mIU/mL,PRL 24.7 ng/mL,T 1.00 nmol/L,葡萄糖 5.2 mmol/L,空腹胰岛素 6.5 mIU/mL,TSH 2.39 μIU/mL。证治同前,原方出入,处方:

炙黄芪 15 g,炒当归 10 g,生地炭 10 g,炒白术 10 g,生甘草 5 g,赤茯苓 10 g,煅牡蛎 10 g,煅龙骨 15 g,稚豆衣 15 g,栀子炭 10 g,炒黄柏 10 g,炒陈皮 6 g,山楂炭 15 g,蒲公英 15 g,紫苏梗 15 g,藕节炭 10 g,陈棕炭 10 g,炙升麻 6 g,炒党参 15 g,广木香 3 g。

14 剂,每日 1 剂,水煎 400 mL,早晚 2 次,饭后温服。

三诊(2019 年 5 月 9 日)

感乏力好转,月经来潮,LMP 2019 年 5 月 4 日,未净,量中,少量血块,无痛经,近期精神食欲睡眠可,二便调,舌淡苔薄黄,脉弦细。证治同前,原方出入。处方:

炙黄芪 15 g,炒当归 10 g,生地炭 10 g,炒白术 10 g,生甘草 5 g,赤茯苓 10 g,煅牡蛎 10 g,煅龙骨 15 g,稽豆衣 15 g,栀子炭 10 g,炒黄柏 10 g,炒陈皮 6 g,山楂炭 15 g,蒲公英 15 g,紫苏梗 15 g,藕节炭 10 g,陈棕炭 10 g,蒲黄炭 15 g,三七粉 2 g(另吞服)。

14 剂,每日 1 剂,水煎 400 mL,早晚 2 次,饭后温服。

四诊(2019 年 5 月 24 日)

LMP 2019 年 5 月 4 日,7 日干净,量中,经净 4 日后又见少量阴道出血,3 日干净,仍感腰酸,舌淡苔薄脉弦细。2019 年 5 月 6 日复查 FSH 12.97 mIU/mL,LH 8.7 mIU/mL。处方:

炙黄芪 15 g,炒当归 10 g,炒白术 10 g,生甘草 5 g,赤茯苓 10 g,煅牡蛎 10 g,煅龙骨 15 g,稽豆衣 15 g,炒黄柏 10 g,炒陈皮 6 g,山楂炭 15 g,蒲公英 15 g,紫苏梗 15 g,菟丝子 15 g,续断 10 g,炙升麻 6 g,广木香 3 g,薏苡仁 15 g,白扁豆 15 g,制半夏 10 g,炒杜仲 10 g,桑寄生 10 g。

14 剂,每日 1 剂,水煎 400 mL,早晚 2 次,饭后温服。

五诊(2019 年 6 月 6 日)

经前乳房胀痛,月经来潮。LMP 2019 年 6 月 3 日,量少夹有小血块,轻微小腹胀。舌淡苔薄,脉弦细。正值经期,因势利导。治拟疏肝理气,活血止血调经。处方:

柴胡 10 g,炒白术 10 g,炒白芍 10 g,炒当归 10 g,制香附 10 g,山楂炭 15 g,路路通 10 g,生甘草 5 g,赤茯苓 10 g,薄荷 6 g(后下),合欢皮 15 g,炙黄芪 15 g,广郁金 15 g,菟丝子 15 g,生蒲黄 10 g(包煎),五灵脂 10 g(包煎),三七 2 g(另吞服),炒枳壳 15 g。

7 剂,每日 1 剂,水煎 400 mL,早晚 2 次,饭后温服。

六诊(2019 年 6 月 14 日)

LMP 2019 年 6 月 3 日,7 日,量中,无痛经,无不规则阴道出血,舌淡苔薄脉细。经净后健脾补肾治本,处方:

炙黄芪 15 g,炒当归 10 g,炒白术 10 g,生甘草 5 g,赤茯苓 10 g,煅牡蛎 10 g,

煅龙骨 15 g,稽豆衣 15 g,桑寄生 10 g,炒杜仲 10 g,菟丝子 15 g,续断 10 g,广木香 3 g,薏苡仁 15 g,白扁豆 15 g,炒陈皮 6 g,制半夏 6 g,大腹毛 10 g,山楂炭 15 g,佛手 6 g。

14 剂,每日 1 剂,水煎 400 mL,早晚 2 次,饭后温服。

七诊(2019 年 6 月 28 日)

无腰酸,无明显乏力,无不规则阴道出血。现正值经前期,因势利导,治拟疏肝理气,活血调经。处方:

柴胡 10 g,炒白术 10 g,炒白芍 10 g,炒当归 10 g,赤茯苓 10 g,薄荷 6 g(后下),广郁金 15 g,制香附 10 g,山楂炭 15 g,路路通 10 g,生甘草 5 g,合欢皮 15 g,生蒲黄 10 g(包煎),五灵脂 10 g(包煎),夏枯草 15 g,皂角刺 10 g,牡丹皮 10 g,薏苡仁 15 g,制半夏 6 g,炒陈皮 6 g,山楂炭 15 g,广佛手 6 g。

7 剂,每日 1 剂,水煎 400 mL,早晚 2 次,饭后温服。

[按] 患者经期延长,平素感腰酸乏力,此为气虚血热,冲任不固。患者平素脾肾两虚,统摄无权,故经期延长;脾虚湿浊内生,日久化热,故舌苔薄黄;腰为肾之府,肾虚故见腰酸;肾与肝为母子关系,肾虚肝郁,肝失疏泄,表现为经前乳房胀痛,本病总以脾肾亏虚,气虚血热,肝失疏泄为病机。治疗上健脾补肾,清热止血,疏肝调经。初诊时正值经期 15 日,月经淋漓不净,治疗以固摄冲任为要点,方以郑氏固摄汤为基本方,补气固摄,活血化瘀止血。二诊,经净后治本,加用党参、升麻、木香健脾益气,仍用郑氏固摄汤预防出血。三诊正值月经来潮第 5 日,健脾益气,活血止血,仍用固摄汤加减。四诊月经后期,患者感腰酸,证属脾肾两虚,治病求本,健脾补肾,郑氏固摄方去止血药,加用补肾药菟丝子、续断、杜仲、桑寄生。五诊正值经期第 3 日,量少,乳房胀痛,小腹胀痛,证属肝郁血瘀,治拟疏肝活血,拟妇科一号加失笑散。六诊,经净后仍健脾补肾治本。七诊正值经前期 3 日,因势利导,疏肝活血。患者临床主要表现为月经经期延长,淋漓难净,同时感腰酸乏力,偶经前或经期有乳房胀痛,故治疗上抓住这一特点。治疗初期补气清热,活血止血治标。经净后仍用补气清热,活血止血,预防再次出血治疗 1~2 周,而后健脾补肾治本,经期因势利导,以疏肝活血、化瘀止血为主。初诊时 FSH 55.5 mIU/mL,LH 34.5 mIU/mL,提示卵巢已衰。治疗 1 个月后 FSH 12.97 mIU/mL,LH 8.7 mIU/mL,卵巢功能明显好转。之后守前法周期治疗 3 月余,FSH 恢复正常水平。

(案 2~案 6 为郑志洁医案)

四、月经量多

案1

本镇蒋某,女,41岁。

来诊

产后一载,子不乳,经行靠后,色淡量多,四日净,经今四旬未转,白垢,脐腹迸痛阵作,肠鸣便止,中脘气怯作胀且疼,腰酸,头眩心悸耳鸣,便如常,脉形弦细,舌苔淡白,肢冷。

附片,党参,甘草,白术,炮姜,赤茯苓,半夏,厚朴,陈皮,大腹皮,豆蔻,香橼,枳壳,佛手。

（郑友仁医案）

案2

王某,女,38岁。

初诊(2019年11月22日)

主诉:月经量多3年。

现病史:月经14岁初潮,5～7/28～30日,量中,无痛经。已婚,生育史1-0-0-1,顺产1女,工具避孕。3年前因月经量多外院B超提示宫腔高回声,1～2 cm,考虑子宫内膜息肉可能,西医建议宫腔镜手术,患者拒绝,曾口服地屈孕酮后半周期治疗3个月,未见效果,每年定期随访,大小未见明显改变。平素月经周期28～30日,量偏多,夹有血块,痛经(一),5～7日干净。近2个月月经量多如冲,夹血块。LMP 2019年11月5日,5日干净,经前乳胀。刻下:胸闷头晕,乏力肢软,面色无华,带下异味色黄,偶夹血丝,纳适,欠寐,便调。舌暗苔薄白,脉沉细数。西医诊断:子宫内膜息肉。中医诊断:月经过多。证属心脾两虚。治拟治健脾益气,宁心止血。处方:

炒党参15 g,炙黄芪15 g,熟地15 g,炒当归10 g,炙甘草5 g,朱茯神15 g,朱远志10 g,酸枣仁15 g,灯心草2 g,合欢米15 g,夜交藤15 g,炒白术10 g,怀山药10 g,赤茯苓15 g,煅龙骨10 g,煅牡蛎10 g,炒陈皮6 g,山楂炭15 g,佛手6 g。

7剂,每日1剂,水煎400 mL,早晚2次,饭后温服。

二诊(2019 年 11 月 29 日)

月经提前 1 周,LMP 2019 年 11 月 29 日,量中,无痛经。胸闷头晕好转,带下正常,略感精神欠佳,纳平寐安便调。舌脉同前。

处方:上方加炒枳壳 15 g、香附 10 g。

7 剂,每日 1 剂,水煎 400 mL,早晚 2 次,饭后温服。

三诊(2019 年 12 月 6 日)

LMP 2019 年 11 月 29 日,7 日干净,量较前减少,少量血块,气短寐浅。舌淡苔白,脉沉细。2019 年 12 月 6 日复查 B 超:子宫内膜 9 mm,宫腔占位消失。处方:

炒党参 15 g,炙黄芪 15 g,熟地 15 g,炒当归 10 g,炙甘草 5 g,朱茯神 15 g,朱远志 10 g,酸枣仁 15 g,灯心草 2 g,合欢米 15 g,夜交藤 15 g,炒白术 10 g,怀山药 10 g,赤茯苓 15 g,制半夏 15 g,炒陈皮 6 g,煅龙骨 10 g,煅牡蛎 10 g,山楂炭 15 g,广佛手 6 g,炒枳壳 15 g,海螵蛸 15 g。

14 剂,每日 1 剂,水煎 400 mL,早晚 2 次,饭后温服。

[按] 宫腔息肉属中医癥瘕范畴,《景岳全书·妇人规》曰:"瘀血留滞作癥,惟妇人有之。其证则或由经期,或由产后,凡内伤生冷,或外受风寒,或恚怒伤肝,气逆而血留……总由血动之时,余血未净,而一有所逆,则留滞日积而渐以成癥矣。"本患者发现宫腔息肉 3 年余,血瘀气滞,血不循常道,溢出脉外则月经量多;日久耗伤气血,则头晕胸闷,乏力;气不摄血,则经量更多;下焦湿热则带下色黄,热伤血络则见血丝。《妇科心法要诀》曰:"治诸癥积,宜先审身形之壮弱,病势之缓急而论之。如人虚则气血衰落,不任攻伐,病势虽盛,当先扶正;若形证俱实,当先攻病。"初诊患者正虚为主,拟归脾汤加减补益心脾,以生血源;煅龙骨、煅牡蛎收敛止血;当归止血不留瘀。二诊适逢经期,方中加枳壳、香附行气散结。三诊复查 B 超提示宫腔未见息肉。继而再调之巩固,3 个月后随访 B 超未见异常。

(郑志洁医案)

五、月经量少

案 1

葛隆蒋某,女,39 岁。

初诊

产后七载,经行落后,色淡量少,二三日净,来时小腹迸痛,经今二月余未转,神疲肢软,头眩目花,心悸耳鸣,胸痞纳呆,气怯懊恼,形寒口腻,便溏,脉形弦细,舌苔淡白。

党参,白术,赤茯苓,甘草,陈皮,麦冬,厚朴,生姜,竹茹。

案2

张家典沈某,女,18岁。

初诊

经行落后,色正量少,六日净,来时小腹进痛,经今将至,白垢频频成朵且臭,神疲肢软,腰酸脊楚,心悸耳鸣,头眩目花,面浮足肿,胃纳如常,脉形弦细,舌苔淡白。

薏苡仁,川石斛,柴胡,逍遥丸,赤茯苓,半夏,芡实,六一散,黄芪,防风,炮姜,莲须,荷叶。

案3

塔乡赵某,女,38岁。

初诊

产后五月,子不乳,瘀淋二月而楚,经事已转,落后而至,甚至四旬一行,色淡量少,四日净,今经届期未转,白垢,头眩目花,耳鸣心悸,腰酸脊楚,胃纳如常,脉形弦细,舌苔淡白。

熟地,煅龙骨,紫苏梗,怀山药,牡丹皮,泽泻,续断,杜仲,毛脊,桑寄生,淫羊藿,补骨脂,胡桃仁。

(案1～案3为郑友仁医案)

案4

刘某,女,35岁。

初诊(2018年5月11日)

主诉:月经量少1年。

现病史:患者既往月经规则,13岁初潮,5～7/28～30日,已婚,生育史1-0-0-1。近1年月经量少,周期正常,偶经前1周乳房胀痛。LMP 2018年4月25日,量少,3日干净,色红,腰酸,乏力,寐安,纳可,大便不爽,舌淡苔薄脉沉。
西医诊断:月经失调,中医诊断:月经过少。证属气血不足,肝郁肾虚。治拟补气养血,疏肝补肾。处方:加味八珍汤加减。

炒党参 10 g,炙黄芪 15 g,炒白术 10 g,赤丹参 10 g,赤茯苓 10 g,炒当归 10 g,熟地 15 g,炒白芍 10 g,小川芎 6 g,制香附 10 g,山楂炭 15 g,广佛手 6 g,菟丝子 15 g,补骨脂 15 g,广郁金 15 g,淫羊藿 10 g,生甘草 5 g。

14 剂,每日 1 剂,水煎 400 mL,早晚 2 次,饭后温服。

二诊(2018 年 6 月 4 日)

LMP 2018 年 5 月 23 日,量少,3 日净,无痛经,疲劳好转,寐安,白带量多色黄,纳可,二便正常,舌淡苔薄脉沉。证治同前,前方出入。处方:

炒党参 10 g,炙黄芪 15 g,炒白术 10 g,赤茯苓 10 g,生甘草 5 g,炒当归 10 g,生地 15 g,炒白芍 10 g,小川芎 6 g,蒲公英 10 g,山楂炭 15 g,广佛手 6 g,赤丹参 10 g,芡实 15 g,莲须 15 g,菟丝子 15 g,补骨脂 15 g,广郁金 15 g,淫羊藿 10 g。

14 剂,每日 1 剂,水煎 400 mL,早晚 2 次,饭后温服。

三诊(2018 年 6 月 25 日)

LMP 2018 年 6 月 21 日,经量增多,5 日干净,无痛经,经前乳房胀痛,神疲肢软,腰酸,舌淡苔薄脉沉。证治同前。处方:

紫苏梗 12 g,炒党参 10 g,炙黄芪 15 g,炒白术 10 g,赤茯苓 10 g,生甘草 5 g,炒当归 10 g,生地 15 g,炒白芍 10 g,小川芎 6 g,山楂炭 15 g,广佛手 6 g,菟丝子 15 g,补骨脂 15 g,广郁金 15 g,淫羊藿 10 g,熟地 15 g,炒柴胡 10 g,制香附 10 g,夏枯草 15 g。

14 剂,每日 1 剂,水煎 400 mL,早晚 2 次,饭后温服。

四诊(2018 年 7 月 18 日)

神疲乏力好转,仍感腰酸,寐安,纳可,二便正常,舌淡苔薄脉沉。证治同前,前方出入。处方:

紫苏梗 12 g,炒党参 10 g,炙黄芪 15 g,炒白术 10 g,赤茯苓 10 g,生甘草 5 g,炒当归 10 g,生地 15 g,炒白芍 10 g,小川芎 6 g,山楂炭 15 g,广佛手 6 g,枸杞子 15 g,槲寄生 15 g,广郁金 15 g,续断 10 g,熟地 15 g,炒柴胡 10 g,盐杜仲 10 g,夏枯草 15 g。

14 剂,每日 1 剂,水煎 400 mL,早晚 2 次,饭后温服。

五诊(2018 年 8 月 4 日)

LMP 2018 年 7 月 22 日,5 日净,经量明显增多,无明显经前乳房胀痛,乏力腰酸缓解,寐安,纳可,小便调,大便黏,舌淡苔薄脉沉。证治同前,处方:

紫苏梗 12 g,炒党参 10 g,炙黄芪 15 g,炒白术 10 g,赤茯苓 10 g,生甘草 5 g,

炒当归 10 g,生地 15 g,炒白芍 10 g,小川芎 6 g,山楂炭 15 g,广佛手 6 g,枸杞子 15 g,槲寄生 15 g,广郁金 15 g,续断 10 g,熟地 15 g,制香附 10 g,盐杜仲 10 g。

14 剂,每日 1 剂,水煎 400 mL,早晚 2 次,饭后温服。

[按]　本案例患者五七年龄,《内经》有曰:"女子五七,阳明脉衰,面始焦,发始堕。"阳明脉指的是脾胃之经,脾胃为后天之本,运化水谷精微,化生气血,脾虚不能运化水谷精微,经血化源不足,经血不充,冲任血海亏虚;加之平素忧思多虑,肝气郁结;先天肾气不足,肾虚精亏,冲任不足,故见月经量少,乏力,腰酸,经前乳房胀痛等。证属气血不足,肝郁肾虚。治拟益气养血,疏肝补肾。郑志洁用加味八珍汤加疏肝补肾之品,治疗 3 个月经量增多,腰酸、乏力诸症缓解。方中八珍汤益气养血,香附、郁金、佛手、柴胡、夏枯草疏肝解郁,同时可使补而不滞。郑志洁用药时抓主病机病因用药,兼顾次症,随症加减,病症亦愈。

 案 5

张某,女,37 岁。

初诊(2018 年 2 月 26 日)

主诉:人流后月经量少半年。

现病史:患者平素月经规则,15 岁初潮,5/30 日,量中,无痛经,已婚,配偶体健,生育史 1－0－1－1,剖宫产,工具避孕。患者自诉 2017 年 6 月人流后月经量减少,经行乳房胀痛,腰酸,无腹胀腹痛。LMP 2018 年 2 月 23 日,量少,2 日干净,无痛经。平素口干,睡眠欠佳,纳可,二便调。舌质淡红苔薄,脉沉细。2018 年 1 月 6 日空腹胰岛素 40.5↑mIU/mL,2018 年 1 月 6 日葡萄糖 6.4 mmol/L,2018 年 2 月 23 日葡萄糖 5.9 mmol/L,空腹胰岛素 12.8↑mIU/mL, P 0.80 ng/mL。2018 年 2 月 26 日阴超:子宫颈管积液。西医诊断:月经失调。中医诊断:月经过少。证属肝肾不足。治拟养肝益肾。处方:二甲知柏地黄汤加味。

炒当归 10 g,炒白芍 10 g,山茱萸 10 g,熟地 10 g,怀山药 10 g,白茯苓 10 g,泽泻 10 g,牡丹皮 10 g,盐杜仲 10 g,续断 10 g,狗脊 10 g,覆盆子 10 g,肥知母 10 g,炒黄柏 10 g,醋鳖甲 10 g,龟甲 15 g,山楂炭 15 g,广佛手 6 g。

7 剂,每日 1 剂,水煎 400 mL,早晚 2 次,饭后温服。

二诊(2018 年 3 月 27 日)

LMP 2018 年 3 月 20 日,量少略有好转,经前 1 周乳胀腰酸,色红,2 日干净,无痛经。睡眠好转,仍口干多饮,二便调。舌质淡红苔薄,脉沉细。证治同

前,前方出入。处方:

炒当归 10 g,炒白芍 10 g,山茱萸 10 g,生地 10 g,怀山药 10 g,白茯苓 10 g,泽泻 10 g,牡丹皮 10 g,盐杜仲 10 g,续断 10 g,炒白术 10 g,覆盆子 10 g,肥知母 10 g,炒黄柏 10 g,醋鳖甲 10 g,枸杞子 10 g,芦根 15 g,山楂炭 15 g,广佛手 6 g。

14 剂,每日 1 剂,水煎 400 mL,早晚 2 次,饭后温服。

三诊(2018 年 4 月 14 日)

口干缓解,稍感口干,纳可,睡眠正常,二便调。舌质淡红苔薄,脉沉细,证治同前。处方:

炒当归 10 g,炒白芍 10 g,山茱萸 10 g,熟地 15 g,怀山药 10 g,白茯苓 10 g,泽泻 10 g,牡丹皮 10 g,盐杜仲 10 g,续断 10 g,炒白术 10 g,覆盆子 10 g,炙鳖甲 15 g,炙黄芪 15 g,枸杞子 10 g,生甘草 5 g,芦根 15 g,山楂炭 15 g,广佛手 6 g。

7 剂,每日 1 剂,水煎 400 mL,早晚 2 次,饭后温服。

四诊(2018 年 5 月 18 日)

LMP 2018 年 4 月 22 日,量增多,4 日干净,口干缓解,经净后感乏力腰酸痛,无痛经,舌淡苔薄白,脉细。证治同前,前方出入。处方:

炒当归 10 g,炒白芍 10 g,山茱萸 10 g,熟地 15 g,怀山药 10 g,白茯苓 10 g,泽泻 10 g,牡丹皮 10 g,盐杜仲 10 g,续断 10 g,炒白术 10 g,补骨脂 10 g,炙鳖甲 15 g,炙黄芪 15 g,桑寄生 10 g,生甘草 5 g,菟丝子 15 g,山楂炭 15 g,广佛手 6 g。

14 剂,每日 1 剂,水煎 400 mL,早晚 2 次,饭后温服。

[按] 患者因人流后月经量少就诊。《内经》有曰:"女子五七,阳明脉衰,面始焦,发始堕。"患者 37 岁肾气渐衰,加之人流手术累及肝肾,致肝肾阴虚,阴亏血少,冲任血海满溢不足,故出现月经量少;精血不足,虚火上扰心神,故夜寐欠佳。舌质淡红,苔薄,脉沉细,为肾精虚少之征。故诊断为月经量少,辨证肝肾不足。治法滋阴补肾,养血调经。方药予六味地黄汤加味。方中当归、炒白芍、熟地养血滋阴,柔肝养肝;黄柏苦寒泻相火;知母滋清肾水,与黄柏相须为用,保存阴液;鳖甲、龟甲滋阴补肾、填精益髓。《郑氏女科八十二法》云:"任脉为病,则用龟板为静摄。"此外鳖甲补肝肾之阴,龟甲补心肾之阴;盐杜仲、续断、枸杞子、覆盆子滋肾补肾固精;狗脊温补肾阳,阳中求阴;山药补脾益阴,白茯苓健脾祛湿;诸药共用,共奏滋补肝肾、滋阴养血之效。使得肾水足,虚火清,气血旺,冲任血海按时满溢,月经量色质正常,诸症缓解。

案6

张某,女,27岁。

初诊(2018年5月25日)

主诉:月经量少2个月。

现病史:患者平素月经规则,13岁初潮,3～7/28～30日,痛经,未婚,有性生活史,生育史0-0-0-0,工具避孕。患者自诉:近2个月因工作压力过大出现月经量少,色暗,有血块,经行第1日下腹痛,经前1周乳房胀痛。LMP 2018年5月18日,2日干净,量少,色暗,轻微痛经。白带量中,腰酸怕冷,纳可,二便调,舌淡苔白腻,脉细。有乳腺增生病史。西医诊断:月经失调。中医诊断:月经过少。证属肝郁脾虚。治拟疏肝健脾,养血调经。处方:

炒柴胡10 g,炒当归10 g,炒白芍10 g,赤茯苓10 g,炒白术10 g,牛甘草5 g,合欢皮10 g,制香附10 g,广郁金15 g,赤丹参10 g,路路通10 g,炙黄芪15 g,菟丝子15 g,盐杜仲10 g,淫羊藿10 g,续断10 g,槲寄生10 g,夏枯草15 g,皂角刺6 g,山楂炭15 g,广佛手6 g。

7剂,每日1剂,水煎400 mL,早晚2次,饭后温服。

二诊(2018年6月8日)

腰酸怕冷好转,纳可,二便调,舌淡苔白腻,脉细。证治同前,经前10日加入温经行气止痛药。处方:

炒柴胡10 g,炒当归10 g,炒白芍10 g,赤茯苓10 g,炒白术10 g,生甘草5 g,合欢皮10 g,制香附10 g,广郁金15 g,赤丹参10 g,路路通10 g,炙黄芪15 g,盐杜仲10 g,淫羊藿10 g,山楂炭15 g,广佛手6 g,夏枯草15 g,皂角刺6 g,小青皮10 g,小茴香6 g,制半夏6 g,新会皮6 g,续断10 g。

14剂,每日1剂,水煎400 mL,早晚2次,饭后温服。

三诊(2018年6月27日)

月经来潮第5日,LMP 2018年6月22日,量较前明显好转,4日干净。无明显痛经,怕冷缓解,纳可,二便调,舌淡苔薄白脉细。痛经缓解,月经已净,上方去小茴香、青皮、半夏,不可一直用温经散寒止痛药,恐温热太过,耗气上火动血。处方:

炒柴胡10 g,炒当归10 g,炒白芍10 g,赤茯苓10 g,炒白术10 g,生甘草5 g,合欢皮10 g,制香附10 g,广郁金15 g,赤丹参10 g,路路通10 g,炙黄芪15 g,盐杜仲 10 g,淫羊藿 10 g,山楂炭 15 g,广佛手 6 g,夏枯草 15 g,皂角刺 6 g,续断 10 g。

14 剂,每日 1 剂,水煎 400 mL,早晚 2 次,饭后温服。

[按] 月经周期正常,经量明显少于既往,经期不足 2 日,甚或点滴即净者,称"月经过少",亦称"经水涩少,经量过少"。本患者由于工作压力大,情绪不畅,日久肝气瘀滞,气不顺而血不畅,瘀阻冲任,经量减少,乳房胀痛;日久木伐土,肝病犯脾,脾虚气血生化乏源,冲任气血不足,故月经量少,脾虚水湿运化失常,故见舌淡苔白腻。肝为肾之母,母病及子,故出现腰酸。治疗应以疏肝健脾为主,兼以补肾温经,郑志洁常用郑氏妇科一号方加补肾之品,随症加减治疗 3 个月,经量增多。

案 7

孙某,女,44 岁。

初诊(2017 年 9 月 1 日)

主诉:月经量少后期 10 年。

现病史:患者已婚,2-0-2-2,上环。既往月经正常。近 10 年无明显诱因下出现月经后期、量少,月经周期 1~6 个月不等,需口服黄体酮后月经来潮,无痛经,LMP 2017 年 4 月 20 日,量少,夹有血块,7 日净。腰酸痛,无下腹痛,纳适、睡眠可,二便调,舌质红,苔白脉弦。2017 年 9 月 1 日尿妊娠试验阴性,超声内膜厚 7 mm。西医诊断:月经失调。中医诊断:月经过少、月经后期。证属肾虚血瘀。治拟补肾活血调经。处方:

怀山药 15 g,熟地 15 g,炒当归 10 g,炒白芍 10 g,龟甲 15 g,山茱萸 10 g,赤丹参 10 g,菟丝子 15 g,补骨脂 10 g,淫羊藿 10 g,炙黄芪 15 g,枸杞子 10 g,桃仁 10 g,红花 10 g,制香附 10 g,山楂炭 15 g,广佛手 6 g。

14 剂,每日 1 剂,水煎 400 mL,早晚 2 次,饭后温服。

二诊(2017 年 9 月 22 日)

用药后月经来潮,LMP 2017 年 9 月 7 日,量少,腰酸缓解,余症同前。舌质淡红苔白,脉弦。经后冲任血海空虚。治拟补肾养血调经,处方:

怀山药 15 g,熟地 15 g,炒当归 10 g,炒白芍 10 g,龟甲 15 g,山茱萸 10 g,赤丹参 10 g,菟丝子 15 g,补骨脂 10 g,淫羊藿 10 g,炙黄芪 15 g,枸杞子 10 g,赤茯苓 15 g,炒白术 10 g,制香附 10 g,山楂炭 15 g,广佛手 6 g。

14 剂,每日 1 剂,水煎 400 mL,早晚 2 次,饭后温服。

三诊(2018 年 4 月 13 日)

患者因工作外地出差 4 月余未服药,诉月经周期好转但仍未正常,40～60 日不等,要求继续中药调理。舌质淡苔白,脉弦。LMP 2018 年 4 月 5 日,量较前增多,无痛经,经前乳胀心烦,无腰酸头痛,近日腿酸,舌脉同前。前方出入,处方:

怀山药 15 g,熟地 15 g,炒当归 10 g,炒白芍 10 g,龟甲 15 g,山茱萸 10 g,赤丹参 10 g,菟丝子 15 g,炒杜仲 10 g,桑寄生 10 g,枸杞子 10 g,牡丹皮 10 g,赤茯苓 15 g,炒白术 10 g,制香附 10 g,山楂炭 15 g,广佛手 6 g,续断 10 g,广郁金 15 g,黄连 3 g。

14 剂,每日 1 剂,水煎 400 mL,早晚 2 次,饭后温服。

四诊(2018 年 5 月 25 日)

月经来潮,LMP 2018 年 5 月 14 日,6 日干净,量中,无痛经,轻微经前乳房胀痛,腿酸,近 2 日腹胀,纳差。舌淡苔黄腻脉弦。前方出入,处方:

上方加制半夏 6 g、厚朴 6 g、黄柏 10 g。

14 剂,每日 1 剂,水煎 400 mL,早晚 2 次,饭后温服。

之后根据该方随症加减,断断续续再调理半年,患者月经周期,经量正常,无乳房胀痛,无腰酸。随访 3 个月未复发。

[**按**]　经者血也,血者阴也。五脏六腑之精气皆藏于肾。此患月经量少后期多年,精血不足,胞脉不充;肾虚,腰府失养,则腰酸。治以育阴养血,补其有形之血,以生无形之气,则肾精充足,精血旺盛,血海满溢。于经期临近之时酌加活血调经之品,补而不滞,行而不伤,标本兼顾,可获良效。

案 8

孙某,女,27 岁。

初诊(2020 年 6 月 12 日)

主诉:月经量少 1 年余。

现病史:患者已婚,1 - 0 - 0 - 1,剖宫产,工具避孕。平素月经周期规则,28～30 日一行,近 1 年经量较前减少一半,色淡质稀,夹血块,无痛经,经前 1 周腰酸乳胀,3 日净。LMP 2020 年 6 月 7 日,经期 3 日。刻下:身困乏力,头晕,带下少,纳适,欠寐,便调。舌淡苔白,脉沉细。西医诊断:月经失调。中医诊断:

月经过少。证属血虚肝郁，脾肾两亏。治拟养血疏肝，健脾补肾。处方：

炙黄芪 15 g，炒当归 10 g，炒白芍 10 g，炒白术 10 g，夜交藤 10 g，紫苏梗 10 g，钩藤 10 g（后下），白菊花 10 g，石决明 30 g（先煎），合欢皮 10 g，补骨脂 10 g，菟丝子 15 g，淫羊藿 10 g，炒黄柏 10 g，炒陈皮 6 g，山楂炭 15 g，广佛手 6 g。

7 剂，每日 1 剂，水煎 400 mL，早晚 2 次，饭后温服。

二诊（2020 年 6 月 19 日）

药后头晕缓解，睡眠好转，舌脉同前。因经前乳胀，拟疏肝理气，补肾调冲。处方：

炒柴胡 10 g，炒当归 10 g，炒白芍 10 g，赤茯苓 10 g，炒白术 10 g，炙甘草 5 g，赤丹参 10 g，制香附 10 g，广郁金 10 g，路路通 10 g，生黄芪 15 g，钩藤 10 g（后下），石决明 30 g（先煎），合欢皮 10 g，补骨脂 10 g，菟丝子 15 g，淫羊藿 10 g，炒黄柏 10 g，炒陈皮 6 g，山楂炭 15 g，佛手 6 g。

14 剂，每日 1 剂，水煎 400 mL，早晚 2 次，饭后温服。

三诊（2020 年 7 月 10 日）

时值经前，乳房胀痛，超声提示乳腺增生。舌淡苔白，脉弦。处方：

炒柴胡 10 g，炒当归 10 g，炒白芍 10 g，赤茯苓 10 g，炒白术 10 g，炙甘草 5 g，赤丹参 10 g，制香附 10 g，广郁金 10 g，路路通 10 g，炙黄芪 15 g，钩藤 10 g（后下），石决明 30 g（先煎），合欢皮 10 g，夏枯草 15 g，皂角刺 6 g，半枝莲 15 g，川楝子 12 g，延胡索 12 g，三棱 10 g，莪术 10 g，山楂炭 15 g，佛手 6 g。

14 剂，每日 1 剂，水煎 400 mL，早晚 2 次，饭后温服。

四诊（2020 年 7 月 24 日）

LMP 2020 年 7 月 14 日，经期 3 日，月经错后 1 周转，量较前略增，色正块下，乳房胀痛、腰酸缓解。现无头晕，带下可，纳适，寐安，便调。舌淡苔白脉细。处方：

炙黄芪 15 g，炒白术 10 g，赤茯苓 15 g，炙甘草 5 g，炒当归 10 g，炒白芍 10 g，熟地 15 g，小川芎 6 g，菟丝子 15 g，补骨脂 10 g，淫羊藿 10 g，麦冬 10 g，黄柏 10 g，路路通 10 g，山楂炭 15 g，佛手 6 g，炒杜仲 10 g，槲寄生 10 g。

14 剂，每日 1 剂，水煎 400 mL，早晚 2 次，饭后温服。

［按］ 患者经来量少，色淡，腰酸乳胀，头晕欠寐，舌淡苔白，脉沉细。证属血虚、肝郁、肾亏。血虚者，则冲任空虚，故量少；肾主骨，不足则腰酸膝软；肝藏

血,血虚则生风,则头晕,肝调畅气机,肝郁气滞,则经脉运行不畅,乳房作胀。故拟养血疏肝,健脾补肾为主。方中当归、地黄、白芍、丹参养血调经;黄芪、白术、赤茯苓、甘草健脾,以滋血源;钩藤、菊花、石决明平肝息风;菟丝子、补骨脂、淫羊藿补益肾气;川芎、香附、郁金、路路通、川楝子等疏肝理气。该患者经调治1月余,经量较前略增,头晕症状消失,嘱继续调治,以观其效。

(案4～案8为郑志洁医案)

六、经间期出血

案

王某,女,38岁,已婚。

初诊(2017年8月25日)

主诉:经间期阴道少量出血6月余。

现病史:患者已婚,生育史1-0-0-1,避孕套避孕。平素月经规则,14岁初潮,5～7/27～32日,量中,无痛经,夹有血块。自2017年2月始,月经干净1周后出现阴道少量出血,咖啡色,无下腹痛。外院诊治予以口服达英-35(炔雌醇环丙孕酮片)3个月,服药期间月经量正常,经期准,无经间期出血,停药后又出现类似症状。2017年6月9日外院月经来潮第2日测内分泌:E_2 54 pg/mL,FSH 6.8 mIU/mL,LH 4.49 mIU/mL,P 4.90 ng/mL,PRL 9.9 ng/mL,血清TSH 1.661 1 μIU/mL,T 0.7 nmol/L。2017年6月16日B超提示:子宫内膜7 mm,宫腔积液。PMP 2017年7月4日,7日干净,量色质如常。7月18日始阴道咖啡色分泌物持续至下次月经来潮。LMP 2017年8月2日,7日净,量较多,色红,8月15日始出现阴道少量出血。刻下:经血淋漓不净,量少,咖啡色,腰酸,神疲肢软,纳可,二便调,舌红边有齿印,苔薄黄,脉细。西医诊断:排卵期出血。中医诊断:经间期出血。证属气虚血热证。治拟益气清热止血。处方:郑氏固摄方加减。

北沙参10 g,炙黄芪15 g,炒当归10 g,生地15 g,炒白术10 g,赤茯苓10 g,生甘草5 g,栀子炭10 g,炒黄柏10 g,蒲公英10 g,芦根15 g,煅牡蛎10 g,海螵蛸15 g,稽豆衣15 g,炒陈皮6 g,山楂炭15 g,广佛手6 g,煅龙骨15 g,藕节炭10 g,莲房炭10 g。

7剂,每日1剂,水煎,早晚2次,饭后温服。

二诊（2017 年 9 月 1 日）

服上药 4 日后阴道出血干净,仍腰酸。LMP 2017 年 8 月 29 日,未净,量中,色红,少量血块,无痛经,纳可,二便调,舌淡边有齿印,苔薄黄,脉细。正值经期,因势利导,益气活血化瘀,止血不留瘀。处方:

炒党参 15 g,炙黄芪 15 g,炒当归 10 g,生地 15 g,炒白术 10 g,赤茯苓 10 g,生甘草 5 g,炒白术 10 g,煅牡蛎 10 g,海螵蛸 15 g,稆豆衣 15 g,炒陈皮 6 g,山楂炭 15 g,广佛手 6 g,煅龙骨 15 g,续断 10 g,炒杜仲 10 g,桑寄生 10 g,生蒲黄 10 g,三七粉 2 g(另吞服)。

7 剂,每日 1 剂,水煎,早晚 2 次,饭后温服。

三诊（2017 年 9 月 15 日）

服药后无腰酸,神疲肢软缓解。LMP 2020 年 8 月 29 日,5 日干净,量中,色红,质中,无血块,无痛经。9 月 6 日—9 月 11 日少许阴道出血,白带色黄,纳可,二便调,舌淡边有齿印,苔薄黄,脉弦细。治宗前方加减。处方:

炒党参 10 g,炙黄芪 15 g,全当归 10 g,生地 15 g,生甘草 5 g,赤茯苓 10 g,煅龙骨 15 g,煅牡蛎 15 g,蒲公英 10 g,海螵蛸 15 g,黄芩炭 10 g,炒白术 10 g,芦根 15 g,栀子炭 10 g,芡实 10 g,山楂炭 15 g,广佛手 6 g。

7 剂,每日 1 剂,水煎,早晚 2 次,饭后温服。

如此治疗 3 个月,患者经间期无阴道出血,无腰酸,精神可,无神疲肢软。随访 3 个月未复发。

[按] 该患者经间期后阴道不规则出血 6 月余,每经间期下红至下次经行,淋漓不尽,超声检查子宫内膜略有增厚。临床所见舌红边有齿印,苔薄黄,脉细,辨证属气虚血热。郑志洁常用家传的郑氏固摄汤加减治疗收到满意疗效:其中四君子汤加黄芪健脾益气,久漏多瘀用当归活血化瘀。瘀久化热,故舌苔薄黄,用黄柏、蒲公英、芦根清解瘀热。血属阴,久漏必致阴虚,阴虚生内热,故舌红,用生地滋阴清热,稆豆衣补肝肾之阴。栀子炭、海螵蛸、煅龙骨、煅牡蛎清热固摄止血。陈皮、山楂炭、佛手理气和胃,斡旋中焦气机,防止补益药过于滋腻,清热药过于寒凉影响中焦脾胃的运化。二诊正值经期,活血化瘀,止血不留瘀,故加用生蒲黄、三七粉,经期慎用寒凉药恐固涩留瘀,仍感腰酸,加续断、杜仲、桑寄生等固肾壮腰。三诊白带量多色黄,加芡实益肾固精止带。如此以郑氏固摄汤为基础方加减治疗 3 个月痊愈。

（郑志洁医案）

七、崩漏

案1

秧家村,张某,女,47岁。

初诊

今年九月间曾并三月而来,量多块下如崩,淋漓二十日而楚,楚后经期已转,靠前而来,甚至半月一行,色正量多,六七日净,来时小腹缓迸。经今初过,神疲肢软,腰酸脊楚,心悸耳鸣,头眩目花,肢麻,欠寐,骨节疼楚,胃纳如常,脉弦细,舌苔淡白。

党参,黄芪,白术,当归,白芍,何首乌,鸡血藤,菊花,钩藤,茯神,酸枣仁,远志,生姜,红枣。

案2

朱家桥,沈某,女,40岁。

初诊

今经曾并七旬而来,色正块下量多,淋漓至今,旬日未楚,色淡量少,小腹缓迸,胸痞,纳呆作胀懊恢,腰酸脊楚,头眩目花,心悸耳鸣,欠寐,形寒肢麻,脉弦细,舌苔淡白且腻。

紫苏梗,藿香,赤茯苓,半夏,厚朴,陈皮,豆蔻,枳壳,香橼,大腹皮,建曲,瓜蒌壳,佛手,山楂,泽泻。

案3

陆渡桥,吴某,女,47岁。

初诊

产后五载,经行,经今淋漓二月,时止时行,色正量少,小腹迸痛,刻下量多如崩,淋漓半月未楚,色紫量少,心悸肉瞤纷纭,欠寐,口燥,腰酸脊楚,头眩目花,胃纳如常,脉形弦细,舌苔淡白。

党参,黄芪,白术,当归,炒白芍,稽豆衣,血余炭,牡蛎,陈皮,香附炭,丹参炭,蒲黄炭,贯众炭,莲房炭。

（案1～案3为郑友仁医案）

案4

胡某,女,13岁。

初诊(2019年4月7日)

主诉:初潮后月经淋漓不尽3年余。

现病史:10岁初潮,经期、周期均不规则。周期1~4月不等,经期延长,月经淋漓不尽,色红,无痛经。LMP 2019年2月20日,量中,3日后渐少,至今淋漓不尽,色红,无血块,偶腹痛腰酸,略觉乏力,纳可,寐安,便调,舌质偏红,苔薄黄,脉细。西医诊断:月经失调。中医诊断:崩漏。证属气虚血热,冲任不固。治拟:益气养阴清热,固冲止血。处方:郑氏固摄汤加减。

炙黄芪15 g,炒当归10 g,炒白芍15 g,穞豆衣15 g,血余炭10 g,煅牡蛎15 g,煅龙骨15 g,栀子炭10 g,炒黄柏10 g,黄芩炭10 g,莲房炭10 g,陈棕炭10 g,藕节炭10 g,牡丹皮10 g,山楂炭15 g,广佛手6 g。

5剂,每日1剂,水煎400 mL,早晚2次,饭后温服。

二诊(2019年4月12日)

服药后阴道出血略有减少,仍未干净,色红无块,胃纳欠佳,舌质偏红,苔薄黄,脉细。证治同前,前方出入。处方:

炙黄芪15 g,炒白芍10 g,穞豆衣15 g,血余炭10 g,煅牡蛎15 g,煅龙骨15 g,蒲公英15 g,芦根15 g,栀子炭10 g,炒陈皮6 g,六神曲10 g,山楂炭15 g,制香附10 g,紫苏梗15 g,地榆炭10 g,藕节炭10 g,黄芩炭10 g,陈棕炭10 g,广佛手6 g。

7剂,每日1剂,水煎400 mL,早晚2次,饭后温服。

三诊(2019年4月19日)

服药后阴道出血明显减少,偶上厕所时草纸上见血丝,咖啡色,舌质偏红,苔薄黄,脉细。处方:

炙黄芪15 g,炒白芍10 g,炒当归10 g,生地15 g,穞豆衣15 g,血余炭10 g,煅牡蛎10 g,煅龙骨15 g,栀子炭10 g,炒黄柏10 g,蒲公英10 g,黄芩炭10 g,陈棕炭10 g,莲房炭10 g,山楂炭15 g,川佛手6 g。

14剂,每日1剂,水煎400 mL,早晚2次,饭后温服。

四诊(2019年5月2日)

服上药2019年4月28日出血已止,舌质淡红,苔薄,脉细。血止后澄清复

旧,即治病求本。治拟补肾健脾,固冲调经。处方:

炙黄芪 15 g,炒白芍 10 g,制穞豆衣 15 g,煅牡蛎 15 g,煅龙骨 15 g,炒白术 15 g,炒当归 10 g,山楂炭 15 g,制香附 10 g,川佛手 6 g,续断 10 g,菟丝子 15 g,山茱萸 6 g,槲寄生 15 g,生地 15 g,炒杜仲 10 g。

14 剂,每日 1 剂,水煎 400 mL,早晚 2 次,饭后温服。

此后经期益气摄血、活血止血治标,经净后补肾健脾治本,交替治疗,如此治疗 5 个月后月经恢复正常,经期 5~6 日干净,量中,周期 27~32 日。

[按]《内经》云:"二七,天癸至,任脉通,太冲脉盛,月事以时下。"患者 10 岁初潮,未满 14 岁,月经来潮,系先天肾气未充,肾精未实,冲任不固所致。刘河间言"童幼属少阴",肾阴亏虚,虚火妄动,而致崩漏。崩漏日久,耗气伤血伤阴,加剧崩漏。初诊阴道出血淋漓不尽,治疗以益气摄血、清热止血、收敛止血为主,塞流与澄源同治,常用郑氏固摄汤。四诊血止后澄源复旧,治病求本,固本善后,以防再次崩漏,用郑氏固摄方去炭类止血药,加用补益肾气之品:山茱萸、续断、槲寄生、菟丝子、炒杜仲等。患者经治疗 5 月余,月经周期及经期均恢复正常。

 案 5

陈某,女,47 岁。

初诊(2018 年 2 月 2 日)

主诉:月经周期经期延长,伴量多 3 年,停经 2 月余。

现病史:患者平素月经规则,周期 30 日,无痛经,经期 6 日,已婚,生育史 1-0-0-1,未避孕。近 3 年无明显诱因下月经周期、经期均延长,周期 1~6 个月,经期 7~20 日。2016 年 11 月 29 日外院行诊刮术,病理提示:子宫内膜呈增生反应,部分呈息肉生长。LMP 2017 年 11 月 17 日,20 日干净,月经量多如冲,无痛经。现停经 2 月余,昨日外院尿妊娠试验阴性;超声提示子宫内膜 9 mm,内膜回声不均匀。感腰酸,睡眠欠佳,便秘,2~3 日 1 次,纳可,舌淡苔白,脉细。西医诊断:功能失调性子宫出血。中医诊断:崩漏。证属心脾两虚。治拟健脾益气,宁心安神。归脾汤加减,处方:

炒党参 15 g,炙黄芪 15 g,炒当归 10 g,生地 15 g,炙甘草 5 g,朱茯神 10 g,灯心草 2 g,合欢米 15 g,夜交藤 15 g,赤丹参 10 g,炒黄柏 10 g,菟丝子 10 g,盐杜仲 10 g,桑寄生 10 g,新会皮 6 g,炒白术 10 g,川续断 10 g,山楂炭 15 g,广佛手 6 g。

7 剂,每日 1 剂,水煎 400 mL,早晚 2 次,饭后温服。

二诊(**2018 年 2 月 12 日**)

月经未至,睡眠好转,舌脉同前。

处方:前方加益母草 15 g,14 剂续服。

三诊(**2018 年 3 月 2 日**)

诸症好转,月经来潮,LMP 2018 年 2 月 25 日,量较前减少,无痛经,舌淡苔白,脉细。证属心脾两虚。治拟健脾益气,宁心止血。前方出入,处方:

炒党参 15 g,炙黄芪 15 g,生地 15 g,炒当归 10 g,朱茯神 10 g,酸枣仁 10 g,合欢米 15 g,夜交藤 15 g,灵芝 15 g,炒黄柏 10 g,山楂炭 15 g,广佛手 6 g,炙甘草 5 g,灯心草 2 g,盐杜仲 10 g,桑寄生 10 g,菟丝子 15 g,川续断 10 g,炒白术 10 g,怀山药 15 g。

14 剂,每日 1 剂,水煎 400 mL,早晚 2 次,饭后温服。

四诊(**2018 年 3 月 30 日**)

服药后上月月经 8 日干净,现月经来潮,LMP 2018 年 3 月 27 日,量中,色红夹有血块,轻微下腹胀痛,偶有头晕腰酸怕冷,睡眠欠佳,舌淡苔白脉细。前方出入,处方:

炒党参 15 g,炙黄芪 15 g,炒当归 10 g,生地 15 g,炒白芍 10 g,白菊花 10 g,钩藤 10 g(后下),石决明 30 g(先煎),朱茯神 10 g,合欢米 15 g,夜交藤 15 g,菟丝子 15 g,盐杜仲 10 g,制狗脊 10 g,桑寄生 10 g,新会皮 6 g,山楂炭 15 g,广佛手 6 g,炒枳壳 15 g,肉桂 2 g。

14 剂,每日 1 剂,水煎 400 mL,早晚 2 次,饭后温服。

[**按**] 心主血脉、心藏神,心气推动血液在经脉内运行。《素问·评热病论篇》指出:"胞脉者,属心而络于胞中。"心又通过胞脉与胞宫相通。脾主运化,为气血生化之源,具有统摄血液、固摄胞宫之权,脾气健运,血循常道,血旺而经调。故郑氏妇科认为崩漏的发生与心脾两脏功能失调关系密切。本案患者周期、经期均延长,量多如冲,病程较长,症状复杂,结合舌苔脉象,心脾两虚证明显,患者又临界七七之年,天癸渐衰,肾气不固。故郑志洁从心脾入手,常以加味归脾汤健脾益气,宁心安神,经期月经量多还可宁心止血。若兼有腰酸肾虚证加用菟丝子、续断、杜仲、桑寄生等补肾调经。诸药合用,使脾气得健,心气得宁,肾气得固,冲任调和,月经正常。

(案 4、案 5 为郑志洁医案)

八、闭经

 案 1

涂某,女,30 岁。

初诊(2014 年 10 月 17 日)

主诉:闭经 5 年余。

现病史:患者未婚,有性生活史,生育史 0 - 0 - 0 - 0,避孕套避孕。既往月经规则,5～7/30 日,自 2009 年开始无明显诱因下月经稀发渐致闭经,体重增加,需服黄体酮月经来潮,2012 年外院诊断多囊卵巢综合征,曾服用达英－35(炔雌醇环丙孕酮片)治疗 6 个月,用药期间月经正常来潮,停药后月经正常 2 个月后又出现闭经。口服黄体酮月经来潮,LMP 2014 年 9 月 25 日,量中,7 日净,夹有血块,无痛经,体型肥胖,舌淡胖边有齿印,苔白脉滑。西医诊断:多囊卵巢综合征。中医诊断:闭经。证属痰湿阻滞。治拟健脾燥湿化痰,活血调经。处方:郑氏导痰汤加减。

制半夏 10 g,炒陈皮 10 g,赤茯苓 15 g,炙甘草 5 g,小川芎 10 g,炒白芍 15 g,生地 15 g,白芥子 6 g,海浮石 10 g,制香附 10 g,赤丹参 10 g,炒苍术 10 g,炒枳壳 15 g,石菖蒲 6 g,山楂炭 15 g,广佛手 6 g。

14 剂,每日 1 剂,水煎 400 mL,早晚 2 次,饭后温服。

嘱患者精神放松,锻炼身体,少食甜品及碳酸饮料,作息规律。

二诊(2014 年 11 月 3 日)

月经未潮,体重减轻 2 kg,神疲倦怠,腰酸,舌淡胖边有齿印,苔白脉滑。在上方基础上加益气补肾之品。处方:

制半夏 10 g,炒陈皮 10 g,赤茯苓 15 g,炙甘草 5 g,小川芎 10 g,炒白芍 15 g,生地 15 g,白芥子 6 g,海浮石 10 g,制香附 10 g,赤丹参 10 g,炒苍术 10 g,炒枳壳 15 g,石菖蒲 6 g,山楂炭 15 g,广佛手 6 g,炙黄芪 15 g,菟丝子 15 g,补骨脂 10 g,淫羊藿 10 g。

14 剂,每日 1 剂,水煎 400 mL,早晚 2 次,饭后温服。

三诊(2014 年 11 月 20 日)

月经未潮,腰酸缓解,神疲乏力好转,大便稀薄,舌淡胖边有齿印,苔白脉滑。

炒半夏 10 g,炒陈皮 10 g,赤茯苓 15 g,炙甘草 5 g,小川芎 10 g,炒白芍 15 g,

大腹皮 10 g,白芥子 6 g,海浮石 10 g,制香附 10 g,赤丹参 10 g,炒苍术 10 g,炒枳壳 15 g,石菖蒲 6 g,山楂炭 15 g,广佛手 6 g,炙黄芪 15 g,菟丝子 15 g,补骨脂 10 g,淫羊藿 10 g,木香 3 g,黄连 3 g。

14 剂,每日 1 剂,水煎 400 mL,早晚 2 次,饭后温服。

四诊(2014 年 12 月 10 日)

月经来潮,LMP 2014 年 12 月 1 日,5 日干净,量中,少量血块,无痛经,经行腰酸加剧,精神可,大小便可,舌淡胖边有齿印,苔白脉弦滑。患者体重减轻 5 kg。处方:

炒半夏 10 g,炒陈皮 10 g,赤茯苓 15 g,炙甘草 5 g,小川芎 10 g,炒白芍 15 g,大腹皮 10 g,白芥子 6 g,海浮石 10 g,制香附 10 g,赤丹参 10 g,炒苍术 10 g,炒枳壳 15 g,石菖蒲 6 g,山楂炭 15 g,广佛手 6 g,炙黄芪 15 g,炒杜仲 15 g,续断 10 g,桑寄生 10 g。

14 剂,每日 1 剂,水煎 400 mL,早晚 2 次,饭后温服。

上法加减治疗 1 年,患者体重逐渐减少 12 kg,月经周期逐渐恢复正常,无神疲倦怠,无腰酸。

[按] 该患者闭经、体形肥胖、神疲倦怠,舌淡胖边有齿印,苔白脉滑,证属痰湿阻滞。治拟健脾化痰祛湿,活血调经。方用郑氏导痰汤加减,本方是由苍附导痰丸与四物汤加味而成。方中的半夏、苍术、石菖蒲、白芥子燥湿化痰;橘皮、枳壳、香附理气燥湿,使气顺而痰消;茯苓健脾渗湿,使湿无所聚,则痰无由升;海浮石咸寒清热化痰,既可制半夏、菖蒲、苍术之辛温伤津,且能助半夏、橘皮、香附行气消痰;川芎、炒白芍、丹参、生地活血养血,使冲盛任通;山楂炭、佛手健脾和胃,增强祛湿化痰之功;二诊神疲倦怠,加黄芪补气行滞;腰酸加菟丝子、补骨脂、淫羊藿补肾阳。诸药合用以达到健脾燥湿豁痰,行气活血通经之效。标本同治,使脾运湿除痰消,经脉通畅,经血可行。

案 2

操某,女,30 岁。

初诊(2019 年 4 月 19 日)

主诉:停经 8 月余。

现病史:患者已婚,1-0-0-1 工具避孕,无生育要求,2015 年剖宫产 1 健康女婴。14 岁初潮后月经不规则,周期延长,1～6 个月不等,量少,经期 5～7

日,无痛经,常服黄体酮后月经来潮。现无明显诱因下停经 8 月余。LMP 2018 年 8 月 1 日,量少,7 日干净,时有乳房胀痛,心情烦躁,腰酸,无头晕头痛,纳可,寐安,二便调,舌淡红苔薄脉弦。超声提示子宫内膜双层厚 8 mm,双侧卵巢多囊改变。西医诊断为多囊卵巢综合征,中医诊断为闭经。证属肝郁肾虚。治拟疏肝补肾调经。处方:妇科一号方加减。

炒柴胡 10 g,炒白术 10 g,炒白芍 10 g,炒当归 10 g,赤茯苓 10 g,薄荷 6 g(后下),广郁金 15 g,赤丹参 10 g,制香附 10 g,山楂炭 15 g,路路通 10 g,炙甘草 5 g,菟丝子 15 g,合欢皮 15 g,炙黄芪 15 g,皂角刺 10 g,夏枯草 15 g,牡丹皮 10 g,生栀子 10 g,槲寄生 15 g,盐杜仲 10 g,续断 10 g,桃仁 10 g,红花 10 g。

14 剂,每日 1 剂,水煎 400 mL,早晚 2 次,饭后温服。

二诊(2019 年 5 月 2 日)

月经未潮,感口干心烦,睡眠欠佳,舌淡红苔薄,脉弦。前方出入,处方:

炒柴胡 10 g,炒白术 10 g,炒白芍 10 g,炒当归 10 g,赤茯苓 10 g,薄荷 6 g(后下),广郁金 15 g,赤丹参 10 g,制香附 10 g,山楂炭 15 g,路路通 10 g,炙甘草 5 g,菟丝子 15 g,合欢皮 15 g,川石斛 10 g,皂角刺 10 g,夏枯草 15 g,牡丹皮 10 g,生栀子 10 g,麦冬 10 g,酸枣仁 15 g,夜交藤 15 g,桃仁 10 g,红花 10 g。

14 剂,每日 1 剂,水煎 400 mL,早晚 2 次,饭后温服。

三诊(2019 年 5 月 17 日)

月经已来潮,LMP 2019 年 5 月 11 日,持续 5 日,量少,无痛经,乳房胀痛缓解,心烦好转,仍感口干,腰酸。舌淡红苔薄脉弦,治宗原法,处方:

炒柴胡 10 g,炒白术 10 g,炒白芍 10 g,炒当归 10 g,赤茯苓 10 g,薄荷 6 g(后下),广郁金 15 g,赤丹参 10 g,制香附 10 g,山楂炭 15 g,路路通 10 g,生甘草 5 g,菟丝子 15 g,合欢皮 15 g,炙黄芪 15 g,夏枯草 15 g,牡丹皮 10 g,生栀子 10 g,槲寄生 15 g,盐杜仲 10 g,麦冬 10 g,川石斛 10 g,续断 10 g,皂角刺 10 g。

14 剂,每日 1 剂,水煎 400 mL,早晚 2 次,饭后温服。

四诊(2019 年 5 月 31 日)

腰酸乳房胀痛缓解,略感口干心烦,无头晕头痛。舌淡红苔薄脉弦。治宗原法,处方:

炒柴胡 10 g,炒白术 10 g,炒白芍 10 g,炒当归 10 g,赤茯苓 10 g,薄荷 6 g(后下),广郁金 15 g,赤丹参 10 g,制香附 10 g,山楂炭 15 g,路路通 10 g,生甘草 5 g,菟丝子 15 g,合欢皮 15 g,炙黄芪 15 g,夏枯草 15 g,牡丹皮 10 g,生栀子 10 g,槲寄生 15 g,盐杜仲 10 g,补骨脂 10 g,枸杞子 15 g,皂角刺 10 g,益母草 15 g。

14 剂,每日 1 剂,水煎 400 mL,早晚 2 次,饭后温服。

上法加减治疗 3 个月,月经恢复正常,诸症消失。

[按] 患者初诊已月经停闭 8 月余,又乳房胀痛,当务之急是让患者行经,故初诊疏肝活血通经为主,兼拟补肾。二诊月经仍未潮,伴口干心烦腰酸,故疏肝养阴补肾同调。三诊正值月经刚干净,予以疏肝补肾治本,软坚散结治标,改善卵巢之囊性结构。郑志洁治疗肝郁型闭经常用妇科一号方加味,疗效显著。同时嘱咐患者缓解精神压力,保持良好的心态,均有益于疾病的治疗与康复。

(案 1、案 2 为郑志洁医案)

九、痛经

案 1

嘉定吴某,已婚,33 岁。

初诊

产后七载,经行正期,色正量多,4 日净,未时少腹通痛,今经初过,赤白带下,频频脘腹进痛,神疲肢软,腰酸脊楚,头眩目花,心悸耳鸣,胃纳少,脉形弦细,舌苔淡黄。

甘草,白芍,柴胡,炒白术,枳壳,薄荷头,赤茯苓,怀山药,瓜蒌,薤白,肉桂,吴茱萸,香附。

案 2

供销社唐某,女,27 岁。

初诊

近患腰酸脊楚,今经适转,小腹进痛,头眩,神疲肢软,纳适。脉形弦细,舌苔淡白。

柴胡,旋覆花,丹参,青皮,吴茱萸,肉桂,菟丝子,川芎,续断,金毛脊,桑寄生,补骨脂,淫羊藿。

案 3

横塘孙某,女,19 岁。

初诊

未育,经行延期,色正量多,4 日净,来时小腹迸痛,今经初过,腰酸头痛,神疲肢软,形寒胸疼,纳呆作胀懊恼。脉形弦细,舌苔淡白。

沙参,白芍,何首乌,甘菊花,钩藤,蒺藜,川芎,陈皮,香橼,大腹皮,枳壳,神曲,佛手。

案 4

南翔陈某,女,23 岁。

初诊

未育,经行提前,色正量多,4 日净,来时小腹迸痛,今经适转,腰酸脊楚,头眩目花,心悸耳鸣。胃纳如常,平时白垢频频。脉形弦细,舌苔淡白。

柴胡,逍遥丸,香附,丹参,枳壳,青皮,小茴香,合欢皮,细辛,艾叶,佛手。

案 5

塔桥汤某,女,22 岁。

初诊

新完婚 9 个月,经行靠前,色紫块下量少,二三日净,来时小腹迸痛,经今适转已届二日,神疲肢软,腰酸脊楚,胃纳如常,脉形弦细,舌苔淡白。

柴胡,遥逍丸,香附,丹参,茺蔚子,延胡索,青皮,吴茱萸,肉桂,小茴香,川楝子,佛手。

案 6

萧家庙汪某,女,22 岁。

初诊

产后 1 个月,瘀淋 7 日余而楚,经事已转,来时小腹迸痛,色淡量多,已届 3 日,腰酸,头眩目花,心悸耳鸣,肢麻胸闷如常。脉形弦,舌苔淡黄。

柴胡,逍遥丸,香附,丹参,茺蔚子,青皮,吴茱萸,川楝子,小茴香,续断,杜仲,毛脊,佛手。

(案 1～案 6 为郑友仁医案)

案7

高某,女,20 岁。

初诊(2018 年 3 月 2 日)

主诉:经行下腹痛 7 年,加重 1 年余。

现病史:患者 13 岁初潮起,经行第 1 日下腹痛,色暗,夹有血块,周期、经期正常。未婚,无性生活史。近 1 年来痛经加重,难以忍受,影响生活,遂来就诊,伴腰酸恶心,喜暖恶寒。LMP 2018 年 3 月 1 日,量中,经行第 1 日痛经剧烈,伴冷汗出,泛恶乏力。刻下:月经第 2 日仍感下腹痛,但较昨日减轻,月经量中,色暗,夹有血块,胃纳可,寐尚安,二便正常,舌黯苔薄,脉弦。西医诊断:痛经。中医诊断:痛经。证属营血不和,寒凝气滞。治拟调和营血,温经理气。处方:郑氏和营温理方加减。

炒柴胡 10 g(盐水炒),炒当归 10 g,制香附 10 g,赤丹参 10 g,炒青皮 10 g(盐水炒),肉桂 2 g,菟丝子 10 g,延胡索 10 g,川楝子 6 g(盐水炒),广郁金 15 g,旋覆花 10 g(包煎),钩藤 5 g(后下),小茴香 3 g(盐水炒),制半夏 10 g,炒陈皮 6 g,山楂炭 15 g,广佛手 6 g,木香 3 g,茺蔚子 6 g。

7 剂,每日 1 剂,水煎 400 mL,早晚 2 次,饭后温服。

二诊(2018 年 3 月 14 日)

偶头晕腰酸。LMP 2018 年 3 月 1 日,6 日净,经行第 1 日痛经,胃纳欠佳,舌黯苔薄,脉弦。经净后治病求本。证属肝肾不足。治拟补益肝肾,和营养血。处方:

紫苏梗 6 g,炙黄芪 15 g,炒当归 10 g,炒白芍 10 g,白菊花 10 g,钩藤 5 g(后下),石决明 15 g(先煎),枸杞子 10 g,盐杜仲 10 g,槲寄生 10 g,续断 10 g,茺蔚子 6 g,陈皮 6 g,六神曲 10 g,山楂炭 15 g,广佛手 6 g。

7 剂,每日 1 剂,水煎 400 mL,早晚 2 次,饭后温服。

三诊(2018 年 3 月 21 日)

服上药后头晕缓解,仍感腰酸,纳可,大小便正常,舌黯苔薄,脉弦。证属脾肾两虚。治拟健脾补肾。处方:

炙黄芪 15 g,炒当归 10 g,炒白术 10 g,赤茯苓 10 g,炙甘草 5 g,炒白芍 10 g,续断 10 g,盐杜仲 10 g,桑寄生 10 g,炒黄柏 10 g,菟丝子 10 g,炒陈皮 6 g,山楂炭 15 g,广佛手 6 g。

7剂,每日1剂,水煎400 mL,早晚2次,饭后温服。

四诊(2018年3月28日)

时值经前期,感乳房胀痛腰酸,无下腹痛,纳可,舌黯苔薄,脉弦涩。治拟调和营血,温经理气。处方:郑氏和营温理方加减。

炒柴胡10 g(盐水炒),炒当归10 g,制香附10 g,赤丹参10 g,炒青皮10 g(盐水炒),肉桂2 g(后下),菟丝子10 g,延胡索10 g,川楝子6 g(盐水炒),广郁金15 g,制半夏10 g,旋覆花10 g(包煎),小茴香3 g(盐水炒),茺蔚子6 g,木香3 g,钩藤5 g(后下),炒陈皮6 g,山楂炭15 g,广佛手6 g。

7剂,每日1剂,水煎400 mL,早晚2次,饭后温服。

五诊(2018年4月15日)

LMP 2018年4月2日,6日净,量中,痛经明显减轻,偶感腰酸,舌淡苔薄脉弦。经净后治拟益气养血,疏肝补肾。处方:

炙黄芪15 g,炒当归10 g,炒白芍10 g,赤茯苓10 g,续断10 g,盐杜仲10 g,制狗脊10 g,槲寄生10 g,菟丝子10 g,炒陈皮6 g,山楂炭15 g,广佛手6 g,枸杞子15 g,炒柴胡10 g,广郁金15 g,路路通10 g。

7剂,每日1剂,水煎400 mL,早晚2次,饭后温服。

经前1周至经期用郑氏和营温理方调和营血,温经散寒,疏肝理气;经净后治病求本,或补益肝肾,或健脾补肾,或柔肝清肝、和营养血调治。如此治疗3个月后无痛经,无腰酸,无头晕头痛,睡眠饮食可,大小便正常。

[按]　痛经无论是原发性或继发性,其发病机制在于"不通",包括"不通则痛"和"不荣则痛"。痛经的病位在胞宫,《竹林寺女科》中云:"冲脉、任脉起于胞中,为血之海,寒气冲气,血涩不行,成瘕作痛。"辨证有虚证、实证、本虚标实之分,以本虚标实多见。虚证多为气血不足、肝肾亏虚、阳虚寒盛所致。实证多为气滞血瘀、寒湿凝滞、湿热蕴结、肝经郁热所致。此患者由于学习压力过大,情绪紧张,情志不遂,日久肝失条达,肝郁气滞,忧思伤脾,耗伤营血,营血属阴,营血不足不能濡养肝经,使肝脉失和,加剧气机不畅,故见经行少腹疼痛。寒为阴邪,其性收引凝滞,若肝肾不足,营血不和,则寒易客之,加剧腹痛。加之平素调护不当,如夏天喜饮冷饮,冬天未做好防寒保暖,感受寒邪,均可因寒凝经脉而致经行腹痛。郑志洁立于"急则治其标,缓则治其本"的原则,常常在经前1周至经期投以郑氏和营温理汤,和营血、散寒凝、理气滞、散瘀血。非经期拟补肾健脾柔肝、养血和营之法治其本。经调治3个月,患者痛经之疾已解。

需要注意的是郑氏和营温理汤性偏温热,一般经前1周内至经期用,不可长期使用,以免热灼阴液。

案8

卢某,女,18岁。

初诊(2018年12月25日)

主诉:经行下腹痛3年余。

现病史:患者14岁初潮起每于经行第1日开始出现下腹胀痛,甚则伴恶心呕吐,畏寒,腰酸,经前乳胀,月经周期30~37日,量中色暗,夹血块,5~7日干净。未婚,无性生活史。近4个月外院用归脾汤、逍遥散加味治疗,药后痛经未见明显缓解。LMP 2018年12月12日,7日干净。平时学习压力大,带下可,纳可,寐安,便调,舌淡苔薄白,脉弦细。西医诊断:痛经。中医诊断:痛经。证属肝郁血瘀。治拟疏肝活血,化瘀止痛。处方:

炒柴胡10 g(盐水炒),炒白芍10 g,炒白术10 g,炒当归10 g,白茯苓15 g,薄荷6 g,赤丹参10 g,醋香附10 g,广郁金15 g,焦山楂15 g,广佛手6 g,路路通10 g,䗪虫10 g,乌药6 g,青皮10 g(盐水炒),炒陈皮10 g,炙黄芪15 g,延胡索10 g,菟丝子15 g,盐杜仲10 g。

7剂,每日1剂,水煎400 mL,早晚2次,饭后温服。

二诊(2018年12月30日)

药后无不适。证治同前,予原方14剂。

三诊(2019年2月3日)

LMP 2019年1月11日,量中色暗,夹血块,痛经已和,经前乳胀痛,腰酸。处方:

炒柴胡10 g(盐水炒),炒白术10 g,炒白芍10 g,炒当归10 g,赤茯苓15 g,薄荷6 g(后下),广郁金15 g,制香附10 g,山楂炭15 g,广佛手6 g,菟丝子15 g,路路通10 g,盐杜仲10 g,桑寄生15 g,续断10 g,伸筋草15 g,皂角刺6 g,夏枯草15 g,牡丹皮10 g,生栀子10 g,炙黄芪15 g,延胡索15 g,青皮6 g(盐水炒),䗪虫9 g。

7剂,每日1剂,水煎400 mL,早晚2次,饭后温服。

[按]《景岳全书》云:"经行腹痛,证有虚实。实证或因寒滞,或因血滞,或因气滞,或因热滞;虚证有因血虚,有因气虚。"郑志洁也强调治疗痛经,要辨清虚

实。此例患者学习压力大,精神紧张,久则气滞血瘀,出现痛经;肝失疏泄,冲气上逆,克伐脾胃,故恶心呕吐;气属阳,气郁则阳气不能布散,故畏寒。结合患者舌脉,四诊合参,辨证为肝郁血瘀证,治疗上用逍遥散加减治疗。方中当归、白芍、丹参养血和血;茯苓、白术、甘草、黄芪健脾益气扶中;薄荷、香附、郁金、乌药、青皮疏肝理气止痛;延胡索、路路通、䗪虫活血化瘀,调经止痛;菟丝子、杜仲滋补肝肾。三诊月经来潮,痛经未作,仍有乳胀腰酸,故经后予以原方加减治疗,加皂角刺、夏枯草化瘀散结;桑寄生、续断等补肾壮腰;牡丹皮、焦栀子清热除烦。治疗3个月后,无痛经,诸症消失。

案9

卢某,女,45 岁。

初诊(2020 年 5 月 29 日)

主诉:经行腹痛 7～8 年。

现病史:患者已婚,生育史 1-0-1-1,顺产,工具避孕。7～8 年前开始出现经行下腹痛,呈进行性加重。外院 B 超提示:子宫腺肌病。平素月经周期23～25 日,量不多色正,血块不多,下腹坠胀痛明显,腰酸,5～7 日干净。LMP 2020 年 5 月 14 日。平时食冷后易下腹不适,神疲乏力,心悸,欠寐多梦,带下量多,纳适,便调。舌淡苔薄,脉弦细。西医诊断:子宫腺肌病。中医诊断:痛经。证属心脾两虚,气滞血瘀。治拟健脾养血,宁心安神,化瘀止痛。处方:

炒党参 15 g,炙黄芪 15 g,炒当归 10 g,生地 15 g,炙甘草 5 g,朱茯神 10 g,远志 10 g,酸枣仁 10 g,灯心草 3 g,夜交藤 10 g,合欢皮 10 g,川黄连 3 g,制香附10 g,炒枳壳 15 g,炒柴胡 10 g,广木香 3 g,赤丹参 10 g,炒陈皮 6 g,山楂炭 15 g,佛手 6 g。

7 剂,每日 1 剂,水煎 400 mL,早晚 2 次,饭后温服。

二诊(2020 年 6 月 5 日)

药后心悸欠寐好转,仍感神疲肢软,今经提前而来,经前轻微乳房胀痛,LMP 2020 年 6 月 5 日,少腹进痛,腰酸,纳差,舌淡苔薄脉细。处方:

炒党参 15 g,炙黄芪 15 g,炒当归 10 g,生地 15 g,朱茯神 10 g,远志 10 g,酸枣仁 10 g,夜交藤 10 g,合欢皮 10 g,制香附 10 g,炒柴胡 10 g,广木香 3 g,赤丹参10 g,小青皮 10 g,川楝子 10 g,炒秫米 15 g,山楂炭 15 g,佛手 6 g,延胡索 10 g。

7 剂,每日 1 剂,水煎 400 mL,早晚 2 次,饭后温服。

三诊(2020年6月12日)

LMP 2020年6月5日,经期6日,大便黏,欠寐。舌脉同前。

处方:上方减延胡索、青皮、川楝子。14剂。

四诊(2020年7月3日)

LMP 2020年7月3日,量少色暗,腹痛仍作,较前稍缓,头晕恶心,纳适,寐尚安,便调。处方:

炒党参15 g,炙黄芪15 g,炒当归10 g,炒白芍10 g,炙甘草5 g,制半夏10 g,炒陈皮6 g,双钩藤10 g(后下),旋覆花10 g(包煎),吴茱萸3 g,延胡索10 g,川楝子10 g(盐水炒),制远志10 g,炒枳壳15 g,小茴香6 g(盐水炒),广木香3 g,肉桂2 g,山楂炭15 g,炒白术10 g,佛手6 g。

7剂,每日1剂,水煎400 mL,早晚2次,饭后温服。

[按] 《景岳全书》言:"经行腹痛,证有虚实。实者,或因寒滞,或因血滞,或因气滞,或因热滞;虚者,有因血虚,有因气虚。"临床治疗痛经,要辨清虚实,后而论治。本患者辨证为心脾两虚,瘀血阻滞之痛经,治疗当虚实兼顾。方拟归脾汤合柴胡疏肝散加减治疗,方中党参、黄芪、当归、丹参、生地、甘草健脾益气养血;朱茯神、陈远志、酸枣仁、夜交藤、合欢皮、灯心草养心安神;香附、柴胡、木香、小青皮、炒川楝子、佛手、炒延胡索等疏肝理气,活血止痛;疼痛明显加肉桂、小茴香、吴茱萸散寒止痛;伴恶心加旋覆花、钩藤、制半夏降逆止呕。

(案7～案9为郑志洁医案)

案10

范某,女,34岁。

初诊(2018年6月15日)

主诉:经行下腹痛10余年。

现病史:患者初潮14岁,5～7/28～30日,无痛经。生育史1-0-0-1,工具避孕,顺产。10年前顺产后出现经期下腹痛且疼痛逐渐加剧,伴下腹坠胀,经来尚准。2010年外院诊断为右卵巢内膜异位囊肿并行右侧卵巢囊肿剥除术(囊肿大小不详)。术后仍感痛经,予定坤丹、桂枝茯苓丸等中成药治疗无明显效果,遂来我院要求中药调理。经前1周心烦,无乳房胀痛。LMP 2018年6月4日,至今未净,量中,3日后渐少,咖啡色,经行第1～第3日下腹痛,舌淡暗苔薄,脉弦细。2018年1月20日外院查CA125 48.99 U/mL。超声提示右卵巢囊性结构,大小 30 mm×22 mm。妇检:外阴已婚已产式;阴道畅软,少量咖啡色分泌物;宫颈光滑,无举痛;子宫常大前位,无压痛;附件右侧扪及一包块,大小约 3 cm×3 cm,左侧未及异常,无压痛。辅助检查:2018 年 6 月 15 日尿妊娠试验阴性;阴超:子宫内膜双层厚 7 mm,右侧卵巢内见两个弱低回声,较大 26 mm×21 mm(内膜囊肿可能)。西医诊断:继发性痛经(卵巢巧克力囊肿)。中医诊断:痛经、癥瘕病。证属气滞血瘀。治拟疏肝理气,化瘀消癥。处方:妇科一号方加减。

炒柴胡 10 g,炒白术 10 g,炒白芍 10 g,炒当归 10 g,赤茯苓 15 g,薄荷 6 g,广郁金 15 g,制香附 10 g,山楂炭 15 g,佛手 6 g,菟丝子 15 g,路路通 10 g,皂角刺 10 g,半枝莲 15 g,水蛭 6 g,蜈蚣 2 条,三棱 10 g,莪术 10 g,夏枯草 15 g,炙黄芪 30 g,炒牡丹皮 10 g,赤芍 15 g。

7 剂,每日 1 剂,水煎 400 mL,早晚 2 次,饭后温服。

二诊(2018 年 7 月 13 日)

间断服上药后月经干净 1 周后又来潮。LMP 2018 年 7 月 5 日—7 月 12 日,痛经好转,无其他不适,舌淡暗苔薄脉弦细。宗原法,效不更方。

处方:上方 14 剂。

三诊(2018 年 9 月 14 日)

服上药后月经按时来潮,经期正常,痛经明显减轻。因外出已停药 1 个月。LMP 2018 年 9 月 2 日,经期 5 日,无痛经。恐痛经再发,遂来医院巩固治疗。2018 年 9 月 14 日复查阴超:子宫内膜双层厚 10 mm,右侧卵巢内见两个弱低回声,较大 15 mm×10 mm(内膜囊肿可能)。证治同前。

处方:上方 14 剂。

[按]　治疗痛经,郑氏妇科倡导"求因为主,止痛为辅"。本患者有痛经史 10 年,发现右卵巢内膜异位囊肿并行右侧卵巢囊肿剥除术史 8 年。术后仍痛经,复查超声提示右卵巢内膜异位囊肿复发可能,现经期延长 12 日未净就诊。舌淡暗苔薄,脉弦细。四诊合参,证属气滞血瘀,瘀阻胞宫胞脉。因病程比较长,气血亦虚,属本虚标实之症。治拟疏肝理气,活血化瘀消癥的同时顾护气血。治本用妇科一号方疏肝理气、健脾养血。方中香附、牡丹皮、赤芍、郁金、路路通等疏肝理气活血,黄芪顾护正气。但子宫内膜异位症的基本病理变化是血瘀,其主要的病理产物是瘀血。瘀阻胞宫则痛经,瘀阻脉道则经期延长。故用三棱、莪术活血化瘀,通因通用;皂角刺辛温锐利,直达病所,消肿散结;水蛭、蜈蚣逐恶血,

破瘀散结;半枝莲清热解毒、散瘀止血、利尿消肿;夏枯草消肿散结。本例经治疗3个月后,卵巢巧克力囊肿得到控制并缩小,痛经消失。

(刘晓燕医案)

十、月经前后诸症

（一）经行乳房胀痛

案1

朱某,女,30岁。

初诊(2016年10月9日)

主诉:经行乳房胀痛1年余。

现病史:13岁初潮,月经规则,5~7/28~30日,量中,无痛经,已婚,生育史1-0-0-1,顺产,工具避孕。近1年来经前1周乳房胀痛,伴急躁易怒,失眠多梦,心烦口苦,时有腰酸,二便调,舌质红苔薄,脉弦。LMP 2016年10月2日,量中,5日干净,色暗夹有血块,无痛经。2016年10月9日乳腺B超检查示双侧未见明显异常。西医诊断:经前期综合征。中医诊断:经行乳房胀痛。证属肝郁肾虚。治拟疏肝补肾。处方:妇科一号方加减。

柴胡10 g,炒当归10 g,炒白芍10 g,赤茯苓15 g,炒白术10 g,生甘草5 g,合欢皮10 g,制香附10 g,薄荷6 g,夏枯草15 g,皂角刺6 g,生栀子10 g,牡丹皮12 g,酸枣仁15 g,朱远志10 g,灯心草2 g,菟丝子10 g,枸杞子10 g,路路通10 g,山楂炭15 g,广佛手6 g。

7剂,每日1剂,水煎400 mL,早晚2次,饭后温服。

二诊(2016年10月18日)

服上药后睡眠好转,舌质红苔薄,脉弦。续前法,前方加减,处方:

柴胡10 g,炒当归10 g,炒白芍10 g,赤茯苓15 g,炒白术10 g,生甘草5 g,合欢皮10 g,制香附10 g,薄荷6 g,夏枯草15 g,皂角刺6 g,生栀子10 g,牡丹皮12 g,生地15 g,麦冬10 g,川石斛10 g,菟丝子10 g,枸杞子10 g,路路通10 g,山楂炭15 g,广佛手6 g。

14剂,每日1剂,水煎400 mL,早晚2次,饭后温服。

后在上方基础上随证加减治疗6个月后,经行乳房胀痛消失,睡眠正常,无口苦,无腰酸,大小便正常。

［**按**］《内经》记载："女子乳头属肝,乳房属胃。"肝经循胁肋,过乳头,乳头乃足厥阴肝经支络所属,乳房为足阳明胃经循行之所,足少阴肾经入乳内,所以经行乳房胀痛的发生,与肝、胃、肾关系密切。本病的发生多在经前或经期,而此时气血下注冲任血海,易使肝血不足,气偏有余,肝失调达,加之素体肾精不足,肝肾失养所致。郑志洁常用妇科一号方为基础来治疗,妇科一号方由逍遥丸加味组成,逍遥丸是调和肝脾的要方,用于肝郁血虚,脾虚不运,木不疏土,土不荣木之症。加入郁金、合欢皮、香附加强疏肝解郁功效;加入路路通、夏枯草、皂角刺通络散结;加入牡丹皮、栀子清泻肝火;加入酸枣仁、朱远志、灯心草养心清心,镇静安眠;加入菟丝子、枸杞子滋肾补肾。全方具有疏肝补肾、通络散结、养心安眠之功。二诊患者睡眠正常,舌质红苔薄,脉弦,去酸枣仁、朱远志、灯心草,加入生地、麦冬、川石斛滋阴养血,柔肝通络,经过 6 个月随证加减调治,诸症消失。

（郑志洁医案）

（二）经行头痛

案2

王某,27 岁,已婚。

初诊（2018 年 5 月 11 日）

主诉:经期头痛 4 年。

现病史:患者平素月经规则,13 岁,3～7/28～30 日,量中,无痛经。生育史1-0-4-1。近 4 年来经行头痛伴月经量少,剧时痛引呕吐,烦躁不安,经色暗,有血块,无腰痛,无痛经,时有经前乳房胀痛。LMP 2018 年 4 月 23 日,5 日净,量少。刻下:纳可,大便秘结,小便调,睡眠欠佳。舌红苔薄脉弦细。西医诊断:经前期综合征。中医诊断:经行头痛。证属阴血不足,肝阳上扰。治拟滋阴养血,平肝息风。处方:养血息风汤加减。

紫苏梗 15 g,炙黄芪 15 g,炒当归 10 g,炒白芍 10 g,白菊花 10 g,钩藤 10 g（后下）,枸杞子 10 g,炒党参 15 g,石决明 30 g（先煎）,合欢米 15 g,夜交藤 15 g,北沙参 10 g,炒陈皮 6 g,山楂炭 15 g,广佛手 6 g,朱茯神 15 g,灯心草 2 g,赤丹参10 g,炙甘草 5 g。

7 剂,每日 1 剂,水煎 400 mL,早晚 2 次,饭后温服。

二诊（2018 年 5 月 18 日）

服上药无不适,睡眠明显好转,今日始轻微乳房胀痛,无头痛。月经未潮,纳

可,二便调,舌淡红苔薄,脉弦细。又将届期,证治同前。处方:

紫苏梗15 g,炙黄芪15 g,炒当归10 g,炒白芍10 g,白菊花10 g,钩藤10 g(后下),石决明30 g(先煎),羌活10 g,炒僵蚕6 g,炒川芎6 g,灯心草2 g,合欢米15 g,夜交藤15 g,制香附10 g,赤丹参10 g,炒柴胡10 g,广郁金15 g,炒陈皮6 g,山楂炭15 g,北沙参10 g,广佛手6 g。

7剂,每日1剂,水煎400 mL,早晚2次,饭后温服。

三诊(2018年5月25日)

月经来潮,经期头痛、乳房胀痛明显减轻,睡眠欠佳。LMP 2018年5月24日,量较前略有增多,色红,无痛经,纳可,二便调,舌淡红、苔白、脉弦细。再拟前法出入,处方:

紫苏梗15 g,炙黄芪15 g,炒当归10 g,炒白芍10 g,白菊花10 g,钩藤10 g(后下),石决明30 g(先煎),羌活10 g,炒僵蚕6 g,炒川芎6 g,灯心草2 g,合欢米15 g,夜交藤15 g,制香附10 g,赤丹参10 g,炒柴胡10 g,广郁金15 g,炒陈皮6 g,山楂炭15 g,北沙参10 g,广佛手6 g,酸枣仁15 g。

14剂,每日1剂,水煎400 mL,早晚2次,饭后温服。

四诊(2018年6月8日)

患者近2日感疲劳口干,经行头痛及乳房胀痛明显缓解,睡眠好转。LMP 2018年5月24日,经量较前增多,5日净,无痛经,纳可,二便调,舌红苔薄,脉弦细。证治同前,处方:

太子参15 g,炙黄芪15 g,炒当归10 g,炒白芍10 g,白菊花10 g,钩藤10 g(后下),石决明30 g(先煎),羌活10 g,炒僵蚕6 g,炒川芎6 g,灯心草2 g,合欢米15 g,夜交藤15 g,制香附10 g,赤丹参10 g,蔓荆子10 g,山楂炭15 g,北沙参10 g,广佛手6 g,酸枣仁15 g,芦根15 g。

14剂,每日1剂,水煎400 mL,早晚2次,饭后温服。

五诊(2018年7月13日)

无明显经行头痛及经期乳房胀痛,月经来潮,LMP 2018年6月24日,量中,5日净,无痛经。疲劳口干缓解,睡眠可。现白带量多无异味,感腰酸,纳可,二便调,舌淡苔白腻,脉弦细。前方出入,处方:

炙黄芪15 g,炒当归10 g,炒白芍10 g,白菊花10 g,小川芎6 g,石决明15 g(先煎),麦冬10 g,钩藤10 g(后下),盐杜仲10 g,槲寄生10 g,金樱子10 g,合欢米15 g,夜交藤15 g,山楂炭15 g,广佛手6 g,北沙参10 g,制黄精10 g,芡实

15 g,莲须 15 g,炒椿根白皮 10 g。

14 剂,每日 1 剂,水煎 400 mL,早晚 2 次,饭后温服。

上方随症加减治疗 3 个月后无经行头痛、无经前乳房胀痛,月经量中,睡眠饮食可,大小便正常。停药 3 个月后随访未再复发。

[按] 经行头痛的病因,历代医家对此论述较少,仅张璐言其由于"痰湿为患",并以二陈加当归、炮姜、肉桂治之。现代名家根据此病的特点,认为与肝有密切关系。郑志洁认为经行头痛主要与阴血不足,肝阳失潜密切相关。本患者素体血虚,阴血不足,经行时阴血下聚,益感不足,脑失所养,故而头痛头晕。阴血不足,阳气失潜,肝阳偏亢,上扰清窍,头痛更剧,故经行头痛伴月经量少 4 年余;加之患者平素情志不畅,忧思多虑,肝郁气滞,横逆犯胃致呕吐;阴血不足,心神失养故睡眠欠佳。郑志洁投以养血息风汤滋阴养血、平肝息风,补中有清,补中有疏。郑志洁认为,治病首辨虚实,同时要标本兼顾。此患者阴血不足为本,故方中炒白芍、北沙参养阴柔肝;丹参、当归养血柔肝。头痛为标,故用僵蚕息风止痛,川芎、羌活祛风止痛。药后第一次行经头痛欲吐显著减轻,诸症好转。第二次行经临前 1 周乳房胀痛极轻,经行头痛明显缓解,月经量中,治疗 3 个月症情痊愈。

(郑志洁医案)

(三)经行鼻衄

 案 3

李某,女,26 岁。

初诊(2015 年 1 月 14 日)

主诉:经行鼻衄 2 年余。

现病史:患者既往月经规则,5～7/30 日,无痛经。未婚,有性生活史,生育史 0－0－0－0,避孕套避孕。近 2 年来出现经行鼻衄,月经提前,周期 15～21 日,经期 5～7 日,经量少,色红。LMP 2015 年 1 月 9 日,量少,色红,少许血块,无痛经,经行第 1～第 3 日出现鼻衄,现有少量经血,手足心热,咽干口渴,纳可,睡眠欠佳,入睡困难。二便调,白带正常。舌红苔少脉细。中医诊断:经行鼻衄。证属阴虚血热。治拟滋阴清热,凉血宁络。处方:凉经汤加减。

熟地 15 g,生地 15 g,肥知母 10 g,炒黄柏 10 g,炒白芍 10 g,黄芩 10 g,炒当归 10 g,炒牡丹皮 10 g,栀子炭 10 g,山楂炭 15 g,广佛手 6 g,生甘草 5 g,牛膝

10 g,地骨皮 10 g,荆芥炭 10 g。

7 剂,每日 1 剂,水煎 400 mL,早晚 2 次,饭后温服。

二诊(2015 年 1 月 22 日)

服上药后经行 6 日干净,手心汗出,睡眠好转,口干缓解,纳可,寐安,大小便可。舌红苔少脉细。处方:

熟地 15 g,生地 15 g,肥知母 10 g,炒黄柏 10 g,炒白芍 10 g,黄芩 10 g,炒当归 10 g,炒牡丹皮 10 g,栀子炭 10 g,山楂炭 15 g,广佛手 6 g,生甘草 5 g,牛膝 10 g,地骨皮 10 g,芦根 15 g,煅龙骨 15 g,煅牡蛎 15 g,海螵蛸 15 g,北沙参 10 g。

14 剂,每日 1 剂,水煎 400 mL,早晚 2 次,饭后温服。

三诊(2015 年 2 月 7 日)

月经来潮,月经提前 4 日,LMP 2015 年 2 月 5 日,量少,色红,少许血块,无痛经,经行第 1～第 2 日出现鼻衄,量较前明显减少,手心汗出缓解,纳寐可,大小便可。舌红苔少脉细。处方:

熟地 15 g,生地 15 g,肥知母 10 g,炒黄柏 10 g,炒白芍 10 g,黄芩 10 g,炒当归 10 g,炒牡丹皮 10 g,栀子炭 10 g,山楂炭 15 g,广佛手 6 g,生甘草 5 g,牛膝 10 g,地骨皮 10 g,荆芥炭 10 g,茜草 15 g,稽豆衣 15 g,炙黄芪 15 g,北沙参 10 g。

14 剂,每日 1 剂,水煎 400 mL,早晚 2 次,饭后温服。

在此基础上治疗 3 月余,经行鼻衄痊愈,月经周期基本恢复 26～28 日。

[按] 本病例系由肝肾阴虚,虚火上炎,犯及络脉所致。肝肾阴虚,经行之际,精血愈匮乏,阴不制阳,虚火挟冲气上逆,犯及阳络,故出现经期鼻衄、量少色红;火扰冲任,且阴血不足,血海不宁,迫血妄行,故月经先期而至,量少;热伤阴液,则咽干口渴;舌红苔少脉细均为阴虚血热之征。治拟滋阴清热,凉血宁络。郑志洁常用凉经汤为基础加减治疗。方中生地、熟地、当归入肝肾而滋阴养血,阴血充则水能制火;知母、黄柏苦寒降火,保存阴液,平抑亢阳;炒白芍酸能敛阴养血柔肝;栀子炭清热止血;牡丹皮、地骨皮清热宁络,凉血活血,与栀子炭相配止血不留瘀;牛膝引血下行;荆芥炭引血归经;山楂炭、佛手性温,健胃和胃,拮抗寒凉药郁遏;甘草调和诸药。诸药合用使阴血充,血热清,气火降,则上逆之血自止,月经之血如期而至。

(郑志洁医案)

十一、绝经前后诸症

 案 1

苏某,女,52 岁。

初诊

天癸已绝数载,头眩目花,心悸胸疼,肉瞤,神疲肢软,形寒,耳鸣,腰酸脊楚,胃纳如常。脉形弦细,舌苔淡白。

人参片,白术,黄芪,当归,白芍,何首乌,鸡血藤,甘菊花,钩藤,酸枣仁,远志,煅灵磁石,生姜,红枣,葛根。

 案 2

黄庆土呆,女,60 岁。

初诊

天癸已绝十余年,白垢频频,腰酸脊楚,头眩目花,耳鸣心悸,胯坠,胃纳如常。脉形弦细,舌苔淡白。

党参,黄芪,白术,熟地,玉竹,陈皮,升麻,柴胡,五倍子,五味子,牡蛎,龙骨,葛根,藁本。

（案 1、案 2 为郑友仁医案）

 案 3

沈某,女,48 岁。

初诊（2019 年 11 月 23 日）

主诉:月经后期量少 1 年余,欠寐、心悸、烘热盗汗 2 月余。

现病史:患者已婚,生育史 1 - 0 - 1 - 1。月经史:5～7/28～35 日,量中等,色红,既往经行乳房胀痛。近 1 年来月经延后,量少,周期 30～60 日不等。LMP 2019 年 9 月 2 日,7 日干净。现停经 2 月余,近 2 个月来出现烘热盗汗,动则汗出,腰酸,欠寐,神疲肢软,纳适,二便调。舌淡苔薄脉细。西医诊断:围绝经期综合征,中医诊断:绝经前后诸证。证属心脾两虚,心神失养。治拟补脾益气,宁心安神。处方:

炒党参 15 g,炙黄芪 15 g,生地 15 g,炒当归 10 g,炙甘草 5 g,朱茯神 15 g,朱远志 10 g,酸枣仁 15 g,灯心草 2 g,合欢米 15 g,夜交藤 15 g,黄连 3 g,生栀子 10 g,炒黄柏 10 g,炒陈皮 6 g,山楂炭 15 g,广佛手 6 g。

7 剂,每日 1 剂,水煎 400 mL,早晚 2 次,饭后温服。

二诊(2019 年 11 月 30 日)

月经未转,腰酸欠寐渐缓,神疲肢软烦热仍然。纳适,舌淡苔薄脉细。症治同前,前方出入。处方:

炒党参 15 g,炙黄芪 15 g,生地 15 g,炒当归 10 g,炙甘草 5 g,朱茯神 15 g,朱远志 10 g,酸枣仁 15 g,灯心草 2 g,合欢米 15 g,夜交藤 15 g,灵芝 10 g,黄连 3 g,生栀子 10 g,炒黄柏 10 g,地骨皮 15 g,山楂炭 15 g,广佛手 6 g。

14 剂,每日 1 剂,水煎 400 mL,早晚 2 次,饭后温服。

三诊(2019 年 12 月 14 日)

月经仍未转,已届 3 月余,白垢频频,神疲肢软明显改善,欠寐盗汗渐缓,仍感腰酸,纳适,舌淡苔薄脉细。证治同前,前方出入,处方:

炒党参 15 g,炒白术 15 g,赤茯苓 15 g,炙甘草 5 g,炒当归 10 g,生地 15 g,炒白芍 10 g,小川芎 6 g,制香附 10 g,赤丹参 10 g,灯心草 2 g,合欢米 15 g,夜交藤 15 g,黄连 3 g,生栀子 10 g,山楂炭 15 g,广佛手 6 g。

14 剂,每日 1 剂,水煎 400 mL,早晚 2 次,饭后温服。

四诊(2019 年 12 月 22 日)

月经来潮,LMP 2019 年 12 月 18 日,量中,今日刚干净,无明显神疲肢软,无腰酸,欠寐盗汗明显改善,纳适,舌淡苔薄脉细。前方出入,处方:

炒党参 15 g,炙黄芪 15 g,生地 15 g,炒当归 10 g,炙甘草 5 g,朱茯神 15 g,朱远志 10 g,酸枣仁 15 g,灯心草 2 g,合欢米 15 g,夜交藤 15 g,赤丹参 10 g,肥知母 10 g,炒黄柏 10 g,炒陈皮 6 g,山楂炭 15 g,广佛手 6 g。

14 剂,每日 1 剂,水煎 400 mL,早晚 2 次,饭后温服。

[按] 大部分妇女自然绝经年龄通常在 45～55 岁,围绝经期的妇女由于卵巢功能减退,促性腺激素升高导致神经、内分泌功能整体失调,而在绝经前后常常出现月经失调、心烦失眠、烘热汗出等不适的症状,严重影响了围绝经期女性的身心健康及生活质量。《内经》曰:"女子……七七,任脉虚,太冲脉衰少,天癸竭,地道不通,故形坏而无子。"此时脏腑功能衰退,影响到气血的运行,阴阳的和调,即可出现围绝经期的症状。本案患者 48 岁,已届围绝经期,加之素体阴虚,又劳心过度,七情所伤,耗气伤阴,导致月经量少、月经后期、欠寐、腰酸、烘热汗

出的围绝经期症状。治疗调和气血阴阳为其根本大法。法需补脾益气,滋阴养血,养心安神,使心肾相交,水可以灭火,烘热、心烦、欠寐自愈,使气血调和则经水自行。故郑志洁常用加减归脾汤治疗。方中党参、黄芪、甘草补脾益气;当归活血养血;合欢米、夜交藤、酸枣仁、茯神、朱远志养心安神,交通心肾;灯心草、黄连、生栀子清心安神,导火下行;黄柏、生地滋阴清虚热。诸药配伍,具有益气养阴、宁心安神之功。

 案4

陆某,女,58岁。

初诊(2018年3月16日)

主诉:腰酸,口干,睡眠欠佳1年余。

现病史:患者近1年腰酸,口干痰多,睡眠欠佳,神疲肢软,心慌,夜尿频,一晚2～3次,无烘热汗出,胃纳欠佳,饭后感腹胀。舌红苔少,脉细数。有高血脂病史,无高血压糖尿病病史。已婚,生育史2-0-3-2,50岁绝经。西医诊断:围绝经期综合征。中医诊断:绝经前后诸病。证属气阴两虚。治拟益气养阴。处方:

紫苏梗10 g,炙黄芪15 g,炒当归10 g,生地15 g,生甘草5 g,赤茯苓15 g,夜交藤15 g,灯心草2 g,川石槲10 g,麦冬10 g,陈皮6 g,六神曲10 g,山楂炭15 g,广佛手6 g,合欢皮15 g。

7剂,每日1剂,水煎400 mL,早晚2次,饭后温服。

二诊(2018年3月23日)

服上药后口干痰多好转、胃纳转佳,饭后感腹胀明显减轻,仍睡眠欠佳、腰酸、神疲肢软、心慌头晕。舌红苔少脉细数。证属气阴两虚,心肝火旺。治拟益气养阴,清心平肝。处方:

紫苏梗10 g,炙黄芪15 g,生地15 g,生甘草5 g,炒白芍10 g,白菊花10 g,钩藤10 g(后下),石决明30 g(先煎),川芎6 g,川石槲10 g,麦冬10 g,灯心草2 g,炒黄柏10 g,夜交藤15 g,大腹毛10 g,广佛手6 g。

7剂,每日1剂,水煎400 mL,早晚2次,饭后温服。

三诊(2018年3月30日)

服上药后口干痰多,睡眠欠佳,心慌明显好转,仍感腰酸神疲肢软,胃纳可,无腹胀。舌淡红苔薄脉细。证属肝肾阴虚。治拟滋养肝肾。处方:

紫苏梗10 g,炙黄芪15 g,生地15 g,生甘草5 g,炒白芍10 g,白菊花10 g,钩藤 10 g(后下),石决明 30 g(先煎),川芎 6 g,川石斛 10 g,麦冬 10 g,灯心草 2 g,炒黄柏 10 g,夜交藤 15 g,大腹毛 10 g,广佛手 6 g,盐杜仲 10 g,槲寄生 10 g,炒枳壳 15 g。

14 剂,每日 1 剂,水煎 400 mL,早晚 2 次,饭后温服。

四诊(2018 年 5 月 11 日)

服上药后无口干,无腰酸,睡眠可,偶感神疲肢软,胃纳可,无腹胀。舌淡红苔薄脉细。证属脾气虚。治拟健脾补气。补中益气汤加味,处方:

紫苏梗 10 g,炙黄芪 15 g,炒当归 10 g,生地 15 g,生甘草 5 g,炙升麻 6 g,柴胡 6 g,炒枳壳 15 g,炒陈皮 6 g,大腹毛 10 g,炒黄柏 10 g,蒲公英 10 g,六神曲 10 g,北五味 6 g,山楂炭 15 g,广佛手 6 g。

7 剂,每日 1 剂,水煎 400 mL,早晚 2 次,饭后温服。

2 个月后随访,患者无腰酸口干,夜间能安静入睡,夜尿 1 次。胃纳可,大小便可,精神饮食可。能愉快地参加较多的社会活动。

[按] 七七任脉虚,太冲脉衰少,天癸竭。符合自然规律,多数妇女可顺利度过,但有部分妇女因肾阴阳平衡失调而出现诸证。以本虚标实为特点,肾虚为本,肾脏的阴阳失调必然影响到心肝脾多脏发生病理改变,临床出现复杂多样的表现。肾阴虚故出现腰酸口干,夜尿 2～3 次;影响到心则睡眠欠佳、心慌;影响到脾出现神疲肢软;影响到胃出现胃纳欠佳,饭后感腹胀。舌红少苔、脉细数为阴虚之证,故治疗上步步为营。首次诊治当益气养阴为先,二诊清心平肝,三诊滋养肝肾治本,注重顾护脾胃。

 案 5

王某,女,50 岁,已婚。

初诊(2019 年 1 月 12 日)

主诉:烘热汗出 5 月余。

现病史:患者现已绝经 1 年,近 5 个月烘热汗出,时有怕冷,乳房胀痛,时有后背痛,伴有心慌、心烦易怒等症,饮食可,夜寐一般,大小便基本正常。2018 年 12 月 26 日外院因冠状动脉粥样硬化性心脏病(简称"冠心病")住院治疗无明显好转。舌淡白苔少,脉细。西医诊断:围绝经期综合征。中医诊断:绝经前后诸证。证属阴阳两虚证。治拟滋阴潜阳,重镇安神,佐以扶脾,养心,敛汗。处方:

炒党参 10 g,炙黄芪 15 g,炒当归 10 g,生地 15 g,生甘草 5 g,朱茯神 10 g,辰远志 10 g,酸枣仁 15 g,赤丹参 10 g,煅龙齿 10 g(先煎),煅磁石 30 g(先煎),钩藤 10 g(后下),黄连 3 g,生栀子 10 g,瘪桃干 10 g,糯稻根 10 g,浮小麦 15 g,炒陈皮 6 g,青蒿 10 g,白薇 10 g,山楂炭 15 g,佛手 6 g。

7 剂,每日 1 剂,水煎 400 mL,早晚 2 次,饭后温服。

二诊(2019 年 1 月 20 日)

汗出、乳房胀痛、背痛等症状明显缓解,仍有怕冷、心慌、舌脉如前。治拟滋阴潜阳,养心安神。处方:

上方加仙茅 10 g、淫羊藿 10 g、知母 10 g、炒黄柏 10 g。

7 剂,每日 1 剂,水煎 400 mL,早晚 2 次,饭后温服。

三诊(2019 年 2 月 1 日)

患者心慌好转,仍有怕冷,近日睡眠欠佳。舌脉同前。治宗原法,处方:

炒党参 10 g,炙黄芪 15 g,炒当归 10 g,生地 15 g,生甘草 5 g,朱茯神 10 g,辰远志 10 g,酸枣仁 15 g,赤丹参 10 g,煅龙齿 10 g(先煎),煅磁石 30 g(先煎),钩藤 10 g(后下),黄连 3 g,桂枝 5 g,瘪桃干 10 g,糯稻根 10 g,浮小麦 15 g,灯心草 2 g,夜交藤 15 g,山楂炭 15 g,佛手 6 g。

14 剂,每日 1 剂,水煎 400 mL,早晚 2 次,饭后温服。

四诊(2019 年 2 月 17 日)

诸症状缓解,睡眠可,服药以来烘热汗出 2 次,舌淡苔薄白,脉细。仍从前法加减,稳固疗效。处方:

炒党参 10 g,炙黄芪 15 g,炒当归 10 g,生地 15 g,生甘草 5 g,朱茯神 10 g,辰远志 10 g,酸枣仁 15 g,赤丹参 10 g,煅龙齿 10 g(先煎),煅磁石 30 g(先煎),钩藤 10 g(后下),青蒿 10 g,桂枝 5 g,瘪桃干 10 g,糯稻根 10 g,浮小麦 15 g,夜交藤 15 g,五味子 10 g,五倍子 6 g,山楂炭 15 g,佛手 6 g。

7 剂,每日 1 剂,水煎 400 mL,早晚 2 次,饭后温服。

[**按**] 患者现刚过七七之年,肾气不足,肾精亏虚,又因情志不遂,思虑过度,日久耗伤心血,导致阴阳失调,心肝火旺。肾阴不足,虚阳上越,故烘热汗出;气属阳,肾气不足,气随汗泄,卫阳不固,则畏寒;肾水不能上济于心滋养肝木,导致君相火旺,故见心烦失眠,乳胀。故治疗重在调和阴阳,恢复平衡。方用郑氏更年方加减治疗。方中黄芪、党参补气健脾,当归、地黄、丹参养血补血;佐以茯神、远志、酸枣仁宁心安神;龙骨、磁石、钩藤滋阴潜阳,重镇安神;黄连、栀子清心除烦;瘪桃干、糯稻根、麻黄根、浮小麦敛汗;青蒿、白薇清虚热;同时固护脾胃之

气,以山楂炭、佛手理气和胃。全方共奏滋阴潜阳,重镇安神,扶脾,养心,敛汗之效。四诊仍有烘热汗出,加五味子、五倍子酸甘敛阴,益气生津。后复诊在此基础上治疗4月余,患者症状基本缓解。

案6

朱某,女,44岁。

初诊(2018年6月8日)

主诉:腰酸耳鸣,烦热自汗3月余。

现病史:患者孕2产1,人流1次。近3个月余无明显诱因下出现腰酸耳鸣,烦热自汗,神疲肢软,心慌。既往月经规则,周期25~32日。近1年来月经稀发,甚则闭经,量少。LMP 2018年5月17日,量少,5日干净,无痛经。PMP 2016年10月2日,量少,5日干净,无痛经。睡眠可,纳适,二便调,脉弦细,舌苔淡白。西医诊断:围绝经期综合征。中医诊断:绝经前后诸证。证属气阴两虚。治拟健脾益气,滋阴清热,收敛止汗。处方:

紫苏梗10 g,炙黄芪15 g,生地15 g,炒当归10 g,赤茯苓10 g,黄连3 g,生栀子10 g,炒黄柏10 g,山楂炭15 g,广佛手6 g,浮小麦30 g,糯稻根15 g,瘪桃干10 g,炒秫米15 g,炒枳壳15 g,麻黄根6 g,炒陈皮6 g。

7剂,每日1剂,水煎400 mL,早晚2次,饭后温服。

二诊(2018年6月14日)

2018年6月9日内分泌检查:LH 20.12 mIU/mL,FSH 42.35 mIU/mL。服上药后烦热自汗,神疲肢软,心慌略有好转,仍感腰酸耳鸣,睡眠可,纳适,二便调,脉弦细,舌苔淡白。拟从前法出入。处方:

紫苏梗10 g,炙黄芪15 g,炒当归10 g,炒白术10 g,赤茯苓10 g,黄连3 g,栀子炭10 g,路路通10 g,地骨皮15 g,瘪桃干10 g,糯稻根10 g,浮小麦15 g,炒陈皮6 g,六神曲10 g,大腹毛10 g,炒枳壳15 g,制香附10 g,广佛手6 g。

7剂,每日1剂,水煎400 mL,早晚2次,饭后温服。

三诊(2018年6月23日)

烦热自汗,神疲肢软,心慌明显好转,仍感腰酸耳鸣腹胀,眠可,纳适,二便调,脉弦细,舌苔淡白。拟从前方出入,处方:

紫苏梗10 g,炙黄芪15 g,炒当归10 g,炒白术10 g,生甘草5 g,赤茯苓10 g,黄连3 g,地骨皮15 g,生栀子10 g,瘪桃干10 g,糯稻根10 g,浮小麦15 g,炒陈皮

6 g,六神曲 10 g,山楂炭 15 g,炒枳壳 15 g,厚朴 6 g,广佛手 6 g,木香 3 g。

14 剂,每日 1 剂,水煎 400 mL,早晚 2 次,饭后温服。

四诊(2018 年 7 月 12 日)

服药后烦热自汗,神疲肢软,心慌明显好转,感腰酸耳鸣腹胀好转,睡眠好转,纳适,二便调,脉弦细,舌苔淡白。LMP 2018 年 7 月 4 日,量少好转。拟从前法出入,益气养阴敛汗,清心安神。处方:

制远志 10 g,炒党参 15 g,炙黄芪 15 g,炒当归 10 g,生地 15 g,生甘草 5 g,朱茯神 10 g,酸枣仁 10 g,黄连 3 g,地骨皮 15 g,栀子炭 10 g,炒黄柏 10 g,瘪桃干 10 g,麻黄根 6 g,煅牡蛎 10 g,浮小麦 15 g,赤丹参 10 g,合欢米 15 g,夜交藤 15 g,灯心草 2 g,山楂炭 15 g,广佛手 6 g,糯稻根 10 g。

7 剂,每日 1 剂,水煎 400 mL,早晚 2 次,饭后温服。

治疗后诸症皆有改善,之后在上方基础上,随症加减,巩固治疗 2 个月。症状基本消失而病愈。

[按] 李中梓谓:"心不下交于肾,浊火乱其神明;肾不上交于心,精气伏而灵。火居上则搏而为痰,水居于下则而生燥……故补肾而使之时上,养心而使之交下,则神气清明,志意常治。"患者 44 岁提前进入围绝经期,肾气衰,冲任虚,天癸竭。肾水不足,不能上济于心,不能涵养肝木,阴火无以制约,独亢于上,则出现腰酸耳鸣、烦热自汗、神疲肢软、心慌、睡眠欠佳等症状。故治疗以养阴敛汗、清心安神为主。黄芪、炒白术、甘草、赤茯苓、陈皮健脾益气;当归养血活血;黄连、地骨皮、生栀子滋阴清热,清心除烦;瘪桃干、糯稻根、浮小麦收敛止汗;山楂炭、广佛手健脾疏肝和胃。

案 7

王某,57 岁,已婚。

初诊(2019 年 1 月 11 日)

主诉:烘热汗出 3 月余。

现病史:患者既往月经规则,生育史 2 - 0 - 0 - 2。10 年前因子宫肌瘤行全子宫切除手术。有冠心病史,目前口服倍他洛克等药物治疗。平素思虑多,喜嗳气,近 3 个月出现烘热出汗,头晕乏力,急躁易怒,心慌胸闷,面色少华,失眠,胃呆纳少,二便尚调。舌质偏红,苔薄白,脉弦细略数。西医诊断:围绝经期综合征。中医诊断:绝经前后诸证。证属气阴亏虚,君相火旺。治拟益气养阴,泻火宁神。

处方：

炒党参10 g,炙黄芪15 g,炒当归10 g,制远志10 g,生地15 g,生甘草5 g,朱茯神10 g,酸枣仁10 g,煅龙齿30 g(先煎),煅磁石30 g(先煎),赤丹参10 g,钩藤10 g(后下),黄连3 g,生栀子10 g,瘪桃干10 g,糯稻根10 g,麻黄根6 g,炒陈皮6 g,山楂炭15 g,大腹毛10 g,广佛手6 g,广木香3 g,浮小麦30 g。

7剂,每日1剂,水煎400 mL,早晚2次,饭后温服。

二诊(2019年2月1日)

药后潮热出汗明显好转,仍觉烦躁,难以入眠,舌淡苔白,脉沉细略数。拟从前法出入。处方：

上方加灯心草2 g、夜交藤15 g、五味子10 g、淮小麦30 g。

7剂,每日1剂,水煎400 mL,早晚2次,饭后温服。

三诊(2019年2月17日)

药后烘热汗出基本缓解,睡眠转安,余症明显减轻。

上方继服2周巩固疗效。

[按] 患者因子宫肌瘤手术后,损伤冲任,又素来情志不遂,思虑过度,日久耗伤心脾,导致气血不足,则可见面色少华,神疲乏力;现已年近花甲,肾气肾精已亏,肾阴不足,阴不制阳,虚阳外越,故烘热汗出;肾水不能上济于心,心火亢盛,扰动心神则失眠多梦;乙癸同源,肾水不足,肝木失养,肝阳上亢,故见急躁易怒,头晕。故治疗重在益气养血,调和阴阳。方选归脾汤加减治疗。方中党参、黄芪、当归益气养血,生地滋阴;钩藤、黄连、生栀子、灯心草泻心肝之火;茯神、远志、酸枣仁养心安神,煅龙齿、煅磁石重镇安神定魄;瘪桃干、糯稻根、麻黄根、浮小麦敛阴止汗;陈皮、山楂炭、大腹毛、广佛手、木香理气和中。二诊仍觉烦躁,难以入眠,加五味子、淮小麦养心安神,和中缓急。郑志洁认为本病治疗除口服药石之外,应需重视心理疏导,情怀怡悦,收效更佳。

(案3～案7为郑志洁医案)

第二节　带　下　病

案1

夏江陈某,女,26岁。

初诊

产后十月,子乳,经事未转,白垢频频成朵且臭,腰酸脊楚,心悸耳鸣,头眩目花,肢麻,形寒,胃纳如常,脉形弦细,舌苔淡黄。

薏苡仁,川石斛,逍遥丸,柴胡,赤茯苓,半夏,芡实,六一散,黄芪,防风,枸杞,莲须,荷叶。

案 2

草织社张某,室女,24 岁。

初诊

未出阁,经行正期,来时少腹迸痛,今经未及期,平时白垢频频,成朵且臭,腰酸脊楚,头眩目花,脉形弦细,舌苔淡白。

薏苡仁,川石斛,大柴胡,当归,赤茯苓,半夏,芡实,莲须,六一散,黄芪,防风,炮姜,扁豆,荷叶。

(案 1、案 2 为郑友仁医案)

案 3

周某,女,31 岁,已婚。

初诊(2018 年 4 月 20 日)

主诉:白带量多 1 年余。

现病史:患者近 1 年白带量多,水样,劳累后加剧,偶外阴痒,于外院多次就诊妇检未见明显异常,白带常规清洁度Ⅰ～Ⅲ度,2017 年 12 月 17 日外院查 TCT:未见上皮内病变细胞及癌细胞,HPV 阴性。先后用甲硝唑栓、硝酸咪康唑阴道软囊、硝呋太尔阴道填塞及皮肤康、黄柏洗液外洗后未见明显好转。平素月经规则,5～7/30 日,LMP 2018 年 3 月 26 日,量中,无痛经,7 日干净。刻下:带下色清量多水样,神疲肢软,寐可,纳可,大小便正常,舌淡苔白脉滑。1 - 0 - 0 - 1,上环。西医诊断:阴道炎。中医诊断:带下病。证属脾虚湿胜。治拟健脾益气,祛湿止带。处方:郑氏束带方加味。

炙黄芪 15 g,薏苡仁 15 g,炒白术 10 g,炒柴胡 10 g,赤茯苓 10 g,生甘草 5 g,制半夏 10 g,炒陈皮 6 g,芡实 10 g,莲须 10 g,炒苍术 10 g,大腹皮 10 g,椿根白皮 10 g,炒当归 10 g,山楂炭 15 g,广佛手 6 g,怀山药 15 g。

7 剂,每日 1 剂,水煎 400 mL,早晚 2 次,饭后温服。

二诊(2018 年 5 月 11 日)

服上药后水样带下略有减少,神疲乏力好转,无外阴痒,舌淡苔白,脉滑。LMP 2018 年 4 月 23 日,量中,无痛经。前方出入。

处方:上方加蒲公英 10 g,芦根 15 g。

14 剂,每日 1 剂,水煎 400 mL,早晚 2 次,饭后温服。

服上药后,阴道水样排液明显减少,此后再按上法调治 3 个月经周期,带下量正常,随访半年未复发。

[按]《傅青主女科》开篇之首即有"带下俱是湿证"之说,而内湿之生,首当责脾。本案患者素体脾虚,脾虚失运,湿浊下注,损伤任、带二脉而出现带下量多,治拟健脾益气,祛湿止带。方中黄芪、炒白术、怀山药、甘草健脾益气,炒白术健脾阳,怀山药健脾阴;苍术、半夏、陈皮燥湿健脾,行气和胃;薏苡仁、大腹皮利水渗湿,使邪有出路;芡实、莲须、椿根白皮健脾除湿,固摄止带;柴胡疏肝解郁,助力脾气健运,并可升阳,有助除湿;当归活血,载气运行;山楂炭、佛手调和脾胃。观其全方,重在一个"湿"字,其补、温、利,都是为湿邪开路,补虚而不滞邪,以达健脾益气、除湿止带之效。二诊加用蒲公英、芦根清热解毒,同时防脾虚湿蕴化热及反佐药物的温热之性。

案 4

张某,女,40 岁。

初诊(2018 年 12 月 14 日)

主诉:白带量多 3 年余。

现病史:患者已婚,1 - 0 - 1 - 1,上环。近 3 年无明显诱因下出现白带量多,色白或黄,水样,劳累后加剧,偶外阴痒,伴有神疲乏力,痰多呕恶。平素月经规则,5～7/30 日,LMP 2018 年 12 月 7 日,量中,7 日净,偶有轻微痛经。多次妇科检查宫颈中糜,白带清洁度Ⅰ～Ⅱ度,霉菌、滴虫、淋球菌、衣原体均阴性,宫颈防癌筛查未见异常,阴道用甲硝唑栓、保妇康栓等治疗无明显效果。舌淡苔腻,脉弦滑。西医诊断:宫颈炎。中医诊断:带下病。证属脾虚湿胜。治拟健脾祛湿。处方:郑氏束带方。

炙黄芪 15 g,薏苡仁 15 g,川石斛 10 g,炒柴胡 10 g,炒当归 10 g,赤茯苓 15 g,制半夏 10 g,炒陈皮 10 g,炙甘草 5 g,莲须 15 g,芡实 15 g,白扁豆 15 g,芦根 15 g,炒黄柏 10 g,大腹皮 10 g,山楂炭 15 g,佛手 6 g。

14 剂,每日 1 剂,水煎 400 mL,早晚 2 次,饭后温服。

二诊(2018 年 12 月 28 日)

用药后感白带明显减少,精神好转,轻微外阴痒,舌淡苔腻脉弦滑。证治同前,处方:

上方加蛇床子 10 g、蝉蜕 10 g、白鲜皮 15 g。

14 剂,每日 1 剂,水煎 400 mL,早晚 2 次,饭后温服。

三诊(2019 年 1 月 11 日)

用药后白带减少,无明显外阴瘙痒,偶感腰酸。LMP 2019 年 1 月 8 日,量中,无痛经。舌淡苔白脉弦。证治同前,处方:

炙黄芪 15 g,薏苡仁 15 g,川石斛 10 g,炒柴胡 10 g,炒当归 10 g,赤茯苓 15 g,制半夏 10 g,炒陈皮 10 g,炙甘草 5 g,莲须 15 g,芡实 15 g,白扁豆 15 g,炒白术 15 g,椿根白皮 10 g,大腹皮 10 g,山楂炭 15 g,佛手 6 g,炒杜仲 10 g,菟丝子 15 g,续断 10 g。

14 剂。

[按] 《丹溪心法云》:“带下,主治燥湿为先,漏与带,俱是胃中痰积流下,渗入膀胱。”《女科经纶·带下门》:“白带多是脾虚……脾伤则湿土之气下陷,是脾精不守,不能输为荣血而下白滑之物。”《傅青主女科》说:“夫带下俱是湿症。”湿有内外之别,外湿指外感之湿邪,湿毒邪气乘虚内侵胞宫,以致任脉损伤,带脉失约,引起带下病。内湿的产生与脾肾功能失常有密切的关系。本病例由于患者平素饮食不节,劳逸失常,情志不畅等导致脾阳受损,脾失健运,故见带下量多,水样,色白或色黄,神疲乏力,劳累后更甚,舌淡苔腻,脉弦滑。治拟健脾祛湿,郑氏常用郑氏束带方随症加减。方中黄芪、茯苓、白扁豆、大腹皮、薏苡仁健脾利湿;芡实、莲须补脾益肾,除湿止带;半夏、陈皮燥湿化痰和胃,三组药物配伍既杜生湿之源,又去已成之痰湿;当归活血养血,调和气机;柴胡疏散升扬,配茯苓、白扁豆则升发脾胃清阳而止带;川石斛滋阴,防燥湿太过伤阴之弊;山楂炭、佛手、甘草健胃和胃,调和诸药。诸药合用,使脾气健运,清阳得升,湿浊得化,则带下自止。若外阴痒加用蛇床子、蝉蜕、白鲜皮杀虫止痒;若伴腰酸加杜仲、续断、菟丝子等补肾。

（案 3、案 4 为郑志洁医案）

案 5

汤某,女,42 岁。

初诊(2018年7月17日)

主诉:带下量多8个月。

现病史:患者已婚,2-0-2-2,避孕套避孕。月经史:13岁初潮,5～7/30日,量中,无痛经。2017年11月因月经量多、经期延长1年外院就诊,超声提示子宫内膜增厚行诊刮术,术后病理提示子宫内膜息肉,术后出现白带量多。2018年4月27日外院就诊妇检示宫颈轻糜,查白带常规未见异常。TCT:未见上皮内病变及恶性细胞;HPV其他12种高危型阳性,HPV高危亚型16阳性,HPV高危亚型18阳性。2018年5月10日阴道镜下宫颈活检术,术后病理提示宫颈低级别上皮内病变,建议行宫颈锥切术。患者因有贫血病史不愿手术治疗,遂来我院要求中药调理。2018年7月17日查血常规:红细胞计数$3.88×10^{12}$/L血红蛋白88.0↓ g/L。LMP 2018年7月7日,经期7日,量中,无痛经,色暗夹有血块,腰酸。刻下:神疲乏力,头晕,腰膝酸软,畏寒肢冷,纳可,二便调,夜寐安。偶下腹坠痛,带下量多,水样,无异味,外阴不痒,舌淡胖,边有齿痕,苔白腻脉细。西医诊断:宫颈低级别上皮内病变;贫血。中医诊断:带下病;虚证。证属脾虚湿胜,气血两虚。治拟健脾化湿,益气养血。处方:郑氏束带方加减。

炙黄芪15 g,薏苡仁15 g,炒当归10 g,怀山药15 g,赤茯苓15 g,制半夏10 g,炒陈皮6 g,炙甘草5 g,莲须15 g,芡实15 g,白扁豆15 g,炒黄柏10 g,大腹毛10 g,仙鹤草30 g,大枣15 g,炒党参15 g,山楂炭15 g,广佛手6 g。

7剂,每日1剂,水煎400 mL,早晚2次,饭后温服。

嘱:同房时男方避孕套避免再次交叉感染,忌生冷、辛辣、油腻饮食,注意休息,保持心情舒畅。

二诊(2018年7月31日)

用药后水样带下略减少,神疲肢软略有好转,无外阴痒。舌淡胖边有齿痕,苔白脉细。治宗前法。

处方:前方加炒枳壳15 g。14剂。

三诊(2018年8月20日)

月经来潮。LMP 2018年8月10日,7日干净,量中,腰酸,无痛经,偶感头晕,无头痛,带下减少,神疲肢软明显好转,舌淡胖有齿痕,苔白边脉细。前方出入,处方:

炙黄芪15 g,薏苡仁15 g,炒当归10 g,赤茯苓15 g,制半夏10 g,炒陈皮6 g,炙甘草5 g,莲须15 g,芡实15 g,白扁豆15 g,大腹毛10 g,炒党参15 g,怀山药

15 g,仙鹤草 30 g,大枣 15 g,炒川芎 6 g,炒枳壳 15 g,菟丝子 15 g,补骨脂 10 g,淫羊藿 10 g,山楂炭 15 g,广佛手 6 g。

14 剂,每日 1 剂,水煎 400 mL,早晚 2 次,饭后温服。

四诊(2018 年 9 月 15 日)

月经来潮,LMP 2018 年 9 月 8 日,量中,7 日干净,无痛经,带下可,经行乳房轻微胀痛,舌淡胖有齿痕,苔白,脉细。2018 年 9 月 15 日血常规:红细胞计数 $4.14×10^{12}$/L,血红蛋白 100.0 g/L↓。前方出入。处方:

上方加制香附 10 g。14 剂。

之后根据上方随症加减断断续续调理 8 月余,患者带下量中,无贫血,无头晕腰酸。2019 年 5 月 24 日复查 HPV 其他 12 种高危型阳性,HPV 高危亚型 16 阴性,HPV 高危亚型 18 阴性,TCT 正常。2019 年 6 月 10 日阴道镜下宫颈活检病理:慢性宫颈炎。之后未再用药,嘱咐每年定期复查。2020 年 5 月 15 日复查 HPV 其他 12 种高危型阴性,HPV 高危亚型 16 阴性,HPV 高危亚型 18 阴性,TCT 正常。

［按］　HPV 感染中医按症状归于“带下”“五色带”“阴疮”范畴,病因不离“湿”。HPV 病毒属湿浊邪毒,湿邪黏滞,易影响气机,导致水湿代谢异常,加之素体正气不足,无法托邪外出,导致邪毒长期侵犯,无法自愈。该患者素体脾虚,脾失健运,湿浊内生,湿性趋下,故白带量多;气不固摄,致经行量多、经期延长,诊刮术后冲任受损,带脉失约,故带下量多;脾虚生化乏源,故出现贫血。考虑手术会加重贫血,患者也不愿意接受手术治疗,故先中药调理,增强体质,托毒外出,同时纠正贫血。舌淡边有齿痕,苔白,脉细,此为脾虚湿盛、气血两虚之证。故治拟健脾祛湿,益气养血。治疗上用郑氏束带方加仙鹤草、大枣等随症加减,仙鹤草、大枣为补虚要药。全方共奏健脾利湿、益气养血之功。

案 6

陈某,女,26 岁。

初诊(2019 年 2 月 22 日)

主诉:经行下腹痛 1 年余,发现宫颈上皮内瘤变(CIN)Ⅰ级 1 月余。

现病史:患者未婚,有性生活史,生育史 0 - 0 - 0 - 0,工具避孕,暂无生育要求。12 岁初潮,平素月经规则 5～7/30 日,无痛经。近 1 年因工作压力大,加之受凉后痛经,第 1～第 2 日痛剧,经行小腹怕冷。2019 年 1 月 2 日于外院就诊痛经,宫颈防癌筛查发现 TCT：低级别鳞状上皮内病变(LSIL)；HPV 其他 12 种阳性,2019 年 1 月 10 日宫颈(3、6、9、12 点)活检病理：宫颈低级别上皮内病变,因未育建议干扰素泡腾片阴道填塞保守治疗。患者现干扰素泡腾片隔日 1 次阴道填塞治疗,今来院要求中药调理。LMP 2019 年 2 月 21 日,量中,色暗夹有血块,痛经,小腹怕冷。平素白带量多,黄水样,稍有异味,无阴痒,无下腹痛,无不规则阴道出血,胃纳可,二便调,寐安,舌黯苔腻脉弦。西医诊断：宫颈低级别鳞状上皮内病变;痛经。中医诊断：带下病;痛经。证属脾虚湿盛,寒凝血瘀。治拟健脾祛湿,温经散寒,活血化瘀。处方：郑氏束带方加味。

炙黄芪 15 g,薏苡仁 30 g,炒柴胡 10 g,炒当归 10 g,赤茯苓 10 g,制半夏 10 g,炒陈皮 6 g,炙甘草 5 g,莲须 15 g,芡实 15 g,白扁豆 15 g,芦根 15 g,炒黄柏 10 g,大腹毛 10 g,广佛手 6 g,延胡索 10 g,乌药 6 g,炒青皮 6 g,吴茱萸 3 g,小茴香 6 g。

14 剂,每日 1 剂,水煎 400 mL,早晚 2 次,饭后温服。

嘱：同房时男方避孕套避免再次交叉感染,忌生冷、油腻饮食,注意休息,保持心情舒畅。

二诊(2019 年 3 月 8 日)

LMP 2019 年 2 月 21 日,经期 6 日,量中,经净后白带略有减少,无外阴痒,无下腹痛。胃纳可,二便调,寐安,舌黯苔腻脉弦。治宗前法,处方：

炙黄芪 15 g,薏苡仁 30 g,炒柴胡 10 g,炒当归 10 g,赤茯苓 10 g,制半夏 10 g,炒陈皮 6 g,炙甘草 5 g,莲须 15 g,芡实 15 g,白扁豆 15 g,芦根 15 g,炒黄柏 10 g,大腹毛 10 g,广佛手 6 g,怀山药 15 g,炒苍术 10 g,炒青皮 6 g,吴茱萸 3 g,小川芎 6 g。

14 剂,每日 1 剂,水煎 400 mL,早晚 2 次,饭后温服。

三诊(2019 年 3 月 22 日)

LMP 2019 年 3 月 18 日,量中,痛经明显减轻,小腹怕冷,纳可,二便调,寐安,舌黯苔白,脉弦。证治同前。

处方：上方加肉桂 2 g,14 剂。

四诊(2019 年 4 月 22 日)

LMP 2019 年 4 月 17 日,量中,无明显痛经,无血块。小腹怕冷缓解,纳可,二便调,寐安,舌淡苔薄白,脉细弦。证治同前,处方：

炙黄芪 15 g,薏苡仁 30 g,炒柴胡 10 g,炒当归 10 g,赤茯苓 10 g,制半夏 10 g,炒陈皮 6 g,炙甘草 5 g,莲须 15 g,芡实 15 g,白扁豆 15 g,炒党参 15 g,怀山药 15 g,肉桂 2 g,菟丝子 15 g,补骨脂 10 g,淫羊藿 10 g,大腹毛 10 g,山楂炭 15 g,广佛手 6 g。

14 剂,每日 1 剂,水煎 400 mL,早晚 2 次,饭后温服。

依上方出入继续调理 6 个月,干扰素阴道填塞治疗 3 个月,带下正常,无异味。2019 年 10 月 14 日复查 TCT:未见上皮内病变及恶性细胞;HPV 其他 12 种高危型阴性,HPV 高危亚型 16 阴性,HPV 高危亚型 18 阴性,阴道镜下宫颈活检病理:慢性宫颈炎。

[按]　宫颈上皮内瘤变(CIN)属于中医"带下""积聚""癥瘕"范畴。子门经阴道与外界相通,生理上易感受外邪,寒热湿邪入侵。《医宗金鉴》有言"积之成也,正气不足而后邪气踞之"。本案患者平素工作压力大,心情抑郁,肝气郁结,日久犯脾,脾失健运,正气不足,邪毒趁虚内侵,客于子门。脾土虚陷,寒湿内生,故发痛经,湿郁日久化热,湿热下注奇经,故白带量多色黄如水样。考虑证属虚实夹杂,因此在健脾益气、顾护正气的同时也要考虑清解邪毒。故用郑氏束带方健脾益气,祛湿清热。党参、黄芪、茯苓、山药健脾益气,白扁豆、芡实、莲须健脾除湿,共护后天之本。柴胡、紫苏梗、佛手疏肝理气。半夏、陈皮燥湿化痰,半夏为治湿痰之要药,大腹皮、薏苡仁利水渗湿,使湿邪有出路。黄柏清热解毒。山楂炭、佛手和胃理气,调畅气机。本案患者还有痛经,故加用吴茱萸、延胡索、乌药、炒青皮温经散寒、活血止痛。四诊后痛经痊愈,去吴茱萸、乌药、青皮、延胡索,继续郑氏束带方加补肾药健脾补肾治本半年,正气得复,正胜邪退。另阴道填塞干扰素药物治疗可直中病所,有利于疾病痊愈。

（案 5、案 6 为刘晓燕医案）

第三节　妊　娠　病

一、妊娠恶阻

案 1

赵家宅张某,女,24 岁。

初诊

新完婚 4 月余,经行延期,色正量多,4 日净,来时腰酸,今经 3 个月未转,形寒腰酸,头眩目花且昏,心悸耳鸣,胸疼,纳呆作胀,气怯泛恶。脉形弦细,舌苔淡白。

太子参,白术,紫苏梗,甘草,陈皮,麦冬,厚朴,生姜,竹茹。

案 2

嘉定尤某,女,25 岁。

初诊

产后 7 月,子不乳,经孕 2 月余,白垢频频,神疲肢软,得纳则懊恢呕吐,喉哽,腰酸脊楚,便如常,嗳气,脉形弦细,舌苔淡白。

党参,赤苓,白术,甘草,陈皮,厚朴,麦冬,生姜,竹茹。

(案 1、案 2 为郑友仁医案)

案 3

吴某,女,31 岁。

初诊(2018 年 3 月 9 日)

主诉:早孕 2 个月,恶心呕吐 1 个月,加剧 1 周。

现病史:该患者平素月经规则,量中,色正,无痛经。已婚,生育史 1-0-1-1。LMP 2017 年 12 月 20 日,量色质如常。现妊娠 2 个月,近 1 个月来恶心呕吐,每日 1~2 次,近 1 周呕吐加剧,食入后半小时呕吐,或为内容物或为酸水,无下腹痛,无阴道流血。2018 年 3 月 8 日外院血 HCG 69 492.6 mIU/mL, P 14.1 ng/mL。超声见子宫腔内见一个孕囊回声,孕囊大小 35 mm×31 mm。见胚胎及心管搏动,胚胎长 16 mm,可见卵黄囊,直径 6 mm,早孕 8W3D。饮食一般,睡眠不安,舌淡苔白,脉滑。西医诊断:妊娠呕吐。中医诊断:恶阻。证属脾胃不和证。治拟健脾和胃,安胎止呕。处方:

炒党参 15 g,炒白术 10 g,赤茯苓 10 g,炙甘草 5 g,木香 3 g,旋覆花 10 g(包煎),砂仁 6 g(后下),炒陈皮 6 g,石决明 30 g(先煎),黄连 3 g,钩藤 10 g(后下),制乌梅 10 g,竹茹 10 g,山楂炭 15 g,广佛手 6 g。

7 剂,每日 1 剂,水煎 400 mL,早晚 2 次,饭后温服。

二诊(2018 年 3 月 16 日)

恶心呕吐好转,饮食可,寐安,二便基本正常。舌淡苔白脉滑。治疗仍遵前法。处方:

紫苏梗 15 g,炒白术 10 g,赤茯苓 10 g,炙甘草 5 g,木香 3 g,砂仁 6 g(后下),

旋覆花 10 g(包煎),钩藤 10 g(后下),制乌梅 10 g,竹茹 10 g,山楂炭 15 g,广佛手 6 g,石决明 30 g(先煎),黄连 3 g,炒陈皮 6 g,炒党参 15 g。

7 剂,每日 1 剂,水煎 400 mL,早晚 2 次,饭后温服。

1 周后复诊,观其精神如常,问其现状,诸症消失,饮食如常,切其脉象弦滑,知其胃气已复,无须服药,告诫房事,注意休息,可保完全。

[按]　本例患者素脾虚肝旺之人,妊娠受胎后气血下聚养胎,冲气旺盛,夹肝火上逆,横犯脾胃,胃失和降,发为恶阻。《傅青主女科》云:"夫妇人受妊,本于肾气之旺也……而肾水不能应,则肝益急,肝急则火动而逆也;肝气即逆,是以呕吐恶心之症生焉。"肝火上炎,则口吐酸水;气机不利,则心烦易怒。故治疗上以健脾清肝和胃为主。郑志洁认为健脾和胃乃治病之本,降逆止呕为治病之标。故以人参橘皮竹茹汤为基础方化裁,补气健脾,扶正固胎;石决明、钩藤清肝降逆;竹茹、旋覆花降逆止呕,配砂仁、木香、紫苏梗、佛手理气和胃,调畅气机;少佐黄连清泻胃火;加乌梅制酸养阴,以防苦寒之药伤阴。本方为郑志洁治疗脾虚肝火犯胃之常用方,随证加减,临床收效甚佳。

(郑志洁医案)

二、妊娠腹痛

案 1

郭家宅郭某,已婚,37 岁。

初诊

产后十几载,经行正期,色正量多二日净,今经五旬而来,少而腹痛腰酸,已届三日,纳呆,形寒,神疲,舌苔淡白,脉形滑细。

阿胶,艾叶,当归,生地,炒白芍,川芎,党参,炒白术,续断,甘草,升麻,柴胡,苎麻根,佛手。

案 2

肖家庙王某,女,23 岁。

初诊

产后一载半余,子不乳已届 2 个月,经事未行,近患腹中攻动偏左进痛阵作,腰酸脊楚,头眩目花,心悸耳鸣,胃纳如常,便如常,白垢频频,脉形滑细,舌苔淡白。

阿胶,艾叶,熟地,当归,白芍,川芎,砂仁,川断,杜仲,毛脊,桑寄生,苎麻根。

案 3

张家宅张某,女,32 岁。

初诊

产后四载,今孕弥月,近患赤白带下频频,腰酸,腹时作进,胃纳如常。脉形滑细,舌苔淡白。

薏苡仁,川石斛,柴胡,逍遥丸,赤茯苓,怀山药,半夏,薏苡仁,黄芪,防风,莲须,荷叶。

案 4

农场徐某,女,25 岁。

初诊

怀孕 3 个月,两腰酸楚,头眩目花,心悸耳鸣,神疲肢软,纳呆。舌红苔少,脉形滑细。

熟地,鳖甲,赤茯苓,怀山药,牡丹皮,泽泻,川断,杜仲,毛脊,桑寄生,补骨脂,淫羊藿。

(案 1～案 4 为郑友仁医案)

三、胎漏胎动不安

案

杨某,36 岁,已婚。

初诊(2019 年 10 月 18 日)

主诉:停经 45 日,阴道少量出血 1 日。

现病史:月经史 6～7/29～30 日,量中等,色红,无痛经。已婚,生育史 0 - 0 - 0 - 0,未避孕。LMP 2019 年 9 月 3 日,6 日干净。2019 年 10 月 3 日自测尿 HCG 阳性。现停经 45 日,今日阴道少量出血,恶心无呕吐,时觉下腹隐痛腰酸。2019 年 10 月 18 日血 HCG 14 561.5 mIU/mL, P 15.2 ng/mL。超声示子宫腔内见一个孕囊回声,孕囊大小 15 mm×14 mm,未见胚胎及胎心,可见卵黄囊,直径 4 mm。刻下:阴道少量出血,呈咖啡色,无血块及肉样组织流出,时觉下腹隐痛腰酸,伴神疲肢软,纳可,睡眠一般,大便溏薄,小便调。舌淡苔白,脉滑细。西医诊断:先兆流产,中医诊断:胎动不安。证属脾肾两虚,气血不足。治拟健脾补肾,益气养血,止血安胎。处方:

蛤粉炒阿胶 15 g,艾叶 5 g,生地 15 g,炒白芍 10 g,炒当归 10 g,炒党参 10 g,炙黄芪 15 g,炒白术 10 g,黄芩炭 10 g,煅牡蛎 10 g,煅龙骨 15 g,炒杜仲 10 g,桑寄生 15 g,菟丝子 15 g,苎麻根 10 g,续断 10 g,砂仁 3 g(后下)。

7 剂,每日 1 剂,水煎 400 mL,早晚 2 次,饭后温服。

二诊(2019 年 11 月 8 日)

服药后阴道出血已止,现停经 68 日,神疲肢软缓解,便溏好转,偶恶心无呕吐,饮食可,睡眠可,无腰酸,无下腹痛,舌淡苔白脉滑细。2019 年 11 月 8 日复查 β-HCG 52 146.25 mIU/mL↑,P 38.50 ng/mL。B 超:子宫腔内见一个孕囊回声,孕囊大小 25 mm×21 mm,见胚芽及心管搏动,胚芽长 2.8 mm,可见卵黄囊,直径 3.1 mm。证治同前,继以健脾补肾,养血止血安胎。处方:

炒党参 15 g,炙黄芪 15 g,炒当归 10 g,生地 15 g,炙甘草 5 g,炙升麻 6 g,续断 10 g,砂仁 6 g(后下),桑寄生 10 g,菟丝子 15 g,煅牡蛎 10 g,苎麻根 10 g,炒白术 10 g,黄芩炭 10 g,广佛手 6 g。

7 剂,每日 1 剂,水煎 400 mL,早晚 2 次,饭后温服。

随访 5 月余,告知已于妇幼保健院建孕卡,按时产检胎儿发育正常。

[按]　郑志洁认为脾肾两虚、气血不足导致冲任损伤、胎元不固是胎动不安、胎漏的基本病机。该患者妊娠期间出现阴道少量出血,时有腰酸下腹隐痛,属于中医的胎动不安。因先天禀赋不足,后天失养,导致脾肾两虚所致。脾虚运化失司,化源不足,气血两虚,气虚不摄,血虚失养,胎元不固,而致胎漏下血、胎动不安、神疲肢软。肾虚冲任不固,胎失所养,故阴道出血,腰为肾之府,肾虚则腰酸痛,舌淡苔白,脉滑细,均为脾肾两虚之证。治拟健脾补肾,益气养血,止血安胎。郑志洁常用《郑氏女科八十二法》中祖传经验方安胎饮为基础方(组成:潞党参、台白术、茯苓、甘草、当归头、陈艾绒、大白芍、川芎、熟地、黄芪、阿胶珠、地榆炭)加寿胎丸。方中党参、黄芪、炒白芍、茯苓、甘草健脾益气,阿胶滋阴养血止血,蛤粉炒后止血作用加强;杜仲补肾强腰安胎;当归、炒白芍、生地养血安胎;艾叶温经止血安胎,苎麻根、黄芩炭清热止血安胎;煅牡蛎固摄止血;砂仁醒脾和

胃,理气安胎,既防补中过滞,又利胞中胎安,因其性燥善走,故少量用之。甘草调和诸药。诸药合用,使脾气健,肾气盛,气血充盛。气以系胎,血以养胎,胎元得长则胎自安。郑志洁参印前贤,恪守经典,以祖传经验方与经典方完美结合。此外要嘱咐患者安胎期间忌房事3个月。

(郑志洁医案)

四、滑胎

案

谢某,女,37岁。

初诊(2018年9月20日)

主诉:胚胎停育3次。

现病史:患者初潮13岁,5~7/25~33日,无痛经。已婚,生育史0-0-3-0,未避孕,有生育要求。有胚胎停育病史3次,2015年、2016年各孕1月余,胚胎停育,2017年8月体外受精(IVF)失败后月经量少,2018年2月孕50日自然流产后月经延后,周期1~3个月不等,量少,2~3日干净。LMP 2018年9月9日,量少,无痛经。刻下:腰酸乏力,无腹痛,多梦,纳可,二便调,舌淡苔薄脉细。西医诊断:习惯性流产。中医诊断:滑胎。证属脾肾亏虚,气血不足。治拟健脾补肾,益气养血。处方:

炒党参15 g,炒白术10 g,赤茯苓10 g,炙甘草5 g,炒当归10 g,炒白芍10 g,生地15 g,炒川芎6 g,菟丝子15 g,补骨脂10 g,盐杜仲10 g,槲寄生10 g,赤丹参15 g,制香附10 g,淫羊藿10 g,山楂炭15 g,川佛手6 g。

14剂,每日1剂,水煎400 mL,早晚2次,饭后温服。

二诊(2018年10月11日)

服上药后腰酸缓解,仍感疲劳,多梦易醒,潮热汗出,脱发,纳可,大便2~3日1次,舌红苔薄,脉沉细。LMP 2018年10月7日,量中如常,无痛经。证属气阴两虚,心神失养。治拟益气滋阴,养心安神。处方:

紫苏梗12 g,炙黄芪15 g,炒党参15 g,炒白术10 g,炒当归10 g,生地15 g,炒白芍15 g,合欢米15 g,夜交藤15 g,灯心草2 g,地骨皮15 g,白薇12 g,浮小麦15 g,瘪桃干12 g,山楂炭15 g,川佛手6 g,煅磁石30 g(先煎)。

7剂,每日1剂,水煎400 mL,早晚2次,饭后温服。

三诊(2018年10月25日)

服上药后诸症缓解,精神好转,无潮热汗出,睡眠可,纳可,两便调。舌红苔薄,脉沉细。处方:

炙黄芪15 g,炒党参15 g,炒白术10 g,赤茯苓10 g,炙甘草5 g,炒当归10 g,生地15 g,炒白芍10 g,炒川芎6 g,麦冬10 g,赤丹参10 g,制香附10 g,生栀子10 g,牡丹皮10 g,炒陈皮6 g,六神曲10 g,炒枳壳15 g,山楂炭15 g,川佛手6 g。

14剂,每日1剂,水煎400 mL,早晚2次,饭后温服。

四诊(2018年11月19日)

月经逾期未潮,LMP 2018年10月7日,量中如常,痛经(一),现停经43日,自测尿HCG阳性。刻下:腰酸痛,乏力,无腹痛,无阴道出血,纳呆,舌淡苔薄脉滑细。2018年11月19日β-HCG＞15 000 mIU/mL, P 38.70 ng/mL。2018年11月19日B超:子宫腔内见一个孕囊回声,孕囊大小23 mm×11 mm。见胚芽及心管搏动,胚芽长2.5 mm。可见卵黄囊,直径2.5 mm。提示:早孕(约5W6D,随访)。证属脾肾两虚。治拟健脾益气,固肾安胎。处方:

炒党参10 g,炙黄芪15 g,炒当归10 g,生地15 g,炙甘草5 g,炒白芍10 g,炒川芎6 g,砂仁6 g(后下),苎麻根10 g,菟丝子15 g,黄芩炭10 g,续断10 g,炒白术10 g,桑寄生10 g,川佛手6 g。

7剂,每日1剂,水煎400 mL,早晚2次,饭后温服。

五诊(2018年11月29日)

服上药无不适,停经53日,无阴道出血,轻微腰酸痛,偶恶心无呕吐。舌淡苔薄,脉滑细。2018年11月29日复查β-HCG 48 490.01 mIU/mL, P 31.50 ng/mL。证治同前。处方:

上方7剂。

医嘱:合理饮食,稳定情绪,避免劳累,严禁房事,不适随诊。

之后依据上述方药随症加减服药,保胎至4月余停止服药,后随访,于2019年7月10日顺产一男婴,母子健康。

[按]　患者连续流产3次,中医学称为"滑胎",多与母体先天不足,后天失养,脾肾亏虚致冲任不固,气血不足,不能摄养胎元密切相关。《女科集义》云:"妊娠腰痛,属下焦空虚者多,盖因经血阴液注养胎元,则任带奇经及足少阴肾经之气血空乏,虚实不和,故痛也。"治疗滑胎应本着预防为主,防治结合的阶段性原则。孕前宜以健脾补肾,益气养血,调理冲任为主;孕后即应积极进行保胎治

疗,并应维持超过既往堕胎、小产的时间2周以上,万不可等到发生流产先兆以后再进行诊治。对于滑胎之患者应言明"预培其损"的重要性和孕后坚持用药的必要性。本例患者多次流产主要责之于肾气亏虚,使冲任失调,气血不足,胎失所养,故治疗上总以健脾补肾、益气养血为大法。未孕之前益气养血,健脾补肾调经,常用八珍汤加补肾药如菟丝子、补骨脂、续断、淫羊藿、桑寄生"预培其损";孕后仍健脾益气,固肾安胎。郑志洁用祖传经验方安胎饮为基础方,随症加减,坚持用药4月余保胎成功。

(郑志洁医案)

第四节　产 后 病

一、产后腹痛

案1

庵桥洪某,女,22岁。

初诊

产后六朝,子乳,瘀淋少而色白未楚,小腹进痛块攻,腰足疼楚,胸痞纳呆,头汗神疲。

紫苏梗,当归,川芎,香附,丹参,茺蔚子,红花,炮姜,青皮,陈皮,豆蔻,香橼,山楂炭,泽兰。

案2

三里桥赵某,女,39岁。

初诊

产后1个月,子不乳,瘀淋少而未楚,肠鸣脐腹进痛,便泄,腰酸脊楚,头眩心悸耳鸣,胸疼纳呆,懊恢泛恶,舌苔淡白,脉形弦细。

紫苏梗,赤茯苓,半夏,厚朴,陈皮,豆蔻,香橼,大腹皮,神曲,枸杞,木香,砂仁,佛手。

(案1、案2为郑友仁医案)

二、产后恶露不绝

案 **1**

徐家小庙顾某,女,25 岁。

初诊

产后二月,子乳,瘀少色白未楚,神疲肢软,腰酸脊楚,头眩目花,心悸耳鸣,欠寐纷纭惊惕,胃纳如常,便如常。脉形弦细,舌苔淡白。

党参,黄芪,白术,当归,白芍,石斛,血余炭,棕榈炭,莲房炭,蒲黄炭,诃子,佛手。

(郑友仁医案)

案 **2**

张某,女,30 岁。

初诊(2018 年 6 月 1 日)

主诉:清宫术后恶露未净 1 月余。

现病史:月经 14 岁初潮,5～7/30 日,量中,无痛经。已婚,生育史 1 - 0 - 2 - 1,未避孕,有生育要求。LMP 2018 年 2 月 22 日,量中,无腹痛,无明显不适。孕 2 月余超声提示稽留流产,2018 年 4 月 25 日行清宫术,术后恶露未净 1 月余,量少,色暗红,神疲乏力,恶风怕冷,无下腹痛,舌淡黯苔薄黄,脉弦。西医诊断:子宫复旧不全。中医诊断:恶露不绝。证属血瘀夹热。治拟活血化瘀,清热止血。处方:

炒当归 15 g,炒川芎 10 g,桃仁 10 g,生甘草 5 g,炮姜炭 5 g,炒枳壳 15 g,蒲公英 10 g,大血藤 10 g,炙黄芪 15 g,炒白术 10 g。

7 剂,每日 1 剂,水煎 400 mL,早晚 2 次,饭后温服。

二诊(2018 年 6 月 8 日)

服上药后恶露基本干净,仍汗出恶风,感腰酸,神疲肢软,舌淡黯苔薄,脉细弦。证属脾肾两虚。治拟健脾益气,补肾固腰。处方:

炒党参 15 g,炒白术 10 g,赤茯苓 10 g,炙甘草 5 g,生地 15 g,炒白芍 10 g,炒当归 10 g,炒川芎 6 g,菟丝子 15 g,盐杜仲 10 g,桑寄生 10 g,炒陈皮 6 g,山楂炭 15 g,广佛手 6 g,防风 10 g,炙黄芪 15 g。

14 剂,每日 1 剂,水煎 400 mL,早晚 2 次,饭后温服。

三诊(2018 年 6 月 24 日)

月经未潮,感乳房胀痛,下腹冷痛,精神渐振,汗出恶风缓解,无腰酸,二便调。舌淡黯苔薄,脉弦。证属营血不和,寒凝胞宫。治拟和营理气,温经止痛。

处方:

柴胡 10 g,炒当归 10 g,炒白芍 10 g,赤茯苓 10 g,炒白术 10 g,生甘草 5 g,薄荷 6 g(后下),合欢皮 10 g,制香附 10 g,广郁金 15 g,赤丹参 10 g,炒青皮 10 g,小茴香 6 g,川楝子 10 g,木香 3 g,山楂炭 15 g,广佛手 6 g。

14 剂,每日 1 剂,水煎 400 mL,早晚 2 次,饭后温服。

四诊(2018 年 7 月 16 日)

腰酸缓解,轻微乳房胀痛,无小腹冷痛,月经来潮,LMP 2018 年 7 月 11 日,5 日干净,精神可,二便调。舌淡黯苔薄,脉弦。证属肝郁肾虚。治拟疏肝补肾。

处方:

柴胡 10 g,炒当归 10 g,炒白芍 10 g,赤茯苓 10 g,炒白术 10 g,生甘草 5 g,合欢皮 10 g,薄荷 6 g(后下),制香附 10 g,广郁金 15 g,赤丹参 10 g,山楂炭 15 g,广佛手 6 g,益母草 15 g,盐杜仲 10 g,续断 10 g。

[按] 稽留流产后由于清宫术时的创伤和出血,以致产后"百节空虚"。因此,"最虚之处,便是容邪之所",是其发病特点。恶露不绝的病理变化是"虚、瘀、热"三个环节,三者可相互影响,而"虚"是其中心环节。其病位主要在肝肾。瘀阻冲任,新血不得归经,则恶露过期不止,淋漓不尽;瘀血内阻,不通则痛,故腰酸,舌暗脉弦为瘀血阻滞之证。当以祛瘀生新,理血归经为先,方用生化汤加味收效显著。二诊血止后仍汗出怕风,是元气受损,百脉空虚。理当益气养血,补肾填精。其后辨证论治随症加减,余症亦愈。方虽平淡,如能分清主次,按部就班,当得心应手。

(郑志洁医案)

三、产后自汗盗汗

案 1

地园施某,女,33 岁。

来诊

产后八朝,子不乳,瘀淋少而未楚,产后始患自盗两汗频频,足楚,心悸,头眩,胃纳如常,便如常,舌苔淡白,脉形弦细。

党参,黄芪,白术,当归,白芍,生地,熟地,山药,泽泻,五倍子,五味子,浮小麦,麻黄根,糯稻根,瘪桃干。

案 2

太仓余某,已婚。

初诊

产后将及 4 个月,子不乳,瘀淋 1 月余而净,经事已转,正期而至,来时浑身骨节酸楚形寒,今经遇转,头眩目花,心悸欠寐,耳鸣,腰酸脊楚,自汗颇多,遇风则咳,胃纳始常,时欲作胀,气怯懊恼,口腻哈欠,舌苔淡黄,脉形弦细。

藿香,佩兰,苍术,半夏,厚朴,当归,陈皮,豆蔻,香橼皮,大腹皮,炒枳壳,神曲,秫米,佛手。

（案 1、案 2 为郑友仁医案）

案 3

章某,女,26 岁。

初诊(2019 年 2 月 27 日)

主诉:产后汗出 1 月余。

现病史:患者平素月经规则,生育史 1－0－1－1。2019 年 1 月 25 日顺产一健康女婴后,时有汗出,动则尤甚,汗出以头面为主。恶露未净,平素倦怠乏力,腰酸,哺乳期,乳汁量少。近日因起居不慎感受风邪,汗出加重,不能自止,恶风怕冷,无发热,无咳嗽咳痰,无鼻塞流涕。刻下:汗出恶风,腰膝酸软,神疲乏力,睡眠欠佳,舌红,苔薄,脉浮细。中医诊断:产后自汗。证属气阴两虚。治拟益气养阴,和营敛汗。处方:

炒党参 15 g,炙黄芪 10 g,炒白术 10 g,炒白芍 15 g,炒当归 10 g,川石斛 10 g,赤茯苓 10 g,生地 15 g,煅牡蛎 10 g,麦冬 10 g,大枣 10 g,防风 10 g,桂枝 10 g,麻黄根 6 g,酸枣仁 15 g,夜交藤 15 g,山楂炭 15 g,佛手 6 g。

7 剂,每日 1 剂,水煎 400 mL,早晚 2 次,饭后温服。

二诊(2019 年 3 月 8 日)

服上药后汗出明显缓解,睡眠好转,乳汁仍偏少,恶露仍未净,量少色淡,仍恶风寒,舌淡红,苔薄,脉弦细。治宗原法。处方:

上方加通草 10 g、王不留行 10 g、炮姜炭 3 g。

14 剂。每日 1 剂,水煎 400 mL,早晚 2 次,饭后温服。

三诊(2019 年 3 月 24 日)

服上药后汗出基本缓解,乳汁增多,恶露干净,微恶风寒,睡眠可,二便调,舌淡红,苔薄白,脉弦细。治宗原法。处方:

炒党参 15 g,炙黄芪 10 g,炒白术 10 g,炒白芍 15 g,炒当归 10 g,川石斛 10 g,赤茯苓 10 g,生地 15 g,煅牡蛎 10 g,麦冬 10 g,大枣 10 g,防风 10 g,桂枝 10 g,麻黄根 6 g,酸枣仁 15 g,夜交藤 15 g,山楂炭 15 g,佛手 6 g,通草 10 g,王不留行 10 g。

14 剂,每日 1 剂,水煎 400 mL,早晚 2 次,饭后温服。

后按上述方子随症加减继续用药,共治疗 3 月余,诸症消失。

[按]《郑氏补遗》曰:"产后三阳经郁热开通,必有汗出。若玄府闭塞而汗不出,必发热也。但热有轻重,玄府后疏密,故汗有多少,不可过,多则有伤津之虑。"《妇人大全良方》云:"夫产后虚汗不止者,由阴气虚而阳气加之,阳气独发于外,故汗出也。血为阴,产则伤血,是为阴气虚也,气为阳,其气实者,阳加于阴,故令汗出。而阴气虚弱不复者,则汗出不止也。"《金匮要略·妇人产后病脉证治》云:"产妇喜汗出者,亡阴血虚,阳气独盛,故当汗出。"因产后病患者多虚,故郑志洁在治疗上以补虚为主。

该患者产后伤血,气随血耗,腠理不密,卫阳不固,故自汗恶风;动则耗气,故出汗加剧;气虚阳衰故倦怠乏力,血属阴,血耗则阴虚,阴虚则热,故恶露不尽。乳汁为气血所化生,气阴不足,则化生乏源,故乳汁量少,血不足则心神失养,故睡眠欠佳。治拟益气养阴,和营敛汗。郑志洁常用《济阴纲目》中的黄芪汤加味,方中党参、黄芪、炒白术、赤茯苓健脾补气固表,生地、麦冬、川石斛、大枣滋阴养血;煅牡蛎固涩敛汗,防风走表,助黄芪、炒白术以益气御风;桂枝解肌发表,散外感风寒,炒白芍益阴敛营,桂芍相配,调和营卫,相须为用;酸枣仁、夜交藤养心安神;麻黄根固表止汗。二诊,汗出等诸症好转,但乳汁量少,考虑固涩敛汗同时乳汁不畅所致,加用通草、王不留行通络下乳。三诊,汗出基本缓解,乳汁增多,恶露干净。

(郑志洁医案)

四、产后咳嗽

毛家乡卢某,女,31岁。

初诊

产后1个月,瘀淋旬日而楚,经未转,神疲肢软,头眩目花,心悸耳鸣,肢麻形寒,腰酸脊楚,咳嗽风痰,肋痛气怯,泛恶纳呆,舌苔淡白,脉形弦细。

牛蒡子,前胡,桑枝,杏仁,半夏,橘红,浙贝母,钩藤,旋覆花,紫苏子,天花粉,桔梗,枳壳,竹茹。

(郑友仁医案)

五、产后身痛

熊某,女,28岁。

初诊(2018年12月30日)

主诉:产后全身关节疼痛20日。

现病史:患者产后50余日,恶露已净,乳汁量少,产后检查子宫复旧如常。产后1个月开始出现四肢关节、肩甲、颈部酸痛,麻木,屈伸不利,恶风寒,得热则舒,腰膝酸软,睡眠欠佳,舌淡红,苔薄白,脉弦细。中医诊断:产后身痛。证属营血亏虚,风寒入络。治拟养血祛风,温经通络。处方:

炒党参15 g,炙黄芪10 g,炒白术10 g,炒白芍15 g,炒当归5 g,炒川芎10 g,赤茯苓10 g,生地15 g,羌活10 g,独活10 g,丝瓜络6 g,防风10 g,桂枝10 g,路路通15 g,灯心草2 g,酸枣仁15 g,夜交藤15 g,山楂炭15 g,佛手6 g。

7剂,每日1剂,水煎400 mL,早晚2次,饭后温服。

二诊(2019年1月8日)

服上药后全身关节酸痛略有缓解,睡眠好转,仍恶风寒,舌淡红,苔薄白,脉弦细。治宗原法。处方:

上方加续断10 g、桑寄生10 g、杜仲10 g。

14剂,每日1剂,水煎400 mL,早晚2次,饭后温服。

三诊(2019 年 1 月 24 日)

服上药后全身关节酸痛明显缓解,恶风寒好转,乳汁增多,睡眠可,二便调,舌淡红,苔薄白,脉弦细。治宗原法。处方:

炒党参 15 g,炙黄芪 10 g,炒白术 10 g,炒赤芍 15 g,炒当归 5 g,炒川芎 10 g,赤茯苓 10 g,生地 15 g,羌活 10 g,独活 10 g,丝瓜络 6 g,防风 10 g,桂枝 10 g,路路通 15 g,续断 10 g,桑寄生 10 g,杜仲 10 g,山楂炭 15 g,佛手 6 g。

14 剂,每日 1 剂,水煎 400 mL,早晚 2 次,饭后温服。

后按上述方子随症加减继续用药,共治疗 3 月余,诸症消失。

[按] 该患者产后出现全身关节疼痛属于中医产后身痛,俗称"产后风"。多由于产时损伤气血,气血虚弱,元气精血俱伤,腠理疏松,所谓"产后百脉空虚",卫阳不固,加之产妇起居不慎,风寒湿邪乘虚而入,气血不调,营卫失和,阻滞经脉,关节筋脉失之濡养,故而出现全身关节疼痛、酸痛,麻木。《郑氏女科六书校注·女科万金方》曰:"产后骨节遍身酸疼者,产育之时,周身三百大小骨节开张,气血俱虚,兼劳役坐卧,出房冒风所致。"正虚邪实是本病的致病特点,所谓"正气存内,邪不可干,邪之所凑,其气必虚"。治拟益气养血祛风,温经通络止痛。方中八珍汤益气养血;黄芪、防风配伍炒白术,即玉屏风散祛风散邪,益气固表,加强卫外功能,预防风寒湿邪再次乘虚而入;羌活、独活、丝瓜络疏风活络止痛;桂枝温经散寒止痛,与黄芪配伍还可固表;路路通即可祛风活络,利水,还可通乳;睡眠欠佳用酸枣仁、夜交藤、灯心草养心安神,山楂炭、佛手健胃和胃。肾为先天之本,肾亏则腰酸,故二诊加入续断、桑寄生、杜仲补肾治本。

(郑志洁医案)

第五节 妇 科 杂 病

一、不孕症

案 1

浏河陈某,女,30 岁。

初诊

婚后十一载,未育,经今延期,色淡量多,7 日净,来时小腹迸痛且滞,两腰酸楚,经今适转已届2日,头眩目花,心悸耳鸣,纳呆,便如常,脉形弦细,舌苔淡白。

柴胡,香附,丹参,茺蔚子,郁金,延胡索,青皮,茴香,川楝子,肉苁蓉,枸杞子,紫石英,陈艾,逍遥丸。

案2

新塘市周某,女,29岁。

初诊

未育,经行靠前甚至廿日一行,色紫块下,来时两腰酸楚,腹胀,经今未及期,白垢,神疲肢软,头眩目花,心悸耳鸣,胃纳如常,脉形弦细,舌苔淡白。

柴胡,香附,丹参,茺蔚子,郁金,延胡索,青皮,细辛,艾叶,紫石英,淫羊藿,佛手,逍遥丸。

（案1、案2为郑友仁医案）

案3

王某,女,33岁。

初诊(2015年5月12日)

主诉:未避孕未孕3年余。

现病史:患者平素月经规则,5～7/27～33日,量中,色红,轻微痛经。已婚,未避孕未孕3年余,性生活正常,男方精液分析正常。外院输卵管造影提示:双侧输卵管通而不畅。于2014年行辅助生育技术助孕2次均失败。经前3日始乳房胀痛、腰酸。LMP 2015年5月3日,5日净,量中,色正,质中,无异味,夹血块,轻微痛经,睡眠可,二便调,舌淡苔薄黄,脉弦。西医诊断:原发性不孕症。中医诊断:不孕。证属肝郁肾虚,瘀阻脉络。治拟疏肝补肾,祛瘀通络。处方:

柴胡10 g,炒白芍10 g,炒白术10 g,薄荷6 g(后下),炒当归10 g,赤茯苓15 g,生甘草5 g,广郁金15 g,合欢皮10 g,赤丹参10 g,制香附10 g,路路通10 g,山楂炭15 g,广佛手6 g,炒黄柏10 g,蒲公英10 g,红藤10 g,败酱草10 g,皂角刺6 g,菟丝子10 g,补骨脂10 g,淫羊藿10 g。

7剂,每日1剂,水煎400 mL,早晚2次,饭后温服。

二诊(2015年5月20日)

服药后无不适,睡眠可,二便调,舌淡苔薄黄,脉弦。治宗原法。处方:

上方加桂枝6 g,黄芪15 g。

14 剂,每日 1 剂,水煎 400 mL,早晚 2 次,饭后温服。

三诊(2015 年 6 月 16 日)

服上药后停经 33 日,自测尿 HCG 阳性。现因"停经 43 日,下腹隐痛 2 日"就诊,舌淡苔薄脉滑细。超声提示子宫内见无回声区 6 mm。西医诊断:先兆流产。中医诊断:胎动不安。证属气血两虚,肾气不固。予以益气养血,固肾安胎治疗。处方:

炒党参 15 g,炙黄芪 15 g,炒当归 10 g,炒川芎 6 g,炒白芍 15 g,生地 15 g,艾叶 6 g,阿胶 10 g,炒白术 10 g,艾叶 5 g,桑寄生 10 g,续断 10 g,菟丝子 15 g,地榆炭 10 g,黄芩炭 10 g,苎麻根 10 g,甘草 5 g。

后经上方加减保胎治疗至 4 月余,孕期如常,随访生一男孩,母子健康。

[按] 该患者婚后 3 年未避孕未孕,经输卵管碘油造影确诊为输卵管通而不畅。由于患者房事不节,瘀毒阻于脉络,脉络不通,两精不能相搏,故而不孕。患者经前 3 日始乳房胀痛、腰酸,此与肝肾有关。故而综合考虑,拟疏肝补肾、祛瘀通络为治则。因输卵管阻塞性不孕,郑志洁在整个治疗过程中以经验方妇科一号方为主方加减变化应用之,本方具有疏肝健脾、化瘀通络之功。方中柴胡、香附、白芍、佛手疏肝柔肝,理气通络;丹参、当归活血化瘀,调经通络;茯苓、白术健脾益气;黄柏、蒲公英、红藤、败酱草清热解毒,祛瘀活血,消肿止痛。四药均入下焦,清下焦之热毒。皂角刺配伍路路通,通络脱毒,皂角刺辛散温通,药力锐利,直达病所,经验证明是疏通输卵管阻塞的要药。也可配伍穿山甲,祛瘀通络之力更强,但因穿山甲为名贵药材,现在多不用。菟丝子、补骨脂、淫羊藿补肾填精,可改善卵巢黄体功能。二诊加用黄芪益气通络、桂枝温通经脉,疏通输卵管之力更强,故而三诊即已受孕,患者下腹隐痛检查后排除异位妊娠,中医诊断胎动不安,证属气血两虚、肾气不固,予以益气养血,固肾安胎治疗,予以郑氏安胎饮加减治疗。

案 4

吴某,女,28 岁。

初诊(2018 年 12 月 19 日)

主诉:婚后未避孕未孕 2 年。

现病史:患者已婚,生育史 0 - 0 - 0 - 0,未避孕。婚后未避孕未孕 2 年,男方精液分析正常。患者平素月经量少,周期正常,经行轻微恶心,无呕吐,无经行乳房胀痛,无痛经史。LMP 2018 年 12 月 1 日,经行 6 日,量少色黑,无痛经。刻下:神疲肢软,腰酸,白带少,大小便正常,舌红苔薄,脉细。2018年12月4日外院查性激素:葡萄糖 4.3 mmol/L,空腹胰岛素 8.4 mIU/mL,TSH 1.89 μIU/mL,P 0.20 ng/mL,E_2 27.5 pg/mL,FSH 6.63 mIU/mL,LH 4 mIU/mL,PRL 12 ng/mL,T 0.81 nmol/L。西医诊断:原发性不孕症。中医诊断:不孕。证属肾阴虚。治拟滋肾益精,调经助孕。处方:

熟地 15 g,怀山药 15 g,酒山茱萸 10 g,炒白芍 15 g,炙甘草 5 g,炙黄芪 15 g,炒白术 15 g,旋覆花 10 g,菟丝子 10 g,炙龟甲 15 g,枸杞子 15 g,山楂炭 15 g,佛手 6 g。

14剂,每日1剂,水煎 400 mL,早晚2次,饭后温服。

二诊(2019年1月15日)

LMP 2019年1月3日,量中,饮食睡眠可,二便调,阴超示右侧卵泡 9 mm×5 mm,左侧卵泡 9 mm×6 mm。证治同前,处方:

熟地 15 g,怀山药 15 g,酒山茱萸 10 g,炒白芍 15 g,炙甘草 5 g,炙黄芪 15 g,炒白术 15 g,菟丝子 10 g,覆盆子 15 g,淫羊藿 15 g,酒苁蓉 10 g,炒黄柏 10 g,炙龟甲 15 g,枸杞子 15 g,山楂炭 15 g,佛手 6 g。

14剂,每日1剂,水煎 400 mL,早晚2次,饭后温服。

三诊(2019年2月28日)

停经1月余,2019年2月28日查 β-HCG＞15 000 mIU/mL,孕酮 12.50 ng/mL,彩超:子宫腔内见一个孕囊回声,孕囊大小 32 mm×21 mm。见胚胎及心管搏动,胚胎长 12 mm。可见卵黄囊,直径 4 mm,早孕 7W3D。舌淡苔薄,脉滑。予以益气养血,固肾安胎治疗。处方:

炒党参 15 g,炙黄芪 15 g,炒当归 10 g,炒川芎 6 g,炒白芍 15 g,生地 15 g,艾叶 6 g,阿胶 10 g,炒白术 10 g,艾叶 5 g,桑寄生 10 g,续断 10 g,菟丝子 15 g,地榆炭 10 g,黄芩炭 10 g,苎麻根 10 g,炙甘草 5 g。

7剂,每日1剂,水煎 400 mL,早晚2次,饭后温服。

[**按**] 郑志洁根据患者不孕、月经量少、腰酸及舌脉表现,辨证为肾阴虚,予郑氏滋阴方加减,滋肾益精,调经助孕,方中以熟地、山药、山茱萸补肝肾、益精血;炙龟甲、枸杞子滋补肾阴;菟丝子添精益髓,阴阳并补,阳中求阴;黄芪、白术补气健脾,生化气血;酌加旋覆花,利气并载药下行。二诊在原方基础上酌加覆盆子、淫羊藿、肉苁蓉、黄柏固肾涩精,调经种子。

案 5

谭某,女,26 岁。

初诊(2019 年 1 月 7 日)

主诉:婚后未避孕未孕 1 年。

现病史:患者已婚,生育史 1-0-0-1,未避孕,2014 年顺产一男孩。平素月经欠规则,量少,周期延长,2～6 个月不等,无痛经。LMP 2019 年 1 月 4 日,量少,无痛经,腰酸,神疲肢软,带下量多,大小便正常,纳可,睡眠可,体型偏胖。舌淡苔白腻,脉滑。2019 年 1 月 5 日外院超声提示双侧卵巢多囊样改变。西医诊断:继发性不孕;多囊卵巢综合征。中医诊断:不孕症;月经后期。证属痰湿阻滞。治拟健脾化痰,行滞调经。处方:郑氏导痰汤。

炒当归 10 g,炒川芎 10 g,炒白芍 10 g,熟地 15 g,炙黄芪 15 g,制香附 10 g,炒白术 10 g,炒陈皮 6 g,怀山药 15 g,炒苍术 10 g,炙甘草 5 g,菟丝子 15 g,赤丹参 15 g,海浮石 10 g,石菖蒲 6 g,姜半夏 10 g,赤茯苓 15 g,炒枳壳 15 g。

7 剂,每日 1 剂,水煎 400 mL,早晚 2 次,饭后温服。

嘱患者少食多运动,忌甜食及生冷饮食。

二诊(2019 年 1 月 15 日)

服药、增加运动及调整饮食后体重减轻 1 kg。神疲肢软好转,仍感腰酸,带下量较前减少,大小便正常,纳可,睡眠可,体型偏胖。舌淡苔白脉滑。证治同前,前方出入。处方:

前方加菟丝子 10 g、淫羊藿 10 g、补骨脂 10 g。

14 剂,每日 1 剂,水煎 400 mL,早晚 2 次,饭后温服。

三诊(2019 年 2 月 16 日)

停经 42 日,无下腹痛及阴道出血,腰酸神疲肢软明显缓解,舌淡苔白,脉滑。查尿妊娠试验(+),查血 β-HCG 8 945 mIU/mL, P 22.40 ng/mL。超声提示早孕。予郑氏安胎饮保胎治疗 1 周。

10 月后随访顺产一健康女婴。

[按] 《女科万金方》云:"肥人少子,禀受素厚,经水不调,饮食过度,亦由湿痰多,脂膜闭塞,子宫不能受精而施化也,当行湿燥痰,宜服导痰汤。"郑氏导痰汤为郑志洁的经验方,以苍术导痰汤为基础方化裁。郑志洁认为:肥盛之妇,躯脂迫宫,痰涎壅盛,血滞而经不行,治宜导痰行气而经自通。而受孕之要在于精、

气、血、神之充盛协调,故治拟健脾化痰为主,佐以益气养血。该患者不孕、月经后期、体胖、舌淡苔白腻、脉滑为脾失健运,痰湿阻络,故用半夏、陈皮燥湿除痰;苍术健脾燥湿;海浮石、石菖蒲化痰通络;香附、枳壳行气化痰;黄芪、炒白术、赤茯苓、甘草健脾益气;山药、菟丝子补益肝肾;熟地、白芍、当归、川芎、丹参活血生血。全方重在燥湿化痰以治标,健脾益肾、益气养血以治本。二诊加菟丝子、淫羊藿、补骨脂补肾调经助孕。标本兼治,胎元乃成。

案6

卜某,女,37 岁。

初诊(2018 年 8 月 24 日)

主诉:未避孕未孕 2 年余。

现病史:患者已婚,生育史 1-0-0-1,2008 年顺产一健康女婴。近 2 年未避孕未孕伴月经量少,诉性生活正常,男方精液检查正常。既往月经周期 1～4 个月,5～7 日干净,量中,经前 1 周乳房胀痛。无不规则阴道出血,无下腹痛及腰酸。LMP 2018 年 8 月 12 日,5 日干净,量少色黯,每日 1～2 块卫生巾即可,无痛经。平素性情急躁,胃纳可,寐安,二便正常,舌红苔薄黄,脉弦。西医诊断:继发性不孕。中医诊断:不孕症。证属肝郁血热。治拟疏肝清热。处方:妇科一号方加味。

柴胡 10 g,炒白芍 10 g,炒白术 10 g,炒当归 10 g,赤茯苓 15 g,薄荷 3 g,赤丹参 10 g,醋香附 10 g,广郁金 15 g,菟丝子 15 g,牡丹皮 10 g,生栀子 10 g,路路通 10 g,夏枯草 15 g,皂角刺 6 g,焦山楂 15 g,川佛手 6 g。

7 剂,每日 1 剂,水煎 400 mL,早晚 2 次,饭后温服。

二诊(2018 年 10 月 26 日)

月经未潮,现停经 2 月余,无乳房胀痛,无下腹痛,无经行预兆,尿 HCG(一),舌红苔薄黄,脉弦。治宗前法。处方:

上方 14 剂,每日 1 剂,水煎 400 mL,早晚 2 次,饭后温服。

三诊(2019 年 2 月 25 日)

LMP 2018 年 11 月 20 日,量中,现停经 3 月余,无阴道出血,偶下腹痛,舌淡红苔薄,脉滑。今日自测尿 HCG 阳性。2019 年 2 月 25 日 β-HCG 168 146.36 mIU/mL,P>40.0 ng/mL。超声提示早孕(目前胎儿生长相当于 8W3D,建议 18～24W 进行大畸形筛查)。

[按] 患者平素情志失调,性情急躁,导致肝郁气滞,日久肝气横逆犯脾,脾失健运,气血生化乏源,故月经量少,周期延长,不孕;肝郁日久化热,故舌红苔薄黄,脉弦。郑志洁常用妇科一号方治疗,妇科一号方以逍遥丸为基础方化裁而成。方中柴胡、薄荷、香附、郁金、路路通疏肝;夏枯草、牡丹皮、生栀子清肝火;白芍养血柔肝;当归补血养肝;菟丝子补益肝肾;白术、茯苓、山楂、佛手健脾和胃。诸味配合得当,使肝气得疏,肝血得养,血热得清,脾气得运,气血调和,则胎孕乃成。除了药物治疗,郑志洁还常常给予患者心理疏导,告诫患者治疗此病时间比较长,至少要服用一年半载,不能操之过急,目的是让患者精神放松,有利受孕。

案7

刘某,女,34岁。

初诊(2018年1月11日)

主诉:月经后期20余年,未避孕未孕5年。

现病史:患者初潮后素来月经后期,周期45～60日不等,近1年月经周期2～4个月一行,量中,痛经(一),无血块。已婚,1-0-1-1,2010年顺产一男婴,2008年人流1次。近5年未避孕未孕。男方精液分析正常。LMP 2017年12月14日,6日干净,量中,经前1周乳房刺痛。PMP 2017年9月10日,量中。刻下:轻微乳房刺痛,无腹痛及不规则阴道出血,无腰酸,带下正常,胃纳可,寐安,二便正常。舌淡红,苔薄白,脉弦细。2018年1月11日B超:子宫内膜双层厚14 mm,双侧卵巢、子宫未见明显异常。西医诊断:继发性不孕;月经失调。中医诊断:不孕症;月经后期。证属肝郁血瘀。治拟疏肝理气,活血通络。处方:妇科一号方加减。

柴胡10 g,炒当归10 g,炒白术10 g,炒白芍10 g,赤茯苓10 g,生甘草5 g,合欢皮10 g,制香附10 g,广郁金15 g,赤丹参10 g,路路通10 g,山楂炭15 g,川佛手6 g,川芎10 g,桃仁10 g,红花10 g,益母草15 g,木香3 g,橘络6 g,川楝子6 g,夏枯草15 g,皂角刺6 g。

7剂,每日1剂,水煎400 mL,早晚2次,饭后温服。

二诊(2018年1月22日)

服药后经转如期,LMP 2018年1月17日,6日干净,量较前稍减,偶腰酸,舌淡红,苔薄白,脉细。证属肾虚肝郁。治拟补肾疏肝。处方:

熟地15 g,怀山药15 g,山茱萸10 g,赤茯苓15 g,泽泻10 g,牡丹皮10 g,川断 10 g,盐杜仲 10 g,桑寄生 10 g,制香附 10 g,柴胡 10 g,广郁金 15 g,炙黄芪 15 g,山楂炭 15 g,川佛手 6 g。

7 剂,每日 1 剂,水煎 400 mL,早晚 2 次,饭后温服。

三诊(2018 年 2 月 2 日)

腰酸缓解,舌淡红,苔薄白,脉沉细。治宗原法,前方出入。处方:

上方加川芎 10 g、菟丝子 10 g、补骨脂 10 g、淫羊藿 10 g。

7 剂,每日 1 剂,水煎 400 mL,早晚 2 次,饭后温服。

四诊(2018 年 3 月 2 日)

现经水逾期半月余,舌淡红,苔薄白,脉细。查尿妊娠试验(一),阴道彩超:双层内膜厚 9 mm,左侧卵泡 16 mm×13 mm。拟温肾促排助孕,苁蓉杞子汤加减,处方:

枸杞子 10 g,肉苁蓉 10 g,艾叶 6 g,生地 15 g,炒白术 10 g,赤茯苓 15 g,炙甘草 5 g,菟丝子 15 g,补骨脂 10 g,淫羊藿 10 g,炒黄柏 10 g,煅紫石英 15 g,六神曲 10 g,炒陈皮 6 g,山楂炭 15 g,川佛手 6 g。

14 剂,每日 1 剂,水煎 400 mL,早晚 2 次,饭后温服。

五诊(2018 年 3 月 31 日)

月经来潮,LMP 2018 年 3 月 19 日,5 日干净,量中,时届经间期,舌淡红苔薄薄,脉沉细。证治同前,处方:

上方 14 剂,每日 1 剂,水煎 400 mL,早晚 2 次,饭后温服。

六诊(2018 年 5 月 4 日)

月经周期渐接近正常,LMP 2018 年 4 月 22 日,7 日干净,量中,舌淡红苔薄脉细。月经刚净,经后拟补肾养血填精。处方:

炒当归 10 g,炒白芍 15 g,熟地 15 g,山茱萸 10 g,怀山药 10 g,赤茯苓 15 g,牡丹皮 10 g,泽泻 10 g,赤丹参 15 g,女贞子 10 g,墨旱莲 15 g,菟丝子 15 g,金樱子 10 g,淫羊藿 10 g,桑椹 10 g。

14 剂,每日 1 剂,水煎 400 mL,早晚 2 次,饭后温服。

七诊(2018 年 6 月 29 日)

停经 2 个月,2018 年 6 月 21 日自测尿 HCG 阳性,现无阴道出血,偶腰酸,无下腹痛,舌淡红苔薄脉滑细。2018 年 6 月 29 日 β-HCG 42 526.89 mIU/mL,P>40.0 ng/mL。2018 年 6 月 29 日超声:子宫腔内见一个孕囊回声,孕囊大小 30 mm×13 mm。见胚胎及心管搏动,胚胎长 6.5 mm。可见卵黄囊。直径

4 mm。诊断早孕(约 6W4D,随访)。证属肾虚。治拟补肾安胎。处方:郑氏安胎饮加减。

炒党参 15 g,炙黄芪 15 g,炒当归 10 g,川芎 6 g,炒白芍 15 g,生地 15 g,艾叶 6 g,阿胶 10 g,炒白术 10 g,赤茯苓 15 g,桑寄生 10 g,川断肉 10 g,菟丝子 15 g,地榆炭 10 g,黄芩炭 10 g,苎麻根 10 g,炙甘草 5 g。

5 剂,每日 1 剂,水煎 400 mL,早晚 2 次,饭后温服。

[按] 朱丹溪云:"求子之道,首先调经。"一言以尽之。患者经素逾期,先天肾气不足,肾虚不能涵养肝木,肝失疏泄,以致经前乳胀。初诊适逢经前,故以"通、泄"为要,拟理气疏肝,活血调经,方拟郑氏妇科一号方加活血通经药。郑志洁调经遵守月经周期中气血阴阳消长的变化,故经后补虚为主,二诊方拟郑氏滋阴方加减,滋阴养血填精。经间期至经前期是阳长至重的时期,用药上重用温肾之品以调冲助孕,常用祖传经验方苁蓉杞子汤温补肾阳,促卵泡排出。郑志洁在运用补肾健脾养血之品时非常注重脾胃的运化功能,若脾胃消化不好,则易助痰生湿,故必用焦山楂、佛手等助脾胃运化,使补而不滞。此患者经治疗后,月经周期基本恢复正常,最终受孕。

案 8

徐某,女,31 岁。

初诊(2018 年 3 月 10 日)

主诉:婚后未避孕未孕 2 年。

现病史:患者 12 岁初潮,3～5/30～50 日,量少色淡,无痛经。已婚,生育史 0-0-0-0,婚后未避孕未孕 2 年,男方精液分析正常,曾经多家医院诊治均未成功。外院行输卵管碘油造影术提示双侧输卵管通畅。多次 B 超检测排卵情况均提示卵泡大小发育正常而无排卵,内膜厚度在 9～12 mm。LMP 2018 年 2 月 24 日,量少,5 日净,无痛经。刻下:面色晦暗,腰膝酸冷,纳可,大小便正常。舌淡苔白脉沉细。即刻 B 超检测排卵情况提示右卵泡直径约 18 mm×16 mm。西医诊断:原发性不孕。中医诊断:不孕症。证属肾阳虚。治拟温补肾阳。处方:苁蓉杞子汤加减。

肉苁蓉 10 g,枸杞子 15 g,补骨脂 10 g,煅紫石英 15 g,淫羊藿 10 g,菟丝子 15 g,艾叶 5 g,炒当归 10 g,炒白术 10 g,赤茯苓 15 g,炒黄柏 10 g,焦山楂 15 g,川佛手 6 g,生甘草 5 g。

7 剂,每日 1 剂,水煎 400 mL,早晚 2 次,饭后温服。

二诊(2018 年 3 月 17 日)

服药 4 日后复查 B 超提示卵泡已排出。现腰膝酸冷症状好转,舌淡苔薄脉弦细。证属肾阳不足,继以补肾助阳,暖宫助孕。处方:前方出入。

肉苁蓉 10 g,补骨脂 10 g,淫羊藿 10 g,煅紫石英 15 g,菟丝子 15 g,枸杞子 12 g,艾叶 5 g,炒当归 10 g,炒白术 10 g,赤茯苓 15 g,炒黄柏 10 g,菟丝子 15 g,续断 10 g,炒杜仲 10 g,桑寄生 15 g,生甘草 5 g。

7 剂,每日 1 剂,水煎 400 mL,早晚 2 次,饭后温服。

三诊(2018 年 3 月 28 日)

月经未潮,逾期 5 日,仍感腰酸,舌淡苔薄,脉滑。尿妊娠试验阳性。证属肾虚不固。治拟补肾安胎,予以郑氏安胎饮加减。处方:

炒当归 10 g,小川芎 6 g,炒白芍 15 g,生地 15 g,艾叶 6 g,阿胶 10 g,炒白术 10 g,赤茯苓 15 g,地榆炭 10 g,黄芩炭 10 g,苎麻根 10 g,菟丝子 15 g,桑寄生 10 g,续断 10 g,炒党参 15 g,炙黄芪 15 g,生甘草 5 g。

7 剂,每日 1 剂,水煎 400 mL,早晚 2 次,饭后温服。

2019 年 1 月 15 日因产后恶露不尽 1 月余再次来本院治疗,诉 2018 年 12 月 4 日产下一健康男婴。

[**按**] 郑志洁认为不孕症患者一部分由于肾阳虚所致。临床表现为婚久不孕,月经迟发或停闭不行,小腹冷,带下量多,腰酸膝软。该患者婚后未避孕未孕 2 年,伴腰酸膝软,月经后期,量少,故诊断为原发性不孕。患者素体肾阳亏虚,命门火衰,阳虚气弱,肾失温煦,则生化失期,不能触发氤氲乐育之气以摄精成孕,故不孕;肾阳虚,天癸不充,故月经后期、量少;腰为肾之府,肾阳虚则腰膝酸软。故郑志洁投以家传经验方苁蓉杞子汤,温肾助阳。特别是经间期温补肾阳有助于重阴必阳的转化,以利于卵子排出及输卵管摄精成孕。阳回而血亦充沛,有如春风化雨,万物滋生,即所谓"天地氤氲,万物化醇",其制方之妙。

 案 9

张某,女,30 岁。

初诊(2019 年 6 月 2 日)

主诉:婚后未避孕未孕 4 年余。

现病史:患者婚后未避孕未孕 4 年余,男方精液分析正常,平素经行落后甚至四旬余一行,色正量多,6～7日净,来时少腹作胀,上及乳房,今经停行2月余未转,妇幼保健院予以口服黄体酮已转。LMP 2019年5月10日,量中,7日净。腰酸,纳适,白垢频频,脉形弦细,舌苔淡白且腻。西医诊断:原发性不孕症。中医诊断:不孕症。证属肝郁脾虚。治拟疏肝解郁,健脾止带。处方:妇科一号方加味。

柴胡10 g,炒当归10 g,炒白芍10 g,赤茯苓10 g,炒白术10 g,生甘草5 g,合欢皮10 g,制香附10 g,广郁金10 g,大血藤10 g,皂角刺6 g,夏枯草15 g,制半夏9 g,炒陈皮6 g,山楂炭15 g,川佛手6 g,半枝莲15 g。

7剂,每日1剂,水煎服400 mL,每日2次。

二诊(2019年6月9日)

服药后今经未及期,神疲肢软,纳适,脉形弦细,舌苔淡白。治宗原法,处方:前方出入。

柴胡10 g,炒当归10 g,赤芍10 g,炒白芍10 g,炒白术10 g,生甘草5 g,赤茯苓10 g,合欢皮10 g,制香附10 g,赤丹参10 g,广郁金15 g,路路通10 g,皂角刺6 g,夏枯草15 g,三棱10 g,制半夏9 g,炒陈皮6 g,山楂炭15 g,川佛手6 g。

7剂,每日1剂,水煎服,每日2次。

三诊(2019年6月16日)

服药后今经未及期,昨日妇幼保健院就诊口服黄体酮胶囊,神疲肢软,纳适,脉形弦细,舌苔淡白。治宗前法,处方:

柴胡10 g,炒当归10 g,炒白芍10 g,赤茯苓10 g,炒白术10 g,生甘草5 g,合欢皮10 g,制香附10 g,广郁金15 g,赤丹参10 g,路路通10 g,皂角刺6 g,夏枯草15 g,菟丝子15 g,麦冬10 g,山楂炭15 g,川佛手6 g。

7剂,每日1剂,水煎服,每日2次。

四诊(2019年6月23日)

服中药及黄体酮胶囊5日后今经将至,乳房作胀已和,纳适,少腹作胀,脉形弦细,舌苔淡白。治宗前法,处方:

柴胡10 g,炒当归10 g,赤芍10 g,炒白芍10 g,炒白术10 g,赤茯苓10 g,生甘草5 g,合欢皮10 g,制香附10 g,赤丹参10 g,路路通10 g,菟丝子15 g,淫羊藿10 g,石菖蒲6 g,桃仁10 g,红花10 g,山楂炭15 g,川佛手6 g,麦冬10 g。

7剂,每日1剂,水煎服400 mL,每日2次。

五诊(2019年6月30日)

服药后今经适转,LMP 2019年6月26日,量中,已届4日,神疲肢软,纳适,

少腹作胀已和,脉形弦细,舌苔淡白。证属肝郁肾虚。治拟疏肝补肾。处方:

柴胡 10 g,炒当归 10 g,炒白芍 10 g,赤茯苓 10 g,炒白术 10 g,生甘草 5 g,合欢皮 10 g,制香附 10 g,广郁金 15 g,菟丝子 15 g,淫羊藿 10 g,煅紫石英 15 g(先煎),肉苁蓉 10 g,路路通 10 g,山楂炭 15 g,川佛手 6 g。

7 剂,每日 1 剂,水煎服 400 mL,每日 2 次。

六诊(2019 年 7 月 6 日)

服药后今经已过,神疲肢软,纳适,脉形弦细,舌苔淡白且腻。治宗前法,处方:

柴胡 10 g,炒当归 10 g,炒白芍 10 g,赤茯苓 10 g,炒白术 10 g,生甘草 5 g,合欢皮 10 g,制香附 10 g,广郁金 10 g,大血藤 10 g,皂角刺 6 g,菟丝子 15 g,淫羊藿 10 g,肉苁蓉 10 g,煅紫石英 15 g(先煎),路路通 10 g,山楂炭 15 g,川佛手 6 g。

14 剂,每日 1 剂,水煎服 400 mL,每日 2 次。

七诊(2019 年 7 月 20 日)

服药后今经将至,神疲肢软,纳适,脉形弦细,舌苔淡白。治宗前法,处方:

柴胡 10 g,炒当归 10 g,炒白芍 10 g,赤茯苓 10 g,炒白术 10 g,生甘草 5 g,合欢皮 10 g,制香附 10 g,赤丹参 10 g,广郁金 10 g,皂角刺 6 g,菟丝子 15 g,淫羊藿 10 g,肉苁蓉 10 g,炒黄柏 10 g,煅紫石英 15 g(先煎),山楂炭 15 g,川佛手 6 g。

14 剂,每日 1 剂,水煎服 400 mL,每日 2 次。

八诊(2019 年 8 月 10 日)

服药后今经已过,LMP 2019 年 7 月 24 日,量中,无痛经,神疲肢软纳适,近日面部痤疮,乳房胀痛,脉形弦细,舌红苔淡白。正直经间期,辨证属肾阳不足夹有血热。治则温肾暖宫,清热凉血,苁蓉杞子汤加味。处方:

肉苁蓉 10 g,枸杞子 10 g,艾叶 5 g,煅紫石英 15 g(先煎),生地 15 g,炒白术 10 g,赤茯苓 10 g,制香附 10 g,蒲公英 10 g,芦根 15 g,炒黄柏 10 g,菟丝子 15 g,淫羊藿 10 g,皂角刺 6 g,夏枯草 15 g,山楂炭 15 g,川佛手 6 g。

14 剂,每日 1 剂,水煎服 400 mL,每日 2 次。

九诊(2019 年 8 月 24 日)

服药后今经将至,来时乳胀,神疲肢软,纳适,白垢稍多,脉形弦细。证属肝郁肾虚。治拟疏肝补肾,暖宫助孕。妇科一号方合苁蓉杞子汤加减。处方:

柴胡 10 g,炒当归 10 g,炒白芍 10 g,赤茯苓 10 g,炒白术 10 g,生甘草 5 g,合欢皮 10 g,制香附 10 g,广郁金 10 g,大血藤 15 g,肉苁蓉 10 g,枸杞子 10 g,煅紫石英 15 g(先煎),淫羊藿 10 g,山楂炭 15 g,川佛手 6 g,炒黄柏 10 g,芦根 15 g。

14 剂,每日 1 剂,水煎服 400 mL,每日 2 次。

十诊(2019 年 9 月 7 日)

服药后今经过期 7 日未转,神疲肢软,纳适,脉形弦细,舌苔淡白。辨证属肾阳不足,治则温肾暖宫。苁蓉杞子汤加味。处方:

肉苁蓉 10 g,枸杞子 10 g,艾叶 5 g,煅紫石英 15 g(先煎),生地 15 g,炒白术 10 g,赤茯苓 10 g,生甘草 5 g,菟丝子 15 g,补骨脂 10 g,淫羊藿 10 g,炒黄柏 10 g,山楂炭 15 g,川佛手 6 g。

7 剂,每日 1 剂,水煎服 400 mL,每日 2 次。

十一诊(2019 年 9 月 15 日)

服上药后今经过期半个月未转,自测尿妊娠试验阴性。神疲肢软,纳适,脉形弦细,舌苔淡白。证属肝郁肾虚。治拟疏肝补,调经助孕。妇科一号方加味。处方:

柴胡 10 g,炒当归 10 g,炒白芍 10 g,赤茯苓 10 g,炒白术 10 g,生甘草 5 g,合欢皮 10 g,制香附 10 g,广郁金 15 g,赤丹参 10 g,路路通 10 g,菟丝子 15 g,补骨脂 10 g,淫羊藿 10 g,炒黄柏 10 g,山楂炭 15 g,川佛手 6 g。

7 剂,每日 1 剂,水煎服,每日 2 次。

十二诊(2019 年 9 月 22 日)

服药后今经将及 2 个月未转,神疲肢软纳适,白垢频频,舌苔淡白,脉弦细。证属阴阳两虚。治拟滋阴补阳。处方:

知母 12 g,炒白芍 10 g,炒当归 10 g,龟甲 15 g,制香附 10 g,赤丹参 10 g,菟丝子 15 g,淫羊藿 10 g,石菖蒲 6 g,麦冬 10 g,路路通 10 g,桃仁 10 g,虎杖 10 g,炙黄芪 15 g,山楂炭 15 g,川佛手 6 g。

7 剂,每日 1 剂,水煎服 400 mL,每日 2 次。

十三诊(2019 年 9 月 28 日)

服药后月经仍未转,神疲肢软,纳适,舌苔淡白,脉形弦细。证属肝郁肾虚夹有血瘀。治拟疏肝补肾,活血通经。处方:

柴胡 10 g,炒当归 10 g,炒白芍 10 g,赤茯苓 10 g,炒白术 10 g,生甘草 5 g,合欢皮 10 g,制香附 10 g,广郁金 15 g,赤丹参 10 g,路路通 10 g,炙黄芪 15 g,菟丝子 15 g,淫羊藿 10 g,补骨脂 10 g,石菖蒲 6 g,桃仁 10 g,红花 10 g,山楂炭 15 g,川佛手 6 g。

7剂,每日1剂,水煎服400 mL,每日2次。

十四诊(2019年10月13日)

服药后经事已转。LMP 2019年10月7日。色正量多,已届5日,来时乳胀下及少腹,神疲肢软,纳适,舌苔淡白,脉形弦细。治宗前法。处方:

柴胡10 g,炒当归10 g,炒白芍10 g,赤茯苓10 g,炒白术10 g,生甘草5 g,制香附10 g,广郁金15 g,赤丹参10 g,路路通10 g,蒲公英10 g,皂角刺6 g,夏枯草15 g,炙黄芪15 g,菟丝子10 g,淫羊藿10 g,山楂炭15 g,川佛手6 g。

14剂,每日1剂,水煎服400 mL,每日2次。

十五诊(2019年10月26日)

服药后今经已过,神疲肢软纳适,舌苔淡白,脉形弦细。治宗前法。处方:

柴胡10 g,炒当归10 g,炒白芍10 g,赤茯苓10 g,炒白术10 g,生甘草5 g,合欢皮10 g,菟丝子10 g,补骨脂10 g,淫羊藿10 g,炒黄柏10 g,大血藤10 g,皂角刺6 g,夏枯草15 g,半枝莲15 g,路路通10 g,山楂炭15 g,川佛手6 g。

14剂,每日1剂,水煎服400 mL,每日2次。

十六诊(2019年11月10日)

服药后今经未及期,乳胀,神疲肢软,纳适,舌苔淡白,脉形弦细。治宗前法。处方:

柴胡10 g,炒当归10 g,炒白芍10 g,赤茯苓10 g,炒白术10 g,生甘草5 g,合欢皮10 g,制香附10 g,广郁金15 g,赤丹参10 g,路路通10 g,大血藤10 g,皂角刺6 g,夏枯草15 g,半枝莲15 g,菟丝子10 g,炒黄柏10 g,山楂炭15 g,川佛手6 g。

14剂,每日1剂,水煎服,每日2次。

十七诊(2019年11月24日)

服药后今经过期7日未转,乳胀,神疲肢软,纳适,舌苔淡白,脉形弦细。治宗前法。处方:

柴胡10 g,炒当归10 g,炒白芍10 g,赤茯苓10 g,炒白术10 g,生甘草5 g,合欢皮10 g,制香附10 g,广郁金15 g,赤丹参10 g,红藤15 g,皂角刺6 g,夏枯草15 g,半枝莲15 g,路路通10 g,炙黄芪15 g,山楂炭15 g,川佛手6 g。

14剂。每日1剂,水煎服,每日2次。

十八诊(2019年12月3日)

服药后今经五旬未转,神疲肢软,纳适,少腹作胀,舌苔淡白,脉形弦滑。自测尿妊娠试验阳性。2019年11月30日妇幼保健院就诊查血HCG 9 532 mIU/mL,

P 17.69 ng/mL，TSH 1.32 mIU/mL。超声提示：宫内早孕，孕囊大小 17 mm×10 mm×15 mm。

后随访 3 个月，胚胎发育正常，已健孕卡。

[按]《产宝百问·求子论》云："调治之法，女人当养血折气，兼节喜怒，男子宜益肾生精，兼节嗜欲，阴阳平和，则有子矣。"所谓折气即折除七情病理之气，主要指折除肝郁之气，郑氏先贤治疗女子不孕从肝论治，治疗男子不孕从肾论治。郑志洁在先人基础上有所创新，其治疗女子不孕症多从肝肾论治，女子以肝为先天，素性抑郁愤怒等情志变化，致肝郁气乱。肾藏精，主生殖，是生长发育生殖的根本，肾气旺盛，真阴既足，天癸生化充实，方有胞宫正常的生理功能。若肾气亏虚则胞宫不能按时溢满，冲任失司，不能摄精成孕。此外，脾胃为气血生化之源，治疗当兼顾脾胃。

本患者证属肝郁气滞，肾脾两虚。肝郁气滞则经行落后、不孕、来时少腹作胀，上及乳房，肾虚腰府失养则腰酸，脾虚则白带量多、白垢频频，脉形弦细，舌苔淡白且腻均为肝郁气滞、肾脾两虚之象。初诊月经过期 2 个月未转，予以疏肝解郁、健脾止带为主，方用妇科一号方加味，柴胡疏肝解郁之要药；香附疏肝解郁、行气止痛；郁金活血凉血止痛，行气解郁；合欢皮解郁安神，活血消肿；薄荷疏肝行气；丹参养血活血止痛；当归补血活血止痛；炒白芍养血柔肝止痛；炒白术健脾益气，燥湿利水；茯苓健脾利水渗湿；路路通通经活络利水；山楂炭消食健胃，行气散瘀；佛手疏肝行气，和胃止痛；甘草调和诸药，还可益气补中，缓肝之急；半夏、陈皮辛温健脾燥湿止带；皂角刺辛散温通，药力锐利，直达病所；夏枯草、半枝莲散结通络；大血藤行于血分，能活血散瘀，常用于妇女血枯经闭。复诊时月经过期未转，加用三棱或桃仁、红花或虎杖活血通经。经后或疏肝健脾或阴阳双补或疏肝补肾，经间期或经前期补肾助阳助孕，如此治疗半年得以受孕。郑志洁用药灵活，或守方或更方，或随症治之，疗效显著。

案 10

张某，女，31 岁。

初诊（2019 年 11 月 1 日）

主诉：自然流产后未避孕未孕 1 年。

现病史：患者 2018 年 10 月因怀孕 2 月余自然流产，恶露不尽 1 个月，复查超声显示宫腔残留，拒绝清宫，予缩宫素治疗恶露干净，后月经规则，周期为

28~32 日一行,无痛经,经量时多时少。近 1 年未避孕未孕,男方精液分析未见异常。LMP 2019 年 10 月 15 日,量中,色暗,腰酸,无头晕,大小便可,舌淡苔薄,脉弦。婚育史 0-0-1-0,未避孕,有生育要求。西医诊断:原发性不育症。中医诊断:不孕症。证属肾阳虚证。治拟补肾助阳,调经促孕。处方:苁蓉杞子汤加减。

枸杞子 10 g,艾叶 6 g,生地 15 g,煅紫石英 15 g(先煎),炒白术 10 g,赤茯苓 10 g,生甘草 5 g,炒当归 10 g,菟丝子 15 g,补骨脂 10 g,淫羊藿 10 g,炒黄柏 10 g,炒陈皮 6 g,山楂炭 15 g,肉苁蓉 10 g,川佛手 6 g。

7 剂,每日 1 剂,水煎 400 mL,早晚 2 次,饭后温服。

二诊(2019 年 11 月 8 日)

近 2 日感乳房胀痛,烦躁易怒,腰酸。舌淡苔薄脉弦。证属肝郁肾虚。治拟疏肝补肾调经。予以妇科一号方合苁蓉杞子汤加减。处方:

柴胡 10 g,炒当归 10 g,炒白芍 10 g,炒白术 10 g,赤茯苓 10 g,生甘草 5 g,淫羊藿 10 g,菟丝子 15 g,补骨脂 10 g,炒黄柏 10 g,合欢皮 10 g,煅紫石英 15 g(先煎),肉苁蓉 10 g,制香附 10 g,广郁金 10 g,皂角刺 6 g,夏枯草 15 g,山楂炭 15 g,川佛手 6 g。

14 剂,每日 1 剂,水煎 400 mL,早晚 2 次,饭后温服。

三诊(2019 年 11 月 22 日)

LMP 2019 年 11 月 13 日,量少,5 日干净,无痛经,乳房胀痛缓解,仍感腰酸,无头晕,大小便可,舌淡苔薄脉弦。证属气血两虚夹肾虚。治拟益气养血,补肾调冲。处方:八珍汤合五子衍宗丸加减。

炒党参 15 g,炒白术 10 g,赤茯苓 15 g,生甘草 5 g,炒川芎 10 g,炒白芍 10 g,生地 15 g,制香附 10 g,赤丹参 10 g,山楂炭 15 g,菟丝子 15 g,金樱子 10 g,炒当归 10 g,炙黄芪 15 g,川佛手 6 g,桑椹 10 g,怀山药 15 g,大腹毛 10 g,女贞子 10 g,醋鳖甲 15 g。

7 剂,每日 1 剂,水煎 400 mL,早晚 2 次,饭后温服。

四诊(2019 年 11 月 29 日)

偶感腰酸,无头晕,纳适,大小便可,舌淡苔薄脉弦。证属肾虚,且患者处于经间期排卵期。治拟补肾促排卵。处方:苁蓉杞子汤加味。

枸杞子 10 g,艾叶 6 g,生地 15 g,煅紫石英 15 g(先煎),炒白术 10 g,赤茯苓 10 g,生甘草 5 g,炒当归 10 g,菟丝子 15 g,补骨脂 12 g,淫羊藿 10 g,炒黄柏

10 g,炒陈皮 6 g,山楂炭 15 g,肉苁蓉 6 g,川佛手 6 g。

14 剂,每日 1 剂,水煎 400 mL,早晚 2 次,饭后温服。

五诊(2019 年 12 月 13 日)

月经逾期未潮,感乳房胀痛,腰酸,无头晕,纳适,大小便可,舌淡苔薄,脉弦。证属肾虚肝郁。治拟补肾疏肝,调冲助孕。处方:苁蓉杞子汤加味疏肝解郁药。

枸杞子 10 g,艾叶 6 g,生地 15 g,煅紫石英 15 g(先煎),炒白术 10 g,赤茯苓 10 g,生甘草 5 g,炒当归 10 g,菟丝子 15 g,补骨脂 12 g,淫羊藿 10 g,炒黄柏 10 g,炒陈皮 6 g,山楂炭 15 g,肉苁蓉 6 g,川佛手 6 g,柴胡 10 g,制香附 10 g,广郁金 15 g。

7 剂,每日 1 剂,水煎 400 mL,早晚 2 次,饭后温服。

六诊(2019 年 12 月 20 日)

患者月经来潮,LMP 12 月 15 日,量有增多,5 日干净,色红,经行腰酸,无头晕,大小便可,舌脉同前,治宗原法。处方:

枸杞子 10 g,艾叶 6 g,生地 15 g,煅紫石英 15 g(先煎),炒白术 10 g,赤茯苓 10 g,生甘草 5 g,炒当归 10 g,菟丝子 15 g,补骨脂 12 g,淫羊藿 10 g,炒黄柏 10 g,炒陈皮 6 g,山楂炭 15 g,肉苁蓉 6 g,川佛手 6 g,制香附 10 g。

14 剂,每日 1 剂,水煎 400 mL,早晚 2 次,饭后温服。

七诊(2020 年 1 月 3 日)

腰酸缓解,无头晕,大小便可,舌脉同前,治宗原法。处方:

枸杞子 10 g,肉苁蓉 10 g,艾叶 6 g,生地 15 g,炒白术 10 g,赤茯苓 10 g,生甘草 5 g,炒当归 10 g,菟丝子 15 g,淫羊藿 10 g,补骨脂 10 g,炒黄柏 10 g,山楂炭 15 g,川佛手 6 g,煅紫石英 15 g(先煎)。

14 剂,每日 1 剂,水煎 400 mL,早晚 2 次,饭后温服。

八诊(2020 年 1 月 28 日)

经水逾期 13 日,轻微恶心,无呕吐,无头晕,大小便可,舌淡苔薄,脉滑。今晨自测尿妊娠试验阳性,遂来院复诊。辅助检查:2020 年 1 月 28 日 β - HCG 11 176.02 mIU/mL,P 19.20 ng/mL。超声示早孕(约 6W2D,随访)。考虑有自然流产病史,未病先防,予以保胎治疗。治拟健脾补肾,养血安胎。处方:郑氏安胎饮加减。

炒党参 15 g,炒白芍 10 g,炒白术 10 g,盐杜仲 10 g,生甘草 5 g,炒陈皮 10 g,续断 10 g,桑寄生 15 g,菟丝子 15 g,砂仁 5 g(后下),木香 3 g,炒黄芩 10 g,苎麻根 10 g。

7 剂,每日 1 剂,水煎 400 mL,早晚 2 次,饭后温服。

后继续保胎治疗 1 月余,微信随访 10 个月告知足月顺产一健康女婴。

[按] 观此例患者证候及舌脉属肝肾亏虚之证,初诊时值排卵期,也即"的候"之时,以补肾阳肾气为主,阳气主动,有助于阴阳相互顺利转化,方用苁蓉杞子汤。二诊患者处于经前 1 周,感乳房胀痛,烦躁易怒。证属肝郁肾虚。治拟疏肝补肾调经,方用妇科一号方加夏枯草、郁金、香附、皂角刺疏肝清肝,疏利冲任脉道;加苁蓉杞子汤补肾调经。三诊月经来潮,量少,经净后血海空虚,证属气血不足,此时宜益气养血滋阴为主,予以补气养血的基础上加补肾益气填精之品,以期气血得资,肾强精充。正如张景岳在其所著的《景岳全书》中所说"五脏之阴,非肾命门之阴不能滋"。用八珍汤益气养血,五子衍宗丸去车前子补肾阴,加鳖甲补肾阴调冲任。四诊正值"的候"之时,仍予苁蓉杞子汤补肾助阳以助重阴必阳顺利转化,五诊、六诊、七诊仍以苁蓉杞子汤随症加减暖宫助孕,最终成功受孕。

案 11

许某,女,26 岁。

初诊(2019 年 2 月 22 日)

主诉:未避孕未孕 2 年,经期延长 2 个月。

现病史:患者未避孕未孕 2 年,性生活正常,男方精液分析正常。平素月经规则,周期 28～30 日,量中,无痛经,3～7 日干净。近 2 个月经延长至半个月干净,LMP 2019 年 2 月 12 日,量中,现淋漓至今未净,色暗,无下腹痛,腰酸,神疲乏力,欠寐,纳可,二便调。舌淡红苔薄脉细。

妇科检查:阴道,畅,少量血性分泌物;宫颈,轻糜,举痛(一);宫体,中位,常大,压痛(一);附件(一)。

辅助检查:2019 年 2 月 22 日妊娠试验阴性;血细胞分析:白细胞计数 9.3×10^9/L,中性粒细胞百分比 55.7%,淋巴细胞百分比 36.6%,红细胞计数 4.96×10^{12}/L,血红蛋白 145.0 g/L,血小板计数 224×10^9/L;内分泌:葡萄糖 4.9 mmol/L,空腹胰岛素 15.3 mIU/mL↑,TSH 2.76 μIU/mL;P 0.30 ng/mL,E_2 26.4 pg/mL,FSH 4.43 mIU/mL,LH 6.1 mIU/mL,PRL 13.8 ng/mL,T 1.58 nmol/L。B 超:提示子宫内膜 6 mm。

西医诊断：原发性不孕；异常子宫出血。中医诊断：不孕；经期延长。证属肾虚血热，冲任不固。治疗分阶段治疗，现经血淋漓不净，当先治标，治拟清热凉血止血。处方：郑氏固摄汤加味。

炙黄芪 15 g，生地 15 g，炒白术 10 g，炒当归 10 g，生甘草 5 g，赤茯苓 10 g，煅牡蛎 10 g，煅龙骨 15 g，稆豆衣 15 g，栀子炭 10 g，炒黄柏 10 g，血余炭 10 g，炒陈皮 6 g，山楂炭 15 g，蒲公英 15 g，紫苏梗 15 g，酸枣仁 10 g，灯心草 2 g，淡竹叶 10 g，地榆炭 10 g，广佛手 6 g。

7 剂，每日 1 剂，水煎 400 mL，早晚 2 次，饭后温服。

二诊（2019 年 3 月 1 日）

服上药后第 4 日经净，睡眠可。舌淡红苔，薄脉细。考虑经后血海空虚，血止后治本。证属肾阴亏虚。治拟滋阴益肾，填精促孕。郑氏滋阴方加减，处方：

炒当归 10 g，炒白芍 15 g，生地 15 g，熟地 15 g，怀山药 10 g，赤茯苓 15 g，牡丹皮 10 g，泽泻 10 g，山萸肉 10 g，赤丹参 15 g，女贞子 10 g，墨旱莲 15 g，炒黄柏 10 g，醋鳖甲 15 g，金樱子 10 g，覆盆子 10 g，山楂炭 15 g，广佛手 6 g。

14 剂，每日 1 剂，水煎服。

三诊（2019 年 3 月 26 日）

经水逾期 2 周，偶下腹隐痛腰酸，无其他不适。舌淡红苔薄黄，脉滑。精神食欲睡眠可，大小便正常。2019 年 3 月 24 日自测尿妊娠试验阳性。2019 年 3 月 26 日复诊查 β－HCG 1 355.45 mIU/mL，P 14.40 ng/mL，超声示宫内无回声（早孕可能，随访）。中医诊断：胎动不安。证属肾虚血热。治拟补肾清热，凉血安胎。处方：寿胎丸合保阴煎加减。

续断 10 g，菟丝子 15 g，黄芩 10 g，黄连 3 g，生地 15 g，紫苏叶 10 g，苎麻根 10 g，炒黄柏 10 g，炒白芍 10 g，炒白术 10 g，地榆炭 10 g，盐杜仲 10 g，怀山药 15 g，生甘草 5 g。

7 剂，每日 1 剂，水煎服。

四诊（2019 年 4 月 4 日）

服药后腹痛缓解，无阴道出血。2019 年 4 月 4 日超声：子宫腔内见一个孕囊回声，孕囊大小 20 mm×10 mm。见胚芽及心管搏动，胚芽长 2.2 mm。可见卵黄囊，直径 2.5 mm。提示：早孕（约 5W6D，随访）。2019 年 4 月 4 日 β－HCG>15 000.00 mIU/mL，P 18.90 ng/mL。

继以前方巩固治疗 1 周。

2019 年 12 月微信告知 11 月 24 日顺产一健康女婴。

[**按**] 肾主生殖藏精,肾阴亏虚,天癸乏源,冲任血海空虚,腰酸乏力,不能摄精成孕;阴虚生内热,热扰冲任,月经淋漓不净;肾水不足,不能上济于心,心神失养可见夜寐欠安。治疗应分阶段进行,初诊时月经淋漓不净时治标,清热止血,方用郑氏固摄汤加减,方中生地、黄柏、稆豆衣滋阴清热;栀子炭、藕节炭、蒲公英清热止血;煅牡蛎、煅龙骨固摄止血;血余炭温中止血,还可佐治寒凉药太过;当归活血化瘀,以免血止留瘀;酸枣仁养心安神;灯心草清心安神;陈皮、山楂炭、紫苏梗理气和中以免清热药寒凉伤胃;黄芪、赤茯苓、炒白术、甘草健脾使生化有源。血止后或经后治本,滋阴益肾,填精促孕。二诊,经血已止,血海空虚,重在滋阴补肾固本,促卵泡及内膜发育,方拟郑氏滋阴方加减。三诊,经水逾期 2 周,自测尿妊娠试验阳性,孕后有腹痛症状,故予固肾清热、凉血安胎治疗。方用寿胎丸合保阴煎加减。

案 12

闵某,女,26 岁。

初诊(2014 年 3 月 14 日)

主诉:婚后未避孕未孕 2 年余。

现病史:13 岁初潮后月经规则,4～7/30 日;2011 年 10 月结婚,婚后无明显诱因下出现月经周期延长,45～60 日不等。未避孕未孕 2 年余,男方精液检查无异常。LMP 2014 年 3 月 8 日,量中,色红,无痛经。PMP 2014 年 1 月 18 日。多家医院中西医治疗 1 年余未孕。2013 年 11 月 23 日阴超:双侧卵巢多囊表现。性激素:FSH 2.37 mIU/mL, LH 3.38 mIU/mL, PRL 14.37 ng/mL, E_2 25 ng/mL, T 0.70 ng/mL, P 0.30 ng/mL。舌红苔少有裂纹,脉细。平素感腰酸,经期加剧,易口干,精神饮食尚可,睡眠可,大小便正常。刻下:经期刚过,无不适主诉。既往有胆结石病史。西医诊断:原发性不孕;多囊卵巢综合征。中医诊断:不孕;月经后期。证属肾阴虚。治拟滋肾养血,调补冲任。处方:郑氏滋阴方加减。

鳖甲 15 g,炙龟甲 15 g,炒当归 10 g,炒白芍 15 g,怀山药 10 g,山茱萸 10 g,熟地 15 g,炒牡丹皮 10 g,赤茯苓 15 g,泽泻 10 g,知母 10 g,炒黄柏 10 g,桑椹 10 g,金樱子 10 g,枸杞子 15 g,菟丝子 15 g,女贞子 10 g,山楂炭 15 g,广佛手 6 g。

7 剂,每日 1 剂,水煎 400 mL,早晚 2 次,饭后温服。

二诊(2014 年 3 月 20 日)

服上药无不适。舌红苔少有裂纹,脉细。2014 年 3 月 20 日阴超:子宫内膜厚 6.5 mm,左侧卵泡 8 mm×6 mm,右侧卵泡见 7～8 个小卵泡,左侧卵巢内见十多个小卵泡。治宗前法,处方:

上方加紫河车 10 g。7 剂,每日 1 剂,水煎 400 mL,早晚 2 次,饭后温服。

三诊(2014 年 3 月 28 日)

服上药无不适,舌淡红苔薄,有裂纹脉细。2014 年 3 月 28 日阴超:子宫内膜厚 6.5 mm,左侧卵泡 12 mm×11 mm,右侧卵泡 9 mm×6 mm。治宗前法,处方:

上方加紫河车 10 g、煅紫石英 15 g。

7 剂,每日 1 剂,水煎 400 mL,早晚 2 次,饭后温服。

四诊(2014 年 4 月 4 日)

服上药无不适,舌淡红有裂纹胎薄脉弦。2014 年 4 月 4 日阴超:子宫内膜厚 7 mm,左侧卵泡 11.5 mm×9 mm,右侧卵泡 11.5 mm×6 mm。治宗前法。处方:

前方 14 剂,水煎服。

五诊(2014 年 4 月 13 日)

服上药 9 剂后锦丝样带下增多,自测排卵试纸阳性,来院监测卵泡,2014 年 4 月 13 日阴超见:子宫内膜厚 12 mm,左侧卵泡 20 mm×19 mm。舌淡有裂纹,苔薄,脉弦细。"的候"之时,顺而施之则成胎矣。治疗补肾助阳以助卵泡发育。处方:苁蓉杞子汤。

肉苁蓉 10 g,煅紫石英 15 g,补骨脂 10 g,淫羊藿 10 g,菟丝子 15 g,枸杞子 10 g,艾叶 6 g,炒当归 10 g,炒白术 10 g,赤茯苓 15 g,生甘草 5 g,炒黄柏 10 g,焦山楂 15 g,佛手 6 g。

5 剂,每日 1 剂,水煎 400 mL,早晚 2 次,饭后温服。

六诊(2014 年 4 月 15 日)

2014 年 4 月 15 日阴超:卵泡已排出。嘱 14 日后若月经未来潮测血 HCG。继续服用上方。

七诊(2014 年 5 月 2 日)

排卵后 14 日月经未来潮,2014 年 5 月 1 日自测尿 HCG 阳性,感腰酸,无下腹痛,无阴道出血。2014 年 5 月 2 日查血 β - HCG 133.78 mIU/mL,P 20.81 ng/mL。舌淡红有裂纹,苔薄,脉滑细。证属肾虚不固。治拟补肾固胎。处方:

菟丝子 15 g,续断 10 g,桑寄生 15 g,阿胶 10 g,紫苏梗 10 g,杜仲 10 g,黄芩 10 g,生甘草 5 g。

7 剂,每日 1 剂,水煎 400 mL,早晚 2 次,饭后温服。

八诊(2014 年 5 月 22 日)

停经 2 月余,轻微恶心,无呕吐,无下腹痛,无阴道出血。复查超声:早孕(约 7 周),复查血 β - HCG 109 020.4 ng/mL,P 30.51 ng/mL。证治同前,继续上方保胎 1 周。

2015 年 5 月微信告知生育一健康男孩。

[按]《素问·上古天真论篇》即首先提出了"女子七岁,肾气盛,齿更发长,二七天癸至,任脉通,太冲脉盛,月事以时下,故有子"的受孕机制。综观本例,患者平素月经后期,时有腰酸口干,周期 45~60 日,婚后未避孕未孕 2 年余,舌红有裂纹,苔少脉细,四诊合参,辨证为肾阴虚。故治拟滋肾养血,调补冲任,故用郑氏滋阴方加桑椹、金樱子、枸杞子、菟丝子、女贞子补肾填精,有助卵泡及内膜发育,同时 B 超检测卵泡内膜发育情况,待卵泡内膜发育成熟之时(即阴长发育至重阶段,有锦丝状带下)即用郑氏祖传方苁蓉杞子汤助卵泡排出(必阳转化)。阳主动,阳气盛,阴阳才能转化顺利。孕后以寿胎丸加味补肾养胎以防流产。现在药理证实中药可以改善卵巢及子宫的微环境,从而改善卵巢、子宫功能。孕后服用寿胎丸加味补肾安胎治疗有助于改善子宫内膜的血供,提高子宫内膜对胚胎的容受性,有利胚胎发育。

案 13

李某,女,28 岁。

初诊(2020 年 5 月 8 日)

主诉:月经后期量少 10 年余,未避孕未孕 4 年。

现病史:月经 14 岁初潮,初潮后 2 年月经正常,5~7/28~30 日,量少,无痛经,10 年余无明显诱因下月经后期、量少,周期 2~6 个月不等。经前经期乳房胀痛,腰酸,盗汗,无头晕头痛。已婚,生育史 0 - 0 - 0 - 0,未避孕未孕 4 年,男方精液分析正常。2019 年 10 月外院输卵管造影提示输卵管未见异常,2019 年 12

月因宫腔息肉行宫腔镜下息肉摘除术,术后予以补佳乐(戊酸雌二醇片)、来曲唑、地屈孕酮调周促排治疗 3 个月未孕,本月用药后月经按期来潮。LMP 2019 年 4 月 29 日,量少,6 日干净,无不规则阴道出血,无下腹痛,舌红苔薄,脉细。西医诊断:原发性不孕;月经失调。中医诊断:不孕症;月经后期;月经量少。证属肝肾不足。治拟补肾疏肝。处方:

炒当归 10 g,炒白芍 15 g,生地 15 g,熟地 15 g,赤茯苓 15 g,牡丹皮 10 g,泽泻 10 g,山茱萸 10 g,赤丹参 15 g,女贞子 10 g,墨旱莲 15 g,山药片 15 g,山楂炭 15 g,川佛手 6 g,制香附 10 g,广郁金 15 g,覆盆子 10 g,菟丝子 15 g,桑椹 10 g,生甘草 5 g。

7 剂,每日 1 剂,水煎 400 mL,早晚 2 次,饭后温服。

二诊(2020 年 5 月 15 日)

服上药后无不适,腰酸、盗汗缓解,舌淡红苔薄脉细。嘱自行用测卵泡试纸监测卵泡发育情况。考虑围排卵期,在补肾滋阴的基础上少佐助阳药有助于重阴必阳的转化,从而助卵泡继续发育与顺利排出。处方:

上方加肉苁蓉 6 g、淫羊藿 10 g。

7 剂,每日 1 剂,水煎 400 mL,早晚 2 次,饭后温服。

三诊(2020 年 5 月 22 日)

服上药后现无盗汗,无其他不适,2020 年 5 月 18 日用排卵试纸测试强阳性,立即于就近医院超声监测:子宫内膜双侧厚 11 mm,卵泡 23 mm×21 mm×21 mm;2020 年 5 月 20 日超声监测:子宫内膜双侧厚 14 mm,卵泡已排出。舌淡红苔薄,脉滑细。证属脾肾两虚。治拟健脾益气,暖宫助孕,补肾安胎。处方:

桑寄生 15 g,菟丝子 15 g,续断 10 g,炒党参 15 g,炒白芍 10 g,炒白术 10 g,盐杜仲 10 g,生甘草 5 g,炒陈皮 6 g,苎麻根 10 g,怀山药 15 g,补骨脂 10 g,淫羊藿 10 g,煅紫石英 15 g(先煎)。

每日 1 剂,水煎 400 mL,早晚 2 次,饭后温服,14 剂。

四诊(2020 年 6 月 5 日)

服上药无不适,停经 37 日,2020 年 6 月 1 日外院查 HCG 184.96 mIU/mL,P 38.80 ng/mL;2020 年 6 月 5 日我院查 β - HCG 849.28 mIU/mL↑,P>41.20 ng/mL,E_2 373.4 pg/mL,舌淡红,苔薄黄,脉滑。诊断早孕。考虑患者素有月经后期,量少,恐肾虚不固胎元。予郑氏安胎饮加减继续补肾清热安胎治疗。处方:

桑寄生 15 g,菟丝子 15 g,续断 10 g,炒党参 15 g,炒白芍 10 g,炒白术 10 g,盐杜仲 10 g,生甘草 5 g,炒陈皮 6 g,苎麻根 10 g,怀山药 15 g,川黄连 3 g,炒黄芩 10 g,炒黄柏 10 g,生地 15 g。

7 剂,每日 1 剂,水煎 400 mL,早晚 2 次,饭后温服。

五诊(2020 年 6 月 19 日)

现停经 56 日,近 2 日偶有阴道少量咖啡色分泌物,轻微下腹坠痛,腰酸,恶心无呕吐,舌淡红苔薄脉滑。查血 β - HCG 884 142.59 mIU/mL↑,P＞41.20 ng/mL。超声提示早孕(约 6W5D,随访)。证属肾虚血热。治拟补肾清热安胎。处方:

桑寄生 15 g,菟丝子 15 g,续断 10 g,炒党参 15 g,炒白芍 10 g,炒白术 10 g,盐杜仲 10 g,生甘草 5 g,炒陈皮 6 g,苎麻根 10 g,怀山药 15 g,川黄连 3 g,黄芩炭 10 g,炒黄柏 10 g,地黄炭 15 g,旋覆花 10 g(包煎),钩藤 10 g,砂仁 3 g(后下)。

14 剂,每日 1 剂,水煎 400 mL,早晚 2 次,饭后温服。

微信随访 4 个月,告知外院已健孕卡,定期孕前检查胎儿发育正常。

[按] 患者近 10 年来月经后期甚至闭经,月经量少,经前经期乳房胀痛,腰酸,盗汗,舌淡红苔薄,脉细。四诊合参,证属肝肾不足,以肾阴不足为主。肾阴不足,精血亏虚,血海不能按时溢满,故月经后期,量少,甚至闭经;肾虚腰府失养,故腰酸;肾阴不足,天癸乏源,不能摄精成孕,故而婚久不孕。阴不足阳偏亢,迫精外泄,故有盗汗。肝肾同源,肾阴不足累及肝阴,"肝体阴而用阳",肝阴不足,疏泄功能失常,故出现经前经期乳房胀痛。治则予补肾疏肝。

肾阴充足是"阴成形"的有力保障。如果肾阴亏虚,癸水不足,阴长不能及时,对卵泡发育及子宫内膜的生长极其不利。所以对于肾阴虚不孕症患者填补肾阴极其关键,常用郑氏滋阴方出入治疗本病,方中熟地填精益髓,滋补阴精;山茱萸补养肝肾并能涩精;山药双补脾肾,即补肾固精,又补脾以助后天生化之源;桑椹、女贞子、墨旱莲补肝肾之阴,上六味药"三阴并补",即补肾、肝、脾之阴,以补肾阴为主。大量滋阴药中加入少量补阳药,意在阴得阳助而生化无穷,故用菟丝子平补肾阳;覆盆子益肾固精;凡补肾精之法,必当泻其"浊",方可存其"清",而使阴精得补,且肾为水火之宅,肾虚则水泛,阴虚则火动,故以泽泻利湿泻浊;牡丹皮清泄相火,并制山茱萸之温涩;茯苓健脾渗湿,配山药补脾而助健运。此三药合用,即所谓"三泻",泻湿浊而降相火;炒白芍柔肝养肝,香附、郁金解郁疏肝;当归、丹参养血活血,生地清热凉血;山楂炭、佛手健胃和胃,以免滋阴药过于阴柔滋腻碍胃,使全方滋而不腻;甘草调和诸药。全方配伍特点:从整体出发,补泻相伍,以补为主,肾、肝、脾之阴兼顾,以滋肾阴为主,疏肝解郁为辅。二诊,腰酸盗汗缓解,考虑围排卵期,阴虚好转,在补肾滋阴的基础上加用少量助阳药肉苁蓉、淫羊藿,有助于"重阴必阳"的转化,从而助卵泡继续发育与顺利排出。三诊,监测卵泡发育成熟并顺利排卵后予郑氏安胎饮加煅紫石英以助胚胎着床。四诊、五诊胚胎已着床,予郑氏安胎饮随症加减助胚胎发育以防胎动不安。

(案 3~案 13 为郑志洁医案)

二、盆腔炎

陈家堰张某,女,49 岁。

初诊

天癸未绝,经行延期,色正量多 3 日净,今经已过旬日,头眩神疲,小腹迸痛且滞,腰酸脊楚,纳适,脉形弦细,舌苔淡白。

柴胡,白芍,炒白术,薄荷,川芎,当归,赤茯苓,香附,丹参,青皮,吴茱萸,肉桂,续断,毛狗脊,杜仲,桑寄生,荔枝核。

杭家村杭某,女,23 岁。

初诊

新完姻年半,未育,经行延期,色正量多,5 日净,经今 3 个月未转,小腹迸痛频频,胃纳如常。脉形弦细,舌苔淡白。

橘核,川楝子,荔枝核,柴胡,小茴香,青皮,吴茱萸,木香,砂仁,阿胶,陈艾,香附。

(案 1、案 2 为郑友仁医案)

顾某,女,64 岁。

初诊(2019 年 6 月 14 日)

主诉:反复左下腹疼痛 10 年余。

现病史：患者已婚，生育史 1-0-1-1,50 岁时天癸已绝，近 10 年来反复左侧少腹遗痛，伴腰酸，神疲肢软，带下量不多，色白。西医诊断为慢性盆腔炎，曾多次予以妇科千金片及抗生素消炎治疗，未见明显好转。外院 B 超：子宫、卵巢未见异常。平时性情急躁易怒，纳可，寐安，二便调，舌淡，苔薄白，脉沉细。西医诊断：盆腔炎。中医诊断：盆腔炎。证属肝郁肾虚。治拟疏肝补肾。处方：妇科一号方加减。

柴胡 10 g,炒当归 10 g,炒白芍 10 g,赤茯苓 10 g,炒白术 10 g,生甘草 5 g,合欢皮 10 g,制香附 10 g,广郁金 15 g,炒青皮 10 g,炒枳壳 15 g,木香 3 g,路路通 10 g,炙黄芪 15 g,川续断 10 g,炒杜仲 10 g,桑寄生 10 g,山楂炭 15 g,佛手 6 g。

7 剂，每日 1 剂，水煎 400 mL，早晚 2 次，饭后温服。

二诊（2019 年 6 月 21 日）

药后下腹痛、腰酸明显缓解，精神转佳，舌淡苔薄白，脉沉细。处方：

原方加延胡索 10 g、川楝子 10 g。

7 剂，每日 1 剂，水煎 400 mL，早晚 2 次，饭后温服。

三诊（2019 年 6 月 28 日）

药后便溏，仍有轻微下腹痛及腰酸，舌淡，苔薄白，脉沉细。处方：

柴胡 10 g,炒当归 10 g,炒白芍 10 g,赤茯苓 10 g,炒白术 10 g,生甘草 5 g,合欢皮 10 g,制香附 10 g,广郁金 15 g,炒青皮 10 g,炒枳壳 15 g,木香 3 g,路路通 10 g,炙黄芪 15 g,川续断 10 g,炒杜仲 10 g,桑寄生 10 g,山楂炭 15 g,佛手 6 g,砂仁 6 g,黄连 3 g。

14 剂，每日 1 剂，水煎 400 mL，早晚 2 次，饭后温服。

四诊（2019 年 7 月 18 日）

药后二便调，无明显下腹痛及腰酸，精神较佳，舌淡，苔薄白，脉沉细。处方：

上方巩固治疗,14 剂，每日 1 剂，水煎 400 mL，早晚 2 次，饭后温服。

[按]　此案为慢性盆腔炎，临床以少腹痛、腰酸为主症，且平素急躁易怒，证属肝郁肾虚，故治疗上以疏肝理气、补肾壮腰为主。方拟妇科一号方加减治疗。方中柴胡、广郁金、香附、青皮、枳壳、木香、佛手疏肝理气止痛；当归、白芍活血养血柔肝；黄芪、白术、茯苓、甘草健脾实脾，防肝病传脾；路路通通络止痛；川续断、炒杜仲、桑寄生补肾壮腰；二诊，仍感下腹痛，但较前缓解，加延胡索、川楝子疏肝泻热，活血止痛；三诊，便溏加砂仁、黄连厚肠止泻。郑志洁以妇科一号方随症加减治疗 1 月余，腹痛腰酸痊愈。

案 4

金某,女,39 岁。

初诊(2018 年 4 月 27 日)

主诉:下腹胀痛伴经前乳房胀痛 1 年余。

现病史:患者平素月经规则,周期 26～32 日,经期 3～5 日,量中,痛经时轻时重。生育史 1-0-0-1,工具避孕,无生育要求。1 年前因家庭矛盾心情不好后致反复下腹胀痛伴经前 1 周乳房胀痛,经前 3 日及排卵期时下腹痛更明显,带下色黄,无外阴痒,无腰酸,大小便可,舌淡红,苔薄黄,脉弦细。曾外院多次就诊服药多西环素、甲硝唑、妇科千金片等西药及中药后症状略有减轻,停药后症状又加重。LMP 2018 年 4 月 22 日,今日刚干净,量色质如常,经行第 1 日痛经。妇检:外阴正常,阴道畅,宫颈光,子宫后位,常大,活动差,压痛,双侧附件增粗,轻压痛,未及明显包块。2018 年 3 月 25 日外院阴超提示左输卵管积水,乳房彩超提示双侧乳腺增生。西医诊断:盆腔炎,乳腺增生。中医诊断:盆腔炎,乳癖。证属气滞血瘀夹湿热证。治拟疏肝理气,清热除湿,活血止痛。处方:妇科一号方加减。

柴胡 10 g,炒当归 10 g,炒白术 10 g,炒白芍 10 g,赤茯苓 10 g,生甘草 5 g,合欢皮 10 g,制香附 10 g,广郁金 15 g,赤丹参 10 g,路路通 10 g,山楂炭 15 g,广佛手 6 g,薄荷 3 g(后下),大血藤 10 g,牡丹皮 10 g,生栀子 6 g,皂角刺 10 g,夏枯草 10 g,败酱草 10 g,蒲公英 10 g。

7 剂,每日 1 剂,水煎 400 mL,早晚 2 次,饭后温服。

二诊(2018 年 5 月 11 日)

服上药 1 周后反复下腹痛明显缓解,感胃脘不适,带下色黄好转,无外阴痒,大小便可,舌淡红,苔薄黄,脉弦细。继续守上方出入治疗,处方:

柴胡 10 g,炒当归 10 g,炒白术 10 g,炒白芍 10 g,赤茯苓 10 g,生甘草 5 g,合欢皮 10 g,制香附 10 g,广郁金 15 g,赤丹参 10 g,路路通 10 g,山楂炭 15 g,广佛手 6 g,大血藤 10 g,炒青皮 10 g,川楝子 6 g,皂角刺 6 g,蒲公英 10 g,夏枯草 15 g,广木香 3 g,小茴香 3 g。

14 剂,每日 1 剂,水煎 400 mL,早晚 2 次,饭后温服。

继续守上法治疗 4 个月后,无下腹痛,经前乳房胀痛消失,无痛经。B 超复查子宫输卵管未见明显异常。

　　[按]　中医认为人体调节情志的场所是肝脏,肝脏通过对气血、津液的影响,调节人体情志变化。因此,肝脏功能的正常与否,直接关系到机体其他脏器的生理功能以及疾病的发生、发展和转归。本案患者因家庭矛盾忧思多虑,情志不畅,肝气不舒,致反复下腹胀痛伴经前乳房胀痛 1 年余,证属气滞血瘀,治拟疏肝养血、调畅气机。郑志洁常用妇科一号方为基础方加减,郁久化热加入清热解毒药,如大血藤、败酱草、蒲公英等。乳房胀痛有小叶增生者加入夏枯草、皂角刺消肿散结。除了予妇科一号方疏肝理气、活血化瘀调治外,郑教授还重视给与患者心理和精神方面的疏导。

案 5

唐某,女,32 岁。

初诊(2019 年 11 月 15 日)

主诉:下腹痛反复发作 1 年余,月经量少 2 个月。

现病史:患者月经 13 岁初潮,3～6/28～30 日,已婚。生育史 1－0－0－1,顺产 1 女,工具避孕。近 1 年因工作压力过大出现两侧下腹疼痛反复发作,时轻时重,劳累后加重,伴腰酸,神疲肢软,带下色黄,量不多,无异味。外院诊断慢性盆腔炎,曾口服头孢、甲硝唑、妇科千金片等药物治疗,未见明显好转。患者平素月经周期规则,28～30 日,量中,偶有轻微痛经,7 日干净。近 2 个月经色暗红,量偏少。LMP 2019 年 11 月 4 日,7 日干净,量少。刻下:时觉心情烦闷,食欲差,恶心,欠寐,二便正常。舌淡苔黄,脉沉细。妇检:外阴(－);阴道,少量黄色分泌物;宫颈,轻糜;子宫,中位,常大,压痛(＋);附件,增厚,压痛(＋)。2019 年 9 月 6 日 B 超:盆腔积液 15 mm。西医诊断:慢性盆腔炎。中医诊断:盆腔炎。证属肝郁肾虚。治拟疏肝补肾。处方:妇科一号方加减。

柴胡 10 g,炒当归 10 g,炒白芍 10 g,赤茯苓 10 g,炒白术 10 g,生甘草 5 g,合欢皮 10 g,制香附 10 g,广郁金 10 g,赤丹参 10 g,路路通 10 g,山楂炭 15 g,佛手 6 g,炙黄芪 15 g,蒲公英 10 g,炒杜仲 10 g,桑寄生 10 g,延胡索 10 g,川楝子 10 g,狗脊 10 g,伸筋草 15 g,菟丝子 15 g。

14 剂,每日 1 剂,水煎 400 mL,早晚 2 次,饭后温服。

二诊(2019 年 12 月 13 日)

药后下腹痛发作次数减少,程度略减轻,但腰酸畏寒。LMP 2019 年 12 月 3 日,7 日干净,量少,色暗,无通经,纳适,二便调。舌淡暗苔黄,脉沉细。处方:

炙黄芪 15 g,炒白术 10 g,赤茯苓 10 g,生甘草 5 g,生地 15 g,炒白芍 10 g,炒川芎 6 g,炒当归 10 g,菟丝子 15 g,补骨脂 10 g,淫羊藿 10 g,炒黄柏 10 g,炒陈皮 6 g,山楂炭 15 g,佛手 6 g,炒党参 15 g,炒防风 10 g,蒲公英 10 g,大血藤 15 g,炒枳壳 15 g。

14 剂,每日 1 剂,水煎 400 mL,早晚 2 次,饭后温服。

三诊(2019 年 12 月 27 日)

药后畏寒已缓解,近日小便次数多,无尿痛,腹痛腰酸不显。舌淡暗苔薄黄,脉沉细。处方:

桑螵蛸 15 g,炙龟甲 15 g,煅龙骨 15 g(先煎),生黄芪 15 g,生地 15 g,生甘草 5 g,升麻 6 g,炒枳壳 15 g,蒲公英 10 g,芦根 15 g,炒黄柏 10 g,生栀子 10 g,大腹毛 10 g,芡实 15 g,佛手 6 g,桃仁 10 g,红花 10 g,制香附 10 g,炒柴胡 10 g,炒党参 15 g。

14 剂,每日 1 剂,水煎 400 mL,早晚 2 次,饭后温服。

以后数诊,均在月经前 1 周及月经期服用妇科一号方疏肝理气加补肾药,经后期用八珍汤益气养血加补肾调经药,半年后腹痛痊愈,月经量色质基本正常。

[按] 盆腔炎根据临床表现可分为急性和慢性。急性多为热毒炽盛所致,兼有湿、瘀,若余邪未净,迁延不愈,日久耗气伤阴伤阳,形成虚实夹杂的病理证候,可发展成慢性盆腔炎,临床可表现腹痛反复发作。该患者病程时间长,湿热之余邪与气血搏结于胞宫冲任则少腹疼痛;邪正相争,病势进退,则反复发作,时轻时重;湿热下注则黄带;湿热郁结脾胃则恶心、纳呆;损伤冲任,则乏力腰酸。郑志洁治疗该病强调首先要辨清寒热湿瘀,邪盛正衰的轻重程度。推崇"大积大聚,衰其大半而止"之说,主张标本兼顾。初诊,该患者肝郁肾虚证明显,方用妇科一号方疏肝健脾理气,延胡索、川楝子清肝泄热,行气活血;黄芪补气;杜仲、桑寄生、补骨脂、菟丝子补肾壮骨;蒲公英、伸筋草清热祛湿通络,全方以疏通经络祛邪为主。二诊时患者腹痛发作频率已减少,程度减轻,诉畏寒腰酸,考虑余邪渐除,但气血耗伤,故更方,改用八珍汤益气养血,配菟丝子、补骨脂、淫羊藿补肾调经;黄柏、蒲公英、大血藤清利湿热;防风祛风胜湿;佛手、枳壳、陈皮理气和胃。全方以扶正为要。三诊腹痛、畏寒、腰酸已不显,尿频作,更方用桑螵蛸散加减,配党参、升麻、枳壳提升中气,蒲公英、黄柏、芦根、生栀子清热利湿;桃仁、红花活血化瘀;生地养阴。患者经调治 6 个月后,腹痛已愈,月经量增加。

案 6

王某,女,35 岁。

初诊(2019 年 5 月 3 日)

主诉:少腹隐痛 1 年余,加重 3 日。

现病史:平素月经规则,5～7/27～30 日,量中,色红,LMP 2019 年 4 月 25 日,5 日净,量中,色正,质中,无异味,夹血块,轻微痛经。生育史 2 - 0 - 2 - 2。患者 2018 年 5 月行人流术,术后进食生冷及辛辣后出现少腹隐痛,因不影响工作未治疗。3 日前因生气后下腹隐痛加剧,伴腰痛、乳房胀痛,无转移性右下腹痛,有肛门坠胀感,白带量多色黄,无发热,无异常阴道出血。刻下:双侧小腹隐痛,纳呆,夜眠欠安,二便调,舌质暗红、苔黄腻,脉弦滑。辅助检查:尿妊娠试验阴性。B 超提示:子宫、双侧附件未见明显异常。血常规:白细胞计数 9.7×10^9/L,中性粒细胞百分比 87.0%↑,全血 C 反应蛋白(CRP)7.1 mg/L。西医诊断:盆腔炎。中医诊断:盆腔炎。证属肝郁气滞,湿热下注,瘀阻冲任。治拟疏肝理气,清热利湿,化瘀止痛。处方:

柴胡 10 g,炒白芍 10 g,炒白术 10 g,薄荷 6 g,炒当归 10 g,赤茯苓 15 g,生甘草 5 g,广郁金 15 g,合欢皮 10 g,赤丹参 10 g,制香附 10 g,路路通 10 g,山楂炭 15 g,佛手 6 g,炒黄柏 10 g,蒲公英 10 g,大血藤 10 g,败酱草 10 g,皂角刺 10 g,制半夏 10 g,炒陈皮 10 g,延胡索 10 g,川楝子 10 g。

7 剂,每日 1 剂,水煎 400 mL,早晚 2 次,饭后温服。

二诊(2019 年 5 月 11 日)

患者自述服药后下腹痛明显减轻,带下量明显较前减少,乳房胀痛缓解,仍腰痛。处方:

上方加狗脊 10 g、杜仲 10 g、续断 10 g,7 剂,每日 1 剂,水煎 400 mL,早晚 2 次,饭后温服。

三诊(2019 年 5 月 19 日)

上述治疗后腹痛、乳房胀痛基本消失,带下无异常,腰痛缓解,余无不适。舌淡苔薄黄,脉弦。

上方继续用药 2 周巩固治疗。

于 2019 年 8 月 5 日电话随访,治疗后下腹痛、乳房胀痛再未发作,无其他不适。告知患者平素注意少食辛辣寒凉,调情志,以防复发。

[按] 叶天士云："女子以肝为先天。"郑志洁认为盆腔炎性疾病大都因肝经郁滞所致，肝主疏泄，条畅一身气机，喜条达而恶抑郁，女性情绪波动及七情刺激，皆可导致肝的疏泄功能失常，肝郁则气滞，气滞则血瘀。此外肝经郁滞，日久伤脾，导致脾虚，虚实夹杂。《女科要旨》卷四记载："肝郁乘脾，则土受伤而有湿，湿生热，热则流通……如湿热拂郁于内，腹痛带下。"故郑志洁常用妇科一号方为基础方来治疗盆腔炎性腹痛。本案患者因人流术后，血室正开，抗邪能力减弱，又因摄生不慎，外感湿热之邪，湿热与血搏结，留于少腹，瘀阻胞脉，故见腹痛，又因情志不遂而致肝疏泄失调，气滞血瘀，故见腹痛加重，胸胁胀满；胞脉者系于肾，肾脏被湿邪所害，故见腰痛；湿热壅盛，阻遏中焦，脾胃功能失调，则纳呆；湿热之邪伤及任带、胞宫，故见带下量多、色黄；热扰心神故睡眠欠佳；舌质暗红、苔黄腻，脉弦滑，亦是气滞血瘀、肝经湿热之象。治拟疏肝理气，清热利湿，化瘀止痛。方用妇科一号方疏肝健脾，加黄柏、蒲公英、大血藤、败酱草清热解毒，利湿止带；加皂角刺消肿托毒，此外皂角刺辛散温通，药力锐利，直达病所；延胡索、川楝子合用既可疏肝清热，又善行气活血止痛，使气行血畅，肝热消，则疼痛自止。半夏、陈皮辛温健脾燥湿，同时可防止苦寒药伤中。二诊仍感腰痛，加狗脊泻肝肾湿气，续断、杜仲固肾壮腰。全方配伍，疏肝、柔肝、健脾、固肾、利湿、清热、活血、化瘀数法合参，故对肝郁气滞、湿热下注、瘀阻冲任之盆腔炎炎性疾病后遗症较为适宜。

（案3～案6为郑志洁医案）

三、阴痛

案1

樊某，女，76岁。

初诊（2019年5月10日）

主诉：外阴疼痛2个月。

现病史：患者平素体健，无高血压、糖尿病等慢性病史。生育史2-0-0-2，绝经26年。近2个月无明显诱因下外阴疼痛不适，小便时尤甚，白带量少，色黄，无异味，无腹痛，无外阴痒。外院就诊妇检外阴未见异常，无红肿，化验尿常规、白带常规未见明显异常。舌淡边有齿痕，苔白，脉弦滑。中医诊断：阴痛。证属脾虚血瘀。治拟健脾活血。处方：归脾汤加减。

炙黄芪 15 g，炒党参 15 g，炒白术 10 g，炒柴胡 10 g，炒当归 10 g，赤茯苓 15 g，制半夏 10 g，炒陈皮 10 g，生甘草 5 g，酸枣仁 15 g，广木香 3 g，白扁豆 15 g，芦根 10 g，黄柏 10 g，大腹毛 10 g，延胡索 10 g，川楝子 10 g。

7 剂，每日 1 剂，水煎 400 mL，早晚 2 次，饭后温服。

二诊（2019 年 5 月 30 日）

用药后感阴道痛明显减轻，舌淡边有齿痕，苔白，脉弦滑。治宗原法。处方：

原方加橘络 6 g，14 剂，每日 1 剂，水煎 400 mL，早晚 2 次，饭后温服。

［按］ 中医妇科书上未见有"阴痛"的病名，西医也未见对应的病名，多发生于绝经后妇女，应属围绝经期综合征的范畴。临床上出现单纯性外阴或阴道痛，妇科检查外阴及阴道无局部红、肿、热等急性炎性的异常体征，可能与女性绝经后的雌激素下降有关，用局部用消炎药和外洗无效果，用雌激素软膏效果亦不显，改用中药辨证治疗有一定疗效。本案患者四诊合参，辨证为脾虚血瘀，脾失健运，气血生化乏源，不荣则痛。治拟健脾益气，养血活血，使气血通畅，肌肤得养，疼痛自缓，方用归脾汤加减。

案 2

朱某，女，64 岁。

初诊（2019 年 2 月 22 日）

主诉：阴道疼痛 3 月余。

现病史：患者肺癌手术史 5 年、子宫肌瘤行全子宫切除术 10 年，生育史 1 - 0 - 1 - 1。近 3 个月无明显诱因下阴道疼痛、干涩，外院就诊妇检未见异常，外阴、阴道无红肿，白带常规清洁度Ⅰ度，予以普罗雌烯阴道软胶囊阴道填塞药后未见明显缓解，仍阴道痛干涩，无阴痒，无明显带下，睡眠可，胃纳欠佳常泛酸，大小便正常。舌红苔薄脉细弦。中医诊断：阴痛。证属阴血亏虚。治拟滋阴养血。处方：

知母 10 g，炒黄柏 10 g，地骨皮 15 g，龟甲 15 g，醋鳖甲 15 g，白菊花 10 g，麦冬 10 g，广郁金 15 g，蒲公英 10 g，川石斛 10 g，生地 15 g，炒当归 10 g，赤丹参 10 g，木香 3 g，煅瓦楞子 10 g，山楂炭 15 g，广佛手 6 g。

7 剂，每日 1 剂，水煎 400 mL，早晚 2 次，饭后温服。

二诊（2019 年 3 月 1 日）

服上药后阴道痛略有好转，仍干涩，口淡，微苦，无其他明显不适，舌红苔薄脉细弦。治宗前法。方药：

上方加砂仁 3 g(后下)、牡蒿 10 g、炙黄芪 10 g。

7 剂,每日 1 剂,水煎 400 mL,早晚 2 次,饭后温服。

三诊(2019 年 3 月 15 日)

阴道痛干涩明显缓解,无反酸,胃纳可,大小便正常,无明显其他不适,舌淡红,苔薄,脉细弦。治宗前法,巩固疗效。处方：

上方 7 剂,每日 1 剂,水煎 400 mL,早晚 2 次,饭后温服。

[**按**]　中医妇科书上无"阴痛"的诊断,临床上单纯性的非炎性阴痛多见于绝经后的老年妇女。本案患者 64 岁,无明显诱因下出现外阴痛 3 个月,经过妇科检查,无器质性病变,无局部红肿等急性炎性体征,白带常规清洁度Ⅰ度。此证乃绝经后冲任虚衰,阴血亏虚,肌肤失养,不荣则痛;阴虚生内热,故出现舌红苔薄黄。治拟滋阴养血,故用知母、黄柏、地骨皮、龟甲、鳖甲、麦冬、川石斛、青蒿补肾滋阴;当归、丹参养血活血;木香、山楂炭、广佛手、砂仁健脾和胃,反佐滋阴药物的滋腻碍胃之弊。

(案 1、案 2 为刘晓燕医案)

四、妇人肉瞤

案

郁某,女,55 岁。

初诊(2019 年 5 月 20 日)

主诉：外阴及阴道肌肉跳动 1 个月。

现病史：患者平素口苦口干,动则汗出量多 1 年余,近 1 个月外阴及阴道肌肉跳动,不痛,白带正常,无外阴痒,无下腹痛,无不规则阴道出血。绝经 5 年。外院妇检未见明显异常。辅助检查：2019 年 5 月 8 日白带清洁度Ⅰ度。舌红苔腻脉弦滑。中医诊断：肉瞤。证属热毒熏蒸,迫津外泄。治拟清热解毒,敛阴止汗。处方：龙胆泻肝汤加味。

龙胆草 6 g,泽泻 10 g,通草 10 g,车前子 15 g(包煎),炒当归 10 g,柴胡 10 g,生地 15 g,生栀子 10 g,生甘草 5 g,炒黄柏 10 g,浮小麦 15 g,瘪桃干 10 g,糯稻根 15 g,山楂炭 15 g,川佛手 6 g。

7 剂,每日 1 剂,水煎 400 mL,早晚 2 次,饭后温服。

二诊（2019 年 6 月 4 日）

症状好转,阴道跳动次数明显减少,口苦减轻,动则易汗出缓解,舌红苔腻脉弦滑。处方:

前方加伸筋草 30 g。14 剂,每日 1 剂,水煎 400 mL,早晚 2 次,饭后温服。

[**按**]　中医妇科书上未见外阴阴道肌肉跳动的记载,此症相当于中医古籍中的惊惕肉瞤,即体表筋肉不自主地惕然瘛动。《伤寒论·太阳病脉证并治》:"每因过汗伤阳,津血耗损、筋肉失养所致。"成无己认为此证"必待发汗过多亡阳,则有之矣……发汗过多,津液枯少,阳气太虚,筋肉失养,故惕惕然而跳,瞤瞤然而动也"。本患者兼证口苦,动则汗出量多,舌红苔腻,脉弦滑。辨证肝经湿热,迫津外泄,过汗伤阴,津液枯少,筋肉失养,故而出现外阴及阴道筋肉跳动。用龙胆泻肝汤清利肝经湿热,同时加用收敛止汗药:浮小麦、糯豆根、碧桃干等。二诊加伸筋草舒筋活络。服用上方 21 剂,外阴及阴道肌肉跳动痊愈,随访 2 个月未再复发。

（刘晓燕医案）

五、阴挺

案 1

黄庆王某,女,60 岁。

初诊

天癸已绝 10 余年,白垢频频,腰酸脊楚,头眩目花,耳鸣心悸,脬坠,胃纳如常。脉弦细,舌苔淡白。

党参,黄芪,白术,熟地,玉竹,陈皮,升麻,柴胡,五倍子,五味子,牡蛎,龙骨,葛根,藁本。

（郑友仁医案）

案 2

李某,女,60 岁。

初诊（2015 年 9 月 8 日）

主诉:小便频数、漏尿 1 年余。

现病史:患者生育史 2 - 0 - 1 - 2。自 38 岁顺产二胎后每剧烈运动或咳嗽剧时漏尿,平素无异常,近 1 年来不运动或不咳嗽时有漏尿、小便频数,入夜尤甚,每晚 4～8 次,淋沥不已,偶涩痛。外院多次尿常规检查无异常,泌尿系及妇科超声检查未见明显异常。妇检:阴道前壁膨出。曾多次用药左氧氟沙星片、热淋清胶囊等消炎及清热利尿药无明显效果,后经人介绍到郑志洁处就诊。刻下:感四肢乏力,咳嗽或运动时漏尿,夜尿频数,轻微涩痛,腰酸,下腹坠胀,大便正常,无发热,饮食尚可,睡眠可,舌淡苔黄腻,脉细。西医诊断:阴道前壁膨出。中医诊断:阴挺。证属脾肾两虚夹湿热。治拟健脾益气,补肾固脱,兼清湿热。处方:郑氏桑螵蛸散加味。

桑螵蛸 15 g,炙龟甲 15 g,煅龙骨 30 g,煅牡蛎 30 g,炒党参 30 g,炙黄芪 30 g,炒陈皮 10 g,炙升麻 6 g,柴胡 10 g,佛手 6 g,炒白术 10 g,海金沙 15 g(包煎),蒲公英 15 g,芦根 15 g,炒黄柏 10 g,生甘草 5 g,山楂炭 15 g,川佛手 6 g。

7 剂,每日 1 剂,水煎 400 mL,早晚 2 次,饭后温服。

二诊(2015 年 9 月 19 日)

漏尿略缓解,尿频好转,无涩痛感,舌淡苔黄脉细。守前方再进 14 剂。

三诊(2015 年 10 月 10 日)

药后漏尿及尿频明显好转,夜尿 3～4 次,感小便浑浊,舌淡苔黄脉细。处方:前方出入。

桑螵蛸 15 g,炙龟甲 15 g,煅龙骨 15 g,煅牡蛎 15 g,炒党参 15 g,炙黄芪 15 g,炒陈皮 10 g,炙升麻 6 g,炙柴胡 6 g,佛手 6 g,炒白术 10 g,海金沙 10 g(包煎),续断 10 g,覆盆子 10 g,益智仁 10 g,粉萆薢 10 g,生甘草 5 g。

7 剂,每日 1 剂,水煎 400 mL,早晚 2 次,饭后温服。

后上方随症加减治疗 3 个月后漏尿、尿频明显缓解,无腰酸,无下腹坠胀,运动剧烈或咳嗽剧烈时偶漏尿,夜尿 1～2 次,无其他明显不适症状,舌淡苔薄,脉细。

[按] 阴挺多见于围绝经期及绝经后的高龄妇女,尤其是曾经难产妇女,临床上出现漏尿、尿频、淋沥不已,遇劳加剧,常伴腰膝酸软,四肢乏力。往往尿常规检查正常,服用抗生素无明显效果,病程较长,缠绵难愈。其发病机制是由于妇女既往多次孕产损伤冲任,加之围绝经期或绝经后脾肾两虚所致。肾为先天之本,七七天癸竭,肾气虚衰,肾虚气化失司,下元不固,封藏失职,固摄无权,膀胱失约,故漏尿、尿频,甚则淋漓不尽。脾为后天之本,脾虚运化无权,加之多次服用苦寒清热中成药,更耗伤脾阳,中气下陷,冲任不固,带脉失约,无力提系则

子宫下垂、阴道壁膨出、小腹坠胀；脾主肌肉四肢，脾气虚则四肢乏力。脾虚湿胜，日久湿热交织，故出现小便淋漓涩痛、舌淡苔黄腻。四诊合参，证属脾肾两虚，兼夹湿热，治疗健脾益气，补肾固脱，固精缩尿，同时佐以清热利湿。郑志洁用郑氏桑螵蛸散加减治疗3个月后症状明显改善。方中桑螵蛸甘咸平，入肾经，补肾固精缩尿；龟甲滋阴补肾，两药相配补肾益精，固精缩尿之力更强；龙骨、牡蛎涩精止遗；党参、黄芪、甘草益气升提；升麻、柴胡升阳举陷，助益气之品升提下陷之中气；海金沙清热利尿通淋；蒲公英、芦根、黄柏清热利湿；山楂炭、佛手理气和胃，调和诸药。全方健脾益气，益肾固脱，固精缩尿，清热利湿，补涩并用。三诊湿热消退后减去蒲公英、芦根、黄柏，加续断、覆盆子、益智仁补益肾气，加强提系子宫之效；小便浑浊加粉草薢分清泌浊。

案3

杨某，女，40岁。

初诊（2018年3月13日）

主诉：产后漏尿10年余加剧1年余。

现病史：患者平素月经规则，13岁初潮，3～7/24日，经量中，色淡，无痛经。生育史2-0-3-2。2008年第一胎顺产后出现剧烈运动或咳嗽时漏尿。2011年第二胎顺产后漏尿症状略有加重，近1年无明显诱因下漏尿症状加剧，轻度运动或咳嗽时亦出现漏尿，伴尿频，常用卫生巾。LMP 2018年2月17日，5日净，量中，无痛经。平素感手足不温，特别是秋冬季节畏寒怕冷明显，时有腰酸乏力，睡眠欠佳，大便调，纳可。舌淡苔白，脉沉弦。妇检：子宫脱垂Ⅰ度。西医诊断为子宫脱垂。中医诊断为阴挺。证属脾肾阳虚。治拟健脾益肾。处方：郑氏桑螵蛸散加味。

桑螵蛸15 g，炙龟甲15 g，煅龙骨15 g，煅牡蛎15 g，炒党参15 g，炙黄芪15 g，海金沙15 g（包煎），炙升麻6 g，炙甘草5 g，炙柴胡6 g，炒当归10 g，山楂炭15 g，佛手6 g，肉桂2 g，乌药6 g，益智仁10 g。

7剂，每日1剂，水煎，早晚2次，饭后温服。

二诊（2018年3月22日）

药后尿频次数减少，漏尿略有好转，畏寒怕冷缓解，腰酸乏力略有缓解。月经来潮，LMP 2018年3月16日，5日净，量中，无痛经。舌淡苔白，脉沉弦。治宗原法。

处方：上方减去龙胆草、蒲公英，加补骨脂 10 g、覆盆子 15 g、淫羊藿 10 g。14 剂，每日 1 剂，水煎 400 mL，早晚 2 次，饭后温服。

后依据上方随证加减治疗 4 月余，无漏尿，尿频缓解，非经期无须再用卫生巾。无腰酸乏力，无畏寒怕冷，精神饮食可，大小便正常。随访 6 个月，未见复发。

[按]　西医认为该病的主要原因是妊娠及分娩时盆底肌肉韧带损伤所致，不及时治疗将严重影响工作及生活质量。隋代巢元方在《诸病源候论·妇人杂病诸候四·阴挺出下脱候》云："胞络伤损，子脏虚冷，气下冲则令阴挺出，谓之下脱。"郑志洁认为正气内虚、临产损伤是阴挺的病因病机。该患者素体虚弱，加之顺产 2 次，流产 3 次，产伤未复，脾虚中气不足，肾气虚，冲任不固，带脉失约，日渐下垂脱出。腰为肾之府，肾虚腰府失养，膀胱失温，则腰膝酸软怕冷，尿频。脾虚则中气不足，故神疲乏力，脾虚失约故尿频。

郑志洁常用家传经验方郑氏桑螵蛸散加缩泉丸加减，疗效显著。方中桑螵蛸甘咸平，入肾经，补肾固精缩尿；龟甲滋阴补肾，两药相配补肾益精，固精缩尿之力更强；龙骨、牡蛎涩精止遗；乌药、益智仁温肾祛寒，缩泉；肉桂补肾中阳气；党参、黄芪补气升提；升麻、柴胡升阳举陷，助益气之品升提下陷之中气；海金沙清热利尿通淋；当归活血化瘀；山楂炭、佛手为使药，理气和胃，调和诸药。全方具有健脾益气，补肾固脱，固精缩尿，清热利湿之功。二诊，口服中药后尿频次数减少，漏尿略有好转，腰酸乏力略有缓解，舌淡苔白，脉沉弦。考虑湿之郁热已除，故祛除清热利湿之龙胆草、蒲公英，加补骨脂、覆盆子、淫羊藿加强补益肾气，温肾固精，缩尿之功。

（案 2、案 3 为郑志洁医案）

六、黄褐斑

严某，女，44 岁。

初诊（2018 年 4 月 13 日）

主诉：面部黄褐斑 4 年余。

现病史：患者既往月经规则，5～7/30 日，无痛经。生育史 2 - 0 - 1 - 2。近 4 年来面部出现黄褐斑，且逐渐加重，近 2 年月经提前 5～7 日，经量少，时有经前乳房胀痛,经行腰酸。LMP 2018 年 3 月 25 日,量少,5 日净,无血块,无痛经。白带正常,大小便可,胃纳可。舌红苔腻脉细。西医诊断为黄褐斑,中医诊断为鼾黑斑。证属肾水不足,肝经郁热。治拟补肾水,清肝热,凉血化瘀,养血消斑。处方:

绿豆 30 g,黑大豆 30 g,赤小豆 30 g,石膏 30 g,生地 15 g,金银花 10 g,牡丹皮 10 g,赤丹参 10 g,赤芍 10 g,生甘草 5 g,枸杞子 10 g,杜仲 10 g,桑寄生 10 g,山茱萸 10 g。

7 剂,每日 1 剂,水煎 400 mL,早晚 2 次,饭后温服。

嘱清淡饮食,少食辛辣煎炸刺激性食品。

二诊(2018 年 4 月 25 日)

患者用药后感胃纳差,偶有隐痛,余无不适。月经提前较前好转,面部黄褐斑未见明显减退,LMP 2018 年 4 月 21 日,量少,5 日干净,经前乳房胀痛减轻,经行腰酸缓解,无痛经,大小便可,舌红苔腻脉细。处方:

绿豆 30 g,黑大豆 30 g,赤小豆 30 g,石膏 30 g,生地 15 g,金银花 10 g,牡丹皮 10 g,赤丹参 10 g,赤芍 10 g,生甘草 5 g,枸杞子 10 g,杜仲 10 g,桑寄生 10 g,木香 3 g,砂仁 10 g,山楂炭 15 g,佛手 6 g。

14 剂,每日 1 剂,水煎 400 mL,早晚 2 次,饭后温服。

三诊(2018 年 5 月 14 日)

患者用药后纳差好转,无胃脘部隐痛。面部黄褐斑略有减退,大小便可,舌红苔腻脉细。处方:

续前方 14 剂,每日 1 剂,水煎 400 mL,早晚 2 次,饭后温服。

依上方出入继续调理 6 个月,面部黄褐斑明显消退,月经规则,未再提前,无经前乳房胀痛,无经行腰酸。

[按]　黄褐斑,中医称之为"肝斑、鼾黑斑、蝴蝶斑"等,为颜面部出现的局限性淡褐色或褐色色素改变的皮肤病。导致黄褐斑形成的因素很多,西医认为与内分泌失调、日光照射、遗传与情绪、皮肤微生态失衡、慢性疾病、化妆品应用不当、药物性因素、饮食因素等有关。中医古代文献中对该病最早描述为"面色鼾黑",鼾黑斑的内容散存于历代医籍之中,早在《内经》中就有记载,如《灵枢·经脉》所言:"血不流则毛色不泽,故其面黑如漆柴者。"《灵枢·邪气脏腑病形》又说:"十二经脉,三百六十五络,其气血皆上于面而走空窍。"说明五脏六腑之精华均上注于面,面部气色的好坏、皮肤的光泽或枯槁、色素斑的形成与脏腑精气的

盛衰及其功能的协调密切相关。明代《外科正宗》对此有明确论述:"黧黑斑者,水亏不能制火,血弱不能华肉,以致火燥结成斑黑,色枯不泽。"

该患者面部黄褐斑逐渐加重 4 年余,伴有月经提前,量少,经行腰酸,乳房胀痛,舌红苔腻脉细。证属肾水不足,肝经郁热所致。肾水不足,真阴亏损,不能充养肌肤,日久则面部黄褐斑、月经量少、腰酸;同时水不足则火旺,迫血妄行,故出现月经提前;水不涵木,肝经郁热,故经行乳房胀痛。治拟补肾水,清肝热,凉血化瘀,养血消斑,郑志洁常用三豆饮,方中三豆滋肾水,清肝热;生地养阴清热凉血;金银花清热解毒;石膏清热生津;牡丹皮、赤芍凉血活血;丹参养血活血;枸杞、桑寄生、山茱萸补肾阴,杜仲补肾阳,阴得阳助而生化无穷。全方具有补肾水,清肝热,活血化瘀,凉血消斑的功效。

(郑志洁医案)

七、乳癖

案

刘某,女,42 岁。

初诊(2017 年 11 月 9 日)

主诉:发现乳房包块 1 周。

现病史:12 岁初潮,平素月经规则,5 - 7/28 - 32 日,量中,时有轻微痛经,已婚。生育史 1 - 0 - 1 - 1。近 1 年来无明显诱因下出现乳房胀痛,经前 1 周加剧,1 周前自检双乳可触及多个包块,遂来院就诊。LMP 2017 年 11 月 2 日,量中,5 日干净,色暗夹有血块,轻微痛经。来诊时月经刚干净,仍有轻微胸闷胁胀,精神抑郁,喜叹息,舌淡苔薄黄,脉弦。查双侧乳房外观形态正常,触诊双侧乳房多个象限均有包块,大小不一,质中、边界清,活动可,轻微触痛。2017 年 11 月 9 日乳腺 B 超检查示双侧乳腺小叶增生。西医诊断:乳腺小叶增生。中医诊断:乳癖。证属肝郁痰凝。治拟疏肝理气,化痰散结。处方:妇科一号方加减。

柴胡 10 g,炒当归 10 g,炒白芍 10 g,赤茯苓 15 g,炒白术 10 g,生甘草 5 g,合欢皮 10 g,制香附 10 g,赤丹参 10 g,广郁金 15 g,薄荷 6 g,夏枯草 15 g,皂角刺 6 g,半枝莲 15 g,路路通 10 g,生牡蛎 15 g,浙贝母 10 g,栀子 10 g,牡丹皮 12 g,荔枝核 6 g,橘络 6 g,山楂炭 15 g,广佛手 6 g。

7 剂,每日 1 剂,水煎 400 mL,早晚 2 次,饭后温服。

二诊(2016 年 10 月 18 日)

服上药后胸胁乳房胀痛略有好转,精神转佳,叹息减少,乳房仍有包块,舌淡苔薄黄,脉弦。

症治同前,上方加瓜蒌皮 6 g。14 剂。

后在上方基础上随证加减治疗 10 个月后,无乳房胀痛,精神可,少叹息,乳房检查包块触及不明显,复查超声双乳轻微乳腺增生。

[按] 乳腺小叶增生是属于中医"乳癖"范畴,明代陈实功在其《外科正宗》中将本病的命名、临床特征及病因病机,作了较详尽的论述,指出"乳癖乃乳中结核,形如丸卵,或坠重作痛,或不痛,皮色不变,其核随喜怒消长"。该病临床上比较常见,一般通过临床表现、乳房检查、乳腺 B 超及乳腺钼靶排除乳腺恶性占位及乳腺纤维瘤后即可诊断。本案患者多因情志不遂,情志内伤,肝郁痰凝,痰瘀互结乳房所致。郑志洁常用妇科一号方为基础来治疗,加入栀子、牡丹皮清泻肝火;夏枯草、半枝莲、皂角刺消肿散结;生牡蛎软坚散结;浙贝母化痰散结;荔枝核、橘络行气通络,散结止痛,全方具有疏肝理气、化痰通络、软坚散结之功。二诊,感胸胁乳房胀痛略有好转,加瓜蒌皮宽胸散结。

(郑志洁医案)

八、癥瘕

(一)卵巢囊肿

吴某,女,40 岁。

初诊(2018 年 5 月 11 日)

主诉:经期延长 3 个月,发现卵巢囊肿 2 个月。

现病史:患者工厂工人,既往月经规则,13 岁初潮,5/28～30 日,量中,色正,夹有少量血块,无痛经。已婚,生育史 1-0-2-1,工具避孕。近 3 个月因工作加班劳累后月经经期延长,经后前 1 周量色质如常,后淋漓不净,量少,咖啡色,前后持续 15～20 日干净,经前 1 周乳房胀痛。2018 年 3 月 15 日外院就诊 B 超提示右卵巢囊肿大小 5.6 cm×4.5 cm;肿瘤标志物:甲胎蛋白 0.9 ng/mL,癌胚抗原 0.8 ng/mL,CA19-9 44.10 U/mL↑,CA125 38.4 U/mL↑,CA153 15.4 U/mL。LMP 2018 年 4 月 22 日,量中,1 周后淋漓不净至今。刻下：月经量少，咖啡色，无痛经，神疲乏力，睡眠欠佳，纳可，二便调，舌淡苔薄，脉沉细。每年定期妇科检查未见异常。西医诊断：经期延长；卵巢囊肿。中医诊断：经期延长；癥瘕。证属心脾两虚。治拟健脾益气，养心安神，固摄止血。处方：

炒党参 15 g，炙黄芪 15 g，炒白术 10 g，生甘草 5 g，炒当归 10 g，穞豆衣 15 g，朱茯神 10 g，远志 10 g，酸枣仁 15 g，煅牡蛎 15 g，煅龙骨 15 g，海螵蛸 15 g，栀子炭 10 g，合欢米 15 g，夜交藤 15 g，藕节炭 10 g，血余炭 10 g，艾叶炭 5 g，山楂炭 15 g，广佛手 6 g。

7 剂，每日 1 剂，水煎 400 mL，早晚 2 次，饭后温服。

二诊（2018 年 5 月 18 日）

服药 2 日后阴道少量出血已净，睡眠正常，精神饮食可，感腰酸，二便调，舌淡苔薄，脉弦细。证属脾肾两虚。治拟健脾益肾。处方：

炒党参 15 g，炙黄芪 15 g，炒当归 10 g，炒白术 10 g，生甘草 5 g，菟丝子 10 g，盐杜仲 10 g，桑寄生 10 g，续断 10 g，金狗脊 10 g，炒柴胡 10 g，赤茯苓 15 g，皂角刺 6 g，夏枯草 15 g，炒陈皮 6 g，煅牡蛎 15 g，煅龙骨 15 g，山楂炭 15 g，广佛手 6 g。

7 剂，每日 1 剂，水煎 400 mL，早晚 2 次，饭后温服。

三诊（2018 年 5 月 25 日）

LMP 2018 年 4 月 22 日—5 月 13 日，月经逾期 3 日，感乳房胀痛腰酸，纳可，二便调，舌淡苔薄脉弦细。证属肝郁肾虚，夹有血瘀。治拟疏肝补肾，活血化瘀。处方：

柴胡 10 g，炒当归 10 g，炒白芍 10 g，赤茯苓 15 g，炒白术 10 g，生甘草 5 g，合欢皮 10 g，制香附 10 g，广郁金 15 g，赤丹参 10 g，路路通 10 g，炙黄芪 15 g，菟丝子 15 g，补骨脂 10 g，淫羊藿 10 g，桃仁 10 g，红花 10 g，皂角刺 6 g，山楂炭 15 g，广佛手 6 g。

7 剂，每日 1 剂，水煎 400 mL，早晚 2 次，饭后温服。

四诊（2018 年 6 月 8 日）

LMP 2018 年 5 月 29 日，8 日净，量中，无痛经，经期延长明显好转，腰酸缓解，纳可，二便调，舌淡苔薄脉细。复查超声子宫双侧卵巢未见明显异常。证属脾肾两虚。治拟健脾补肾。处方：

炒党参 10 g，炙黄芪 15 g，炒当归 10 g，炒白术 10 g，生甘草 5 g，赤茯苓 10 g，煅牡蛎 10 g，煅龙骨 15 g，穞豆衣 15 g，怀山药 15 g，芦根 15 g，炒黄柏 10 g，盐杜仲 10 g,桑寄生 10 g,续断 10 g,炒陈皮 6 g,山楂炭 15 g,广佛手 6 g。

7 剂,每日 1 剂,水煎 400 mL,早晚 2 次,饭后温服。

后按月经周期调理 3 个月,经后 1～2 周健脾补肾,固摄止血,经前期及经期疏肝补肾,活血化瘀,半年后随访,经期正常,5～6 日,阴超检查未见卵巢囊肿复发。

[按] 患者工厂工人,近 3 个月常常加班,耗气伤神,劳伤心脾,致使心脾两虚。脾虚中气不足,冲任不固,不能制约经血,以致经期延长;脾虚运化无力,化源不足故而神疲乏力;脾虚则血液运行无力,导致瘀血,瘀血日久形成癥瘕。心藏神,心血不足,故睡眠欠佳。治拟健脾益气,养心安神。治用郑氏固摄方加减,方用四君子汤加黄芪健脾益气,固摄止血;栀子炭、藕节炭清热止血;艾叶炭温经止血;血余炭、煅牡蛎、煅龙骨收敛止血,牡蛎还有软坚散结之功;朱茯神、远志、酸枣仁、合欢米、夜交藤养心安神。二诊,月经已净,睡眠正常,感腰酸,舌淡苔薄脉弦细。证属脾肾两虚。治拟健脾益肾,以端其本,去除朱茯神、远志、酸枣仁、合欢米、夜交藤,加补益肾气药菟丝子、盐杜仲、桑寄生、续断、金狗脊。三诊,月经过期未至,感乳房胀痛腰酸,证属肝郁肾虚夹有血瘀,此期应因势利导,疏补结合。治拟疏肝补肾,活血化瘀,促使月经来潮,更方为郑氏妇科一号方疏肝理气,同时加入桃仁、红花活血化瘀,通经消癥;菟丝子、补骨脂、淫羊藿补肾壮腰;皂角刺直达病所。四诊,月经刚净,血海空虚。证属脾肾两虚,治拟健脾补肾,治病求本,使冲任得养,固摄有权,如此月经周期治疗 3 个月,半年后随访,经期正常,卵巢囊肿未再复发。

(郑志洁医案)

 案 2

闫某,女,31 岁。

初诊(2019 年 5 月 17 日)

主诉:发现卵巢囊肿 1 周余。

现病史:患者月经初潮 14 岁,5～7/30～60 日,量少,无痛经。已婚,生育史 0-0-0-0,婚后工具避孕 2 年,近 3 年未避孕未孕,2018 年 11 月 21 日因输卵管通而不畅于外院行腹腔镜下输卵管疏通术。2019 年 5 月 10 日因无明显诱因下停经 2 月余,至外院就诊,超声检查发现卵巢囊肿,大小 93 mm×85 mm,肿瘤标志物正常,建议手术剥除卵巢囊肿,患者拒绝手术治疗,遂来我院要求中药治疗。偶经前乳房胀痛,无腰酸,无头晕头痛。LMP 2019 年 2 月 24 日,量少,轻微痛经,无不规则阴道出血,时有下腹胀痛,无其他明显不适。舌淡苔薄黄,脉细弦。查体:外阴已婚式;阴道畅软;宫颈轻糜,无举痛,质中;子宫前位常大,质中,活动可;右侧附件可扪及一约 9 mm×9 mm 包块,无压痛,活动可。左附件未扪及异常。辅助检查:2019 年 5 月 17 日妊娠试验阴性。2019 年 5 月 17 日超声提示右侧卵巢囊性包块大小 82 mm×65 mm,子宫内膜双层厚 12 mm。西医诊断:卵巢囊肿;月经失调;不孕。中医诊断:癥瘕;月经后期;原发性不孕。证属肝郁血瘀。治拟疏肝活血,化瘀通经。处方:妇科一号方加味。

柴胡 10 g,炒白术 10 g,炒白芍 10 g,炒当归 10 g,赤茯苓 10 g,广郁金 15 g,赤丹参 10 g,薄荷 6 g(后下),制香附 10 g,山楂炭 15 g,路路通 10 g,生甘草 5 g,合欢皮 15 g,桃仁 10 g,红花 10 g,益母草 15 g,牡丹皮 10 g。

7 剂,每日 1 剂,水煎 400 mL,早晚 2 次,饭后温服。

二诊(2019 年 5 月 24 日)

服上药 3 日后月经来潮,LMP 2019 年 5 月 20 日,量中,无明显痛经,轻微经期经前乳房胀痛,无腰酸,无头晕头痛,无不规则阴道出血,轻微下腹胀痛。舌淡苔薄黄,脉细弦。处方:

柴胡 10 g,炒白术 10 g,炒白芍 10 g,炒当归 10 g,赤茯苓 10 g,广郁金 15 g,赤丹参 10 g,薄荷 6 g(后下),制香附 10 g,山楂炭 15 g,路路通 10 g,生甘草 5 g,海浮石 10 g,蒲公英 10 g,石菖蒲 6 g,牡丹皮 10 g,皂角刺 10 g,半枝莲 15 g,莪术 15 g,三棱 10 g,生牡蛎 15 g(先煎)。

14 剂,每日 1 剂,水煎 400 mL,早晚 2 次,饭后温服。

三诊(2019 年 6 月 28 日)

服上药后月经按时来潮,LMP 2019 年 6 月 22 日,5 日干净,量中,轻微痛经。2019 年 6 月 28 日复查超声提示右侧卵巢囊性包块,大小 58 mm×45 mm。舌淡苔薄,脉细弦。仍治拟疏肝活血,化瘀消癥。处方:

上方加蜈蚣 1 条。21 剂,每日 1 剂,水煎 400 mL,早晚 2 次,饭后温服。

四诊(2019 年 8 月 9 日)

月经按时来潮,LMP 2019 年 7 月 25 日,5 日干净,量中,无痛经。2019 年 8 月 9 日复查超声右侧卵巢囊性包块,大小 45 mm×35 mm。舌淡苔薄,脉细弦。处方:

上方 21 剂,每日 1 剂,水煎 400 mL,早晚 2 次,饭后温服。

五诊(2019 年 9 月 6 日)

月经来潮,LMP 2019 年 8 月 27 日,5 日干净,量中,无痛经。2019 年 9 月 6 日超声右侧卵巢囊性包块,大小 36 mm×33 mm。舌淡苔薄,脉细弦。处方:

上方 14 剂,每日 1 剂,水煎 400 mL,早晚 2 次,饭后温服。

[按] 该患者因发现卵巢囊肿 1 周来诊,同时还有不孕、月经后期,B 超提示右卵巢囊肿,病情复杂。患者肝郁气滞,气血运行不畅,瘀阻下焦,故下腹包块,胞宫胞脉瘀滞,不通则痛,故有经行腹痛;其病因病机为气滞血瘀,治以疏肝理气,活血化瘀,消癥散结。初诊时考虑患者停经 2 个月,常用妇科一号方加桃仁、红花、益母草疏肝活血通经,恐破血消癥药出血量多,故初诊未多用破血消癥药。二诊、三诊、四诊经净后就诊,加用三棱、莪术破血行气;生牡蛎软坚散结;海浮石、半枝莲、皂角刺清热散结消肿;蜈蚣通经活络,消癥散结。经过近 4 个月间断调理,患者卵巢囊肿由 9 cm 明显缩小 3 cm,经水按时来潮。

(刘晓燕医案)

(二)子宫肌瘤

案

陈某,女,40 岁。

初诊(2019 年 1 月 25 日)

主诉:发现子宫肌瘤 7 年余,要求中药调理。

现病史:患者月经初潮 13 岁,6/28～30 日,已婚。生育史 1－0－0－1,2008 年顺产一男婴。2011 年 7 月于妇幼保健院超声发现子宫肌瘤,大小 20 mm×21 mm×19 mm,后每年定期随访超声肌瘤逐渐长大,2014 年 7 月 11 日本院超声提示子宫肌层见数个低回声,最大 35 mm×40 mm×32 mm,提示多发性子宫肌瘤,2018 年 12 月 30 日本院复查超声提示子宫肌层见数个低回声,最大 50 mm×40 mm×32 mm,提示多发性子宫肌瘤。建议手术治疗,患者不愿手术,要求中药调理。LMP 2019 年 1 月 13 日,量中,6 日干净,色红夹有血块,第 1 日少腹隐痛后自行缓解,经行第 1 日乳房胀痛。刻下:无不适,纳可,寐安,二便调,舌红苔薄,脉弦细。西医诊断:子宫肌瘤。中医诊断:癥瘕。证属肝郁血瘀。治拟疏肝活血,化瘀消癥。处方:妇科一号方加减。

柴胡 10 g,炒当归 10 g,炒白芍 10 g,赤茯苓 10 g,炒白术 10 g,生甘草 5 g,合欢皮 10 g,制香附 10 g,广郁金 15 g,赤丹参 10 g,路路通 10 g,炙黄芪 15 g,山楂炭 15 g,广佛手 6 g,半枝莲 15 g,莪术 10 g,皂角刺 6 g,夏枯草 15 g,煅牡蛎 15 g,煅龙骨 15 g,三棱 10 g。

14 剂,每日 1 剂,水煎 400 mL,早晚 2 次,饭后温服。

二诊(2019 年 2 月 15 日)

月经来潮,LMP 2019 年 2 月 9 日—2 月 14 日,量中,色正,血块减少,经行第 1 日少腹隐痛,经行乳房胀痛明显减轻,感四肢怕冷,舌红苔薄,脉弦细。处方:

柴胡 10 g,炒当归 10 g,炒白芍 10 g,赤茯苓 10 g,炒白术 10 g,生甘草 5 g,合欢皮 10 g,制香附 10 g,广郁金 15 g,赤丹参 10 g,路路通 10 g,炙黄芪 15 g,菟丝子 15 g,山楂炭 15 g,广佛手 6 g,半枝莲 15 g,皂角刺 6 g,夏枯草 15 g,煅牡蛎 15 g,煅龙骨 15 g,三棱 10 g,莪术 10 g,川牛膝 10 g,桂枝 10 g。

14 剂,每日 1 剂,水煎 400 mL,早晚 2 次,饭后温服。

三诊(2019 年 3 月 1 日)

经间期阴道少量出血 3 日,咖啡色,无下腹痛,下肢怕冷好转,舌红苔薄,脉弦细。处方:

柴胡 10 g,炒当归 10 g,炒白芍 10 g,赤茯苓 10 g,炒白术 10 g,生甘草 5 g,合欢皮 10 g,制香附 10 g,广郁金 15 g,赤丹参 10 g,路路通 10 g,炙黄芪 15 g,菟丝子 15 g,山楂炭 15 g,广佛手 6 g,半枝莲 15 g,皂角刺 6 g,夏枯草 15 g,煅牡蛎 15 g,煅龙骨 15 g,制半夏 10 g,炒陈皮 6 g。

14 剂,每日 1 剂,水煎 400 mL,早晚 2 次,饭后温服。

后按上药随症加减治疗 3 个月后复查超声子宫肌瘤未见增大,经前乳房胀痛消失,治疗 6 个月后超声提示子宫肌瘤较前明显缩小。2019 年 9 月 28 日本院超声提示子宫肌层见数个低回声,最大 35 mm×30 mm×15 mm,提示多发性子宫肌瘤。

[**按**] 子宫肌瘤隶属中医"癥瘕"范畴,常见病因病机为气滞血瘀、痰湿瘀结、湿热瘀阻及肾虚血瘀。该患者平素多虑,肝气郁结,气血瘀滞,结而成癥,故见肌瘤;肝郁气滞,故见经行乳房胀痛,有血块。郑志洁治拟疏肝解郁,活血化瘀消癥。常用妇科一号方疏肝解郁加半枝莲、皂角刺、夏枯草散结消肿;煅牡蛎、煅龙骨软坚散结,三棱、莪术化瘀消癥。往往可以控制肌瘤长大或缩小,同时加入黄芪、半夏、陈皮健脾益气,使攻中有补,攻补兼施。

(郑志洁医案)

（三）子宫腺肌病

案

简某,女,49岁。

初诊(2020年10月10日)

主诉:渐进性痛经20余年,月经量多3年。

现病史:患者15岁初潮,周期25~35日,经期5~7日,量中,痛经。已婚,生育史1-0-0-1。20年前因痛经,医院诊治超声发现子宫腺肌病,月经来潮时服用止痛片止痛,后痛经逐渐加剧,近3年月经量逐渐增多,出现贫血。2020年5月10日外院就诊查超声子宫大小86 mm×62 mm×67 mm;子宫形态增大,肌层回声不均匀,单层内膜厚8 mm,子宫后壁增厚见回声紊乱区,范围约70 mm×64 mm,边界欠清,伴栅栏状声影;血常规:血红蛋白62 g/L↓,宫颈防癌筛查未见异常。建议手术治疗,患者拒绝手术要求保守治疗,予以放置曼月乐环及口服铁剂、维生素C片纠正贫血,后月经减少不明显,痛经无明显改善,2020年9月复查超声宫内未见环,考虑因子宫偏大致曼月乐环脱落,再次建议手术治疗,患者仍拒绝,遂来我院要求中药调理。LMP 2020年10月6日,痛经,月经量多如冲,未净,夹有血块。刻下:月经量多,痛经,神疲乏力,胸闷,精神欠佳,胃纳欠佳,睡眠欠佳,大小便正常,贫血貌,舌淡胖苔薄白,脉细数。2020年10月10日查血常规:血红蛋白52 g/L↓;超声提示宫体大小87 mm×65 mm×66 mm;子宫形态增大,肌层回声不均匀,单层内膜厚5 mm,子宫后壁增厚见回声紊乱区,范围约72 mm×66 mm,边界欠清,伴栅栏状声影。西医诊断:子宫腺肌瘤;重度贫血。中医诊断:痛经;月经量多。证属气不摄血,气血两虚。治拟健脾益气,养血摄血。处方:归脾汤加减。

炒党参30 g,炙黄芪30 g,炒白术10 g,炙甘草5 g,炒当归10 g,炒陈皮10 g,炙升麻6 g,炒柴胡6 g,广木香3 g,砂仁3 g(后下),艾叶炭6 g,炮姜炭3 g,赤茯苓15 g,山药片15 g,炒枳壳30 g,藕节炭10 g,地榆炭10 g,煅龙骨30 g,煅牡蛎30 g,辰远志10 g,酸枣仁15 g,山楂炭15 g,广佛手6 g。

7剂,每日1剂,水煎300 mL,早晚2次,饭后温服。

同时予以补血西药:琥珀酸亚铁缓释片,每次2粒,每日2次;维生素C片,每次2粒,每日3次。

二诊(2020年10月18日)

患者月经已净2日,小腹胀,神疲乏力略有好转,胸闷略有好转,睡眠好转,

余无不适。舌淡胖苔薄白,脉细数。再拟益气养血,宁心安神。处方:

炒党参30 g,炙黄芪30 g,炒白术10 g,炙甘草5 g,炒当归10 g,炒陈皮10 g,炙升麻6 g,炒柴胡6 g,广木香3 g,煅龙骨15 g,酸枣仁15 g,炮姜炭3 g,大枣15 g,赤茯苓15 g,山药片15 g,炒枳壳15 g,煅牡蛎15 g,肉桂5 g(后下),辰远志10 g,山楂炭15 g,广佛手6 g。

14剂,每日1剂,水煎300 mL,早晚2次,饭后温服。

三诊(2021年4月10日)

上法出入调治半年。LMP 2021年4月3日,轻微痛经,月经量中,7日干净。2021年4月10日查血常规:血红蛋白107 g/L↓。超声提示宫体大小71 mm×54 mm×57 mm;子宫形态增大,肌层回声不均匀,单层内膜厚2 mm,子宫后壁增厚见回声紊乱区,范围约55 mm×31 mm,边界欠清,伴栅栏状声影。刻下:精神可,无胸闷,胃纳可,睡眠可,大小便正常,面色略微黄,舌淡苔薄脉细。治拟益气养血,补肾活血。处方:

炒党参15 g,炙黄芪15 g,炒白术10 g,炙甘草5 g,炒当归10 g,炒陈皮10 g,炙升麻6 g,炒柴胡6 g,广木香3 g,煅龙骨15 g,仙鹤草30 g,大枣15 g,炮姜炭3 g,赤茯苓15 g,山药片15 g,炒枳壳15 g,煅牡蛎15 g,菟丝子10 g,补骨脂10 g,淫羊藿10 g,山楂炭15 g,广佛手6 g。

[**按**] 《妇科心法要诀》云:"治诸癥积,宜先审身形之壮弱,病势之缓急而论之。如人虚则气血衰弱,不任攻伐,病势虽盛,当先扶正;若形证俱实,当先攻病。"认为治疗癥瘕不能一味活血化瘀、消坚散结,因视其体质而论,若体质虚弱采用攻伐治疗会使病情加重。沈目南《金匮要略注》说:"五脏六腑之血,全赖脾气统摄。"说明脾气亏虚是出血症的基本病机。本案患者因子宫腺肌瘤导致月经量多,月经量多又导致重度贫血,气血严重不足,此时应扶正为先,治拟健脾益气,养血归脾,常用补中益气汤和归脾丸加减变化,经期出血量多常配伍止血及酸敛之品。如温经止血配伍艾叶炭、炮姜炭、藕节炭;清热止血地榆炭;收敛化瘀止血配伍血余炭、三七;补虚收敛止血配伍仙鹤草;软坚散结,收敛固摄配伍煅龙骨、煅牡蛎。同时加入行气理气之品,如木香、砂仁、枳壳,做到补而不滞、止血不留瘀,可以避免因单纯补气出现气滞血瘀,如腹胀等不适。脾虚常累及肾,故月经干净后应脾肾同治,配伍菟丝子、补骨脂、淫羊藿等温补肾阳之品。

(刘晓燕医案)

第五章
郑志洁膏方精选

第一节　膏　方　特　色

（一）服用时间讲究

郑志洁开具膏方的时间非常讲究，要求从立冬到次年立春前，即11月上旬到次年2月上旬，服用月3个月，其余时间不开膏方。郑志洁认为春生夏长，秋收冬藏，只有隆冬封蛰之际，填精养血膏方进补效果最佳。

（二）辨证论治

补虚泻实为妇科膏方之大法。然虚有气血、阴阳之分，脏腑冲任之辨。临床妇人纯虚者有之，然兼瘀、兼痰湿、兼气滞者亦不少，郑志洁仔细辨证论治，补虚泻实，以平为期。

（三）调气理血，调理冲任

妇女以血为本，而气与血相互依存，故经、孕、产、乳多易耗血伤气，损伤冲任、胞宫而产生各种妇科疾病。因此郑志洁开具膏方非常注重调气理血，调理冲任。但在辨证时必须分清病在气在血，属寒属热，属虚属实的不同。病在气者，以调气为主，佐以理血。虚者补之，常用党参、黄芪、灵芝、炒白术、赤茯苓、山药等健脾益气；滞者行之，常用柴胡、香附、郁金、路路通、木香、枳壳等理气行气，并佐以养血或活血或凉血。病在血者，以理血为主，佐以调气。血虚者补血养血，常用当归、制何首乌、丹参、鸡血藤等；血瘀者活血祛瘀，常用当归、丹参、川芎等；

血热者清热凉血,常用牡丹皮、地骨皮、生地等;血寒者温经散寒,常用艾叶、木香、吴茱萸、小茴香等;出血多者或日久不止者固涩止血,常用煅牡蛎、煅龙骨、海螵蛸等;如气血两虚者,则宜气血双补,常用八珍汤、归脾汤加味;气虚夹瘀者则补气佐以活血祛瘀;血虚气滞者,补血中佐以理气行滞。

妇科病最终是冲任、胞宫受损而发,故调理冲任,为郑志洁治疗妇科疾病的重要治法之一,膏方也不例外。冲任病变的发生,临床上有虚实之分。虚证者往往由于先天不足,后天失养,气血虚弱,冲任亏损所致,常见的疾病有月经失调、不孕、闭经、滑胎、崩漏等,治疗补益冲任、温养冲任或固摄冲任,补益冲任常用的药物有党参、黄芪、熟地、五味子、灵芝、鳖甲、山药、续断、桑寄生、杜仲、当归、丹参、川芎、仙茅、淫羊藿等;温养冲任常用的药物有吴茱萸、炮姜、艾叶、肉桂等;固摄冲任常用药物有补骨脂、海螵蛸、桑螵蛸、金樱子、煅龙骨、煅牡蛎等。实证者往往是外感六淫、内伤七情导致气血失和,痰、湿、瘀阻而致冲任气血阻滞所致,也可由于各种原因直接损伤冲任,如流产、清宫、生育过多或经期产后调摄失宜,也可因脏腑气血功能失调累及冲任而致病。常见的疾病有癥瘕积聚、带下病、盆腔炎、恶阻、倒经、月经失调、闭经等。治疗疏调冲任、清泄冲任或镇冲降逆,疏调冲任常用的药物有当归、香附、怀牛膝、川芎、柴胡、郁金等,清泄冲任常用的药物有生地、黄芩、牡丹皮、黄柏、黄连等,镇冲降逆常用的药物紫苏梗、紫石英、木香、槟榔、半夏、竹茹等。

(四)调肝补肾

冲任二脉隶属于肝肾。肝为藏血之脏,与冲脉相通,肝主疏泄,体阴而用阳,喜条达而恶抑郁。肾为先天之本,天癸之源,肾以系胞,故肾气旺盛主宰着女子的生长、发育、月经和孕育的生理。

调肝养肝是郑志洁开具膏方治疗妇科病重要方法之一。妇女由于经、孕、产、乳、人流等数伤于血,易致肝血偏虚,肝气偏盛。肝失疏泄者,疏肝理气,常用柴胡、香附、郁金、路路通、夜交藤、合欢皮等;肝郁化火者或怒动肝火者,清泄肝火,常用夏枯草、甘菊花、牡丹皮、生栀子等;肝阴不足者,滋阴养血柔肝,常用白芍、北沙参、当归、制何首乌、鸡血藤等;肝阳上亢者,平肝潜阳,常用钩藤、生石决明、龙骨、牡蛎、天麻。肝经风热上扰头痛者,清肝息风,常用僵蚕、甘菊花、钩藤、刺蒺藜。

补肾也是郑志洁开具膏方治疗妇科病重要方法之一。补肾对各年龄阶段的妇科疾病都很重要。如肾阳不足者,温肾助阳,常选用菟丝子、补骨脂、淫羊藿、川续断、炒杜仲、金毛脊、巴戟天、肉苁蓉、仙茅等;肾阴亏耗者,滋养肾阴,常选用桑寄生、怀山药、怀牛膝、山茱萸、桑椹、女贞子、墨旱莲等;阴阳两虚者,育阴潜阳或阴阳双补等法辨证用药。

(五)健脾和胃,顾护胃气

李东垣在《脾胃论·脾胃虚实传变论》中说:"元气之充足,皆由脾胃之气无所伤,而后能滋养元气。若胃气之本弱,饮食自倍,则脾胃之气既伤,而元气亦不能充,而诸病之所由生也。"胃主收纳、腐熟水谷。《灵枢·玉版》曰:"人之所受气者,谷也;谷之所注者,胃也;胃者,水谷气血之海也。"《素问·玉机真脏论篇》中曰:"五脏者,皆禀气于胃;胃者,五脏之本也。"说明胃气之盛衰有无,关系到人体生命活动及其存亡。临床上诊治疾病,郑志洁十分重视胃气,常把"保胃气"作为重要的治疗原则。诸气皆虚,先扶胃气。脾胃为生化之源,化源乏竭,病必不愈。故每张膏方最后均选用新会皮、焦神曲、大腹皮、路路通、炒枳壳、怀山药、山楂炭、佛手、砂仁、老紫苏梗中5～6味健脾和胃、理气流动之品,冀以助运苏胃开气,和中通络,畅通三焦气机,与补益药配伍使之补不碍胃,滋而不腻,补而不滞。胃阴不足者常用肥玉竹、麦冬、石斛养阴而不滋腻恋邪。

第二节　膏　方　医　案

案1 ［月经先期(气虚血热,冲任失固)］

孙某,女,38岁。2012年11月24日来诊。

气虚血热,冲任失固,经事参前;心血内殒,则心悸欠寐;气虚则便数。脉细,舌苔白腻。拟归脾汤参入凉血安神补肾为主,冬令期间膏方调治。处方:

炒党参250 g,炙黄芪300 g,全当归200 g,熟地150 g,大生地150 g,生甘草50 g,朱茯神150 g,酸枣仁100 g,辰灯心10 g,合欢米150 g,夜交藤150 g,灵芝150 g,黄柏片100 g,蒲公英100 g,芦根150 g,煅牡蛎150 g,煅龙骨150 g,菟丝子150 g,补骨脂150 g,龟甲100 g,桑螵蛸100 g,炒枳壳150 g,稆豆衣150 g,藕节炭100 g,肥玉竹150 g,怀山药150 g,山茱萸60 g,五味子150 g,新会皮60 g,焦神曲100 g,山楂炭150 g,佛手60 g,大腹皮100 g,桑椹子150 g,牡丹皮100 g,

制何首乌 150 g,鸡血藤 100 g,炒柴胡 50 g,夏枯草 50 g,炒白芍 150 g。

收膏另加:

阿胶 250 g,鳖甲膏 100 g,冰糖 250 g,核桃肉 250 g,黑芝麻 150 g,黄酒 500 mL。

服法:每日 2 次,早晚各一匙。忌服白萝卜、生冷、辛热、海鲜食物。

[按] "便数"指小便频数。古人曰:"治病必求其本。"本案辨证为气虚血热,冲任不固。故拟归脾汤加入凉血安神、补肾之品。全方以党参、黄芪、怀山药、甘草补气健脾;朱茯神、辰远志、酸枣仁、合欢花、夜交藤、灵芝养心安神,宁心止血;全当归、熟地、炒白芍、鸡血藤养血;生地、黄柏、芦根、蒲公英清热凉血;山茱萸、肥玉竹、龟甲、枸杞子、何首乌、桑椹、穞豆衣等滋肾养肝;煅龙骨、煅牡蛎、藕节炭收敛固冲;桑螵蛸、菟丝子、补骨脂补肾固冲缩尿;柴胡、夏枯草、炒白芍疏肝理气;新会皮、焦神曲、大腹皮、佛手、山楂炭健脾开胃,和中通络,畅通三焦气机,与补益气血药配伍使之补不碍胃,滋而不腻,补而不滞。全方具有健脾益气,清热凉血,养心安神,补肾固冲之效。

案 2 [月经后期、月经量少(气血亏虚,冲任失调)]

刘某,女,33 岁。2013 年 11 月 23 日来诊。

素患气血两亏虚,冲任失调,经事落后,数月一行,量少,神疲肢软,脉沉细,舌苔淡白。乘冬令期间收藏之际,拟养气血,温冲任,膏方调治。处方:

炒党参 250 g,北沙参 150 g,炙黄芪 300 g,全当归 150 g,炒白术 100 g,赤茯苓 100 g,大生地 150 g,熟地 150 g,小川芎 60 g,炒白芍 200 g,菟丝子 100 g,补骨脂 150 g,淫羊藿 100 g,制香附 100 g,赤丹参 150 g,肥玉竹 150 g,桃仁 100 g,净红花 60 g,五味子 100 g,桑椹 150 g,制何首乌 150 g,鸡血藤 150 g,炒杜仲 100 g,桑寄生 100 g,黄柏片 100 g,川石斛 100 g,枸杞子 100 g,肥知母 60 g,新会皮 60 g,焦神曲 100 g,山楂炭 150 g,炒枳壳 100 g,佛手 60 g,路路通 100 g,怀山药 150 g。

收膏另加:

核桃肉 250 g,黑芝麻 200 g,黑枣 100 g,鳖甲胶 100 g,阿胶 200 g,冰糖 150 g,黄酒 500 mL。

服法:每日 2 次,早晚各一匙,开水冲服,忌服白萝卜、海鲜、生冷、辛热食物。

[按] 患者素体气血亏虚,冲任失调,血海不能按时满溢,致月经后期、量少,神疲肢软。故本案以八珍汤益气养血调冲,以归肾丸补阴益阳,养血填精为基础,配以滋阴疏肝温肾、活血调经之剂。最后加以新会皮、焦神曲、炒枳壳、佛手、路路通健脾开胃,和中通络,与补益气血药配伍,使补而不腻,补而不滞。诸药相配,共奏益气养血、温养冲任之效。

案3 [月经后期、月经过少(气血亏虚,冲任失调)]

甘某,女,26岁。2013年11月15日来诊。

室女,气血不足,冲任受损,经事避行,来时量少,头晕腰酸,神疲肢软,纳适,脉形沉细,舌红苔少。拟养血滋肾,温养冲任。乘冬令期间膏方调治。

炒党参250 g,炙黄芪300 g,全当归200 g,炒白芍250 g,制何首乌250 g,鸡血藤200 g,甘菊花100 g,双钩藤60 g,北沙参150 g,北枸杞子150 g,桑椹200 g,五味子100 g,川断肉150 g,炒杜仲150 g,金狗脊100 g,桑寄生100 g,菟丝子150 g,补骨脂150 g,淫羊藿100 g,肥知母100 g,大生地150 g,熟地150 g,龟甲100 g,制香附100 g,赤丹参100 g,路路通100 g,桃仁100 g,净红花60 g,益母草100 g,巴戟天100 g,黄柏片100 g,新会皮60 g,焦神曲100 g,山楂炭150 g,炒枳壳150 g,佛手60 g,怀山药150 g,山茱萸60 g,肥玉竹150 g。

收膏另加:

阿胶250 g,龟甲胶150 g,冰糖250 g,核桃肉200 g,黑芝麻150 g,红枣100 g,黄酒500 mL。

服法:每日2次,早晚各一匙,开水送服。忌服白萝卜、生冷、辛热、海鲜食物。

[按] 患者先天肾精不足,故腰酸;素体气血亏虚,冲任受损,血海不能按时满溢,致月经后期、量少,神疲肢软。《医学正传》云:"月经全借肾水施化。"故本案治疗重在补益肾精,益气养血,佐以疏肝活血。补中寓通,则经水自调。膏方中炒党参、炙黄芪益气;当归、炒白芍、制何首乌、鸡血藤、丹参养血;大生地、熟地、龟甲、知母、黄柏养阴清热,补血填精;北枸杞子、桑椹、五味子、川断肉、桑寄生、山茱萸补益肝肾;炒杜仲、金狗脊、菟丝子、补骨脂、淫羊藿、巴戟天壮肾阳,益肾精,强筋骨,壮腰府;甘菊花、双钩藤清肝平肝;香附、佛手疏肝;桃仁、红花、益母草活血化瘀通络;最后加以新会皮、焦神曲、炒枳壳、佛手、路路通健脾开胃,和中通络。诸药合用配成膏方,攻补兼施,补而不腻,养血滋肾,温养冲任,经水自

行,诸症可解。

案4 [月经量少(气血亏虚,冲任失调)]

刘某,女,33岁。2012年12月20日来诊。

素患气血两虚,冲任失调,经来量少,色淡,阴虚生热则面生痘,大肠缺精则大便欠畅,纳适,神疲肢软,脉形弦细,舌淡红苔少。拟温养冲任,养血滋阴生津,清热润肠通便,膏方调治。处方:

炒党参250 g,炙黄芪300 g,全当归200 g,炒白芍250 g,大生地150 g,熟地150 g,制何首乌250 g,鸡血藤200 g,肥玉竹150 g,小川芎100 g,赤茯苓100 g,炒白术100 g,生甘草50 g,菟丝子150 g,补骨脂150 g,淫羊藿150 g,黄柏片100 g,桑椹150 g,五味子100 g,川石斛100 g,小麦冬100 g,桃仁100 g,路路通100 g,肥知母100 g,金银花60 g,川断肉150 g,炒杜仲150 g,巴戟天100 g,北沙参150 g,怀山药150 g,益母草150 g,制香附100 g,赤丹参100 g,山楂炭150 g,炒枳壳150 g,焦神曲100 g,佛手60 g,北枸杞子150 g,净红花60 g。

收膏另加:

阿胶250 g,龟甲胶100 g,冰糖250 g,核桃肉200 g,黑芝麻150 g,黄酒500 mL。

服法:每日2次,早晚各一匙,开水冲服,忌服白萝卜、海鲜、生冷、辛热食物。

[按] 患者素体气血亏虚,冲任失调,血海不能按时满溢,致经来量少,神疲肢软。阴虚生内热,火热上炎,故面部长痘。血亏则津伤,故大便干结欠畅。故本案以八珍汤益气养血调冲。肥知母、黄柏片、川石斛、小麦冬、北沙参滋阴清虚热;金银花清热解毒;桑椹、五味子、枸杞子、川断肉、炒杜仲、山药补益肾精;巴戟天温润通便;益母草、丹参、桃仁、红花养血活血,此外桃仁还可润肠通便;最后加炒枳壳、焦神曲、佛手、路路通理气开胃,和中通络。

诸药相配,共奏益气养血、温养冲任、滋阴生津、清热润肠通便之效。

案5 [闭经(肝肾亏损)]

姚某,女,39岁。2012年11月19日来诊。

血枯经闭,肝肾受殃,头晕且痛,欠寐,腰背酸痛,神疲肢软,纳适,脉细,舌淡苔白且胖。拟滋养肝肾,填精补血,宁心安神,平肝息风,调冬令期间膏方调治。

炒党参 250 g,炙黄芪 300 g,全当归 200 g,炒白芍 250 g,大生地 150 g,熟地 150 g,制何首乌 250 g,鸡血藤 200 g,甘菊花 100 g,双钩藤 100 g,小川芎 100 g,僵蚕 50 g,川羌活 100 g,夏枯草 100 g,生石决明 200 g,制香附 100 g,赤丹参 100 g,菟丝子 150 g,补骨脂 150 g,淫羊藿 150 g,肥玉竹 150 g,枸杞子 100 g,桑椹 100 g,炒杜仲 100 g,川断肉 100 g,桃仁 60 g,净红花 60 g,黄柏片 100 g,合欢花 100 g,夜交藤 100 g,新会皮 100 g,焦神曲 100 g,山楂炭 150 g,佛手 60 g,怀山药 150 g,北沙参 150 g,路路通 100 g,五味子 100 g。

收膏另加:

阿胶 250 g,龟甲胶 100 g,冰糖 250 g,核桃肉 200 g,黑芝麻 150 g,黄酒 500 mL。

服法:每日 2 次,早晚各一匙,开水冲服,忌服白萝卜、海鲜、生冷、辛热食物。

[按] 患者年近 40 岁,血枯闭经;肝肾亏损,血不养肝,肝风内动,故头晕且痛;血不养心,故欠寐;肾虚不固,故腰背酸痛,神疲肢软。郑志洁认为年未老经水已衰,非一脏之责,与多脏腑关系密切,治疗时往往多脏并调。本案重在滋养肝肾,填精补血,宁心安神,平肝息风,佐以疏肝活血,健脾和胃。膏方中炒党参、炙黄芪益气;当归、炒白芍、制何首乌、鸡血藤、丹参、大生地、熟地养血补血;双钩藤、小川芎、僵蚕、羌活、夏枯草、生石决明、制香附清肝疏肝平肝;菟丝子、补骨脂、淫羊藿、枸杞子、桑椹子、炒杜仲、川断肉补肾填精,强壮筋骨;北沙参、肥玉竹养肺胃之阴;合欢花解郁安神;夜交藤养心安神;五味子宁心安神,交通心肾;佐以桃仁、红花活血通络;最后加以新会皮、焦神曲、佛手、路路通健脾开胃,和中通络。诸药合用配成膏方,气血阴阳兼顾,肝、脾、肾、心、肺、胃多脏腑并调,服药 2 月余,经水自行,诸症改善。

案6 [月经过多(气虚不摄,冲任不固)]

谈某,女,48 岁。2012 年 12 月来诊。

天癸未绝,气虚不能摄血归经,故经来量多,导致心血内殒,心悸欠寐,神疲肢软,头晕纳呆,盗汗频频。舌苔淡白且腻,脉细。拟益气养血固摄,使经血归脾,膏方调治。处方:

炒党参 250 g,炙黄芪 300 g,全当归 200 g,熟地 150 g,大生地 150 g,炒白术

100 g,炒白芍 200 g,朱茯神 150 g,辰远志 100 g,酸枣仁 100 g,合欢花 100 g,夜交藤 100 g,灵芝 100 g,煅龙骨 150 g,煅牡蛎 150 g,煅磁石 150 g,双钩藤 100 g,稽豆衣 150 g,碧桃干 100 g,糯稻根 100 g,淮小麦 100 g,黄柏片 100 g,北沙参 150 g,蒲公英 100 g,白扁豆 100 g,紫苏梗 100 g,枸杞子 150 g,桑椹 150 g,新会皮 60 g,焦神曲 100 g,山楂炭 150 g,炒枳壳 150 g,佛手 60 g,大腹皮 100 g,制何首乌 150 g,芡实 100 g,怀山药 150 g,炒杜仲 100 g,肥玉竹 150 g,藕节炭 100 g。

收膏另加:

阿胶 250 g,鳖甲膏 100 g,冰糖 150 g,核桃肉 250 g,黑芝麻 100 g,黄酒 500 mL。

服法:每日 2 次,早晚各一匙。忌服白萝卜、生冷、辛热、海鲜食物。

[按] 《证治准绳·女科》曰:"经水过多,为虚热,为气虚不能摄血。"脾为后天之本,主统血,脾气虚弱,统摄无权,经来量多。肾为先天之本,主藏精,肾气不足,封藏失司,冲任不固,亦致经来量多。失血过多导致心血不足,心神失养,故而出现心悸欠寐、神疲肢软、头晕、盗汗频频等症。故本案以归脾汤为基础方加固摄止血、补肾固冲之品。全方以党参、黄芪、炒白术、山药、白扁豆补气健脾;全当归、熟地、炒白芍养血;北沙参、生地、枸杞子、何首乌、桑椹、稽豆衣等滋肾养肝;朱茯神、辰远志、酸枣仁、合欢花、夜交藤、灵芝养心安神,宁心止血;煅龙骨、煅牡蛎、藕节炭收敛止血,固摄冲任;碧桃干、糯稻根、淮小麦收敛止汗;新会皮、焦神曲、大腹皮、炒枳壳、佛手、山楂炭、紫苏梗健脾开胃,和中通络,畅通三焦气机,与补益气血药配伍使之补不碍胃,滋而不腻,补而不滞。全方具有健脾益气养血,补肾固冲之效。

案 7 [经期延长、月经后期、月经量少(肝肾两亏,气血亏虚,冲任失调)]

庄某,女,30 岁。2013 年 12 月 10 日来诊。

患者双产后肝肾两亏,气血不足,冲任失调,气虚不能摄血则少,淋漓八九日净,经事落后数月一行,量少。平时头晕且痛,腰酸脊楚,神疲肢软,纳适,脉细舌苔淡白。现拟调养气血,温养冲任,柔肝滋肾,乘冬令期间膏方调治。处方:

炒党参 250 g,炙黄芪 300 g,全当归 200 g,炒白芍 150 g,制何首乌 150 g,鸡血藤 150 g,枸杞子 150 g,小川芎 60 g,川羌活 60 g,僵蚕 50 g,怀山药 150 g,桑椹 150 g,川断肉 100 g,炒杜仲 100 g,桑寄生 100 g,金毛脊 100 g,怀牛膝 100 g,菟

丝子 100 g，补骨脂 150 g，淫羊藿 100 g，黄柏片 100 g，五味子 100 g，北沙参 150 g，制香附 100 g，赤丹参 150 g，路路通 100 g，煅石决明 150 g，巴戟天 100 g，大生地 150 g，熟地 150 g，赤茯苓 100 g，炒白术 100 g，新会皮 60 g，焦神曲 100 g，山楂炭 150 g，炒枳壳 100 g，佛手 60 g，肥知母 60 g，肥玉竹 150 g，夏枯草 100 g。

收膏另加：

核桃肉 250 g，黑芝麻 150 g，鳖甲膏 150 g，阿胶 250 g，黑枣 150 g，冰糖 250 g，黄酒 500 mL。

服法：早晚各一匙，开水冲服，忌服白萝卜、海鲜、生冷、辛热食物。

[按]　患者婚后产育两胎，乃致肝肾亏损，气血亏虚，冲任失调。故致经期延长、后期、量少，神疲肢软；气血亏虚，髓海失养，故平时头晕且痛。故本案以党参、黄芪大补气血，虚人正宜；全当归、炒白芍、小川芎、熟地、鸡血藤、制何首乌、丹参养血补血；枸杞子、桑椹、菟丝子、北沙参、黄柏、知母、肥玉竹滋阴补肾；川断肉、炒杜仲、补骨脂、淫羊藿、怀牛膝、桑寄生、金毛脊、巴戟天温肾壮腰；羌活、僵蚕祛风止痛；煅石决明平肝潜阳；香附、夏枯草疏肝通络；最后加以新会皮、焦神曲、炒枳壳、佛手、山楂炭、路路通健脾开胃，和中通络，与补益气血药配伍使补而不腻，补而不滞。诸药相配，共奏补益肝肾，益气养血，温养冲任之效。

案 8　[经行头痛(肝肾两亏，肝失疏泄)]

叶某，女，30 岁。2013 年 11 月 21 日来诊。

患者肝肾两虚，肝失疏泄，经来头痛腰酸，神疲肢软，纳适，脉弦细，舌苔淡白。拟补益肝肾，养血息风，乘冬令期间膏方调治。处方：

炒党参 250 g，炙黄芪 300 g，全当归 200 g，炒白芍 200 g，制何首乌 150 g，鸡血藤 150 g，明天麻 60 g，川羌活 100 g，小川芎 60 g，僵蚕 60 g，夏枯草 100 g，生石决明 150 g，枸杞子 150 g，川断肉 100 g，熟地 150 g，生地 150 g，炒杜仲 100 g，金毛脊 100 g，桑寄生 100 g，怀山药 150 g，怀牛膝 100 g，山茱萸 60 g，桑椹 150 g，赤茯苓 100 g，黄柏片 100 g，五味子 100 g，双钩藤 100 g，炒柴胡 60 g，赤丹参 100 g，菟丝子 150 g，补骨脂 150 g，淫羊藿 100 g，新会皮 60 g，焦神曲 100 g，炒枳壳 150 g，山楂炭 150 g，佛手 60 g，制香附 100 g，路路通 100 g，合欢花 100 g。

收膏另加：

核桃肉 250 g，黑芝麻 100 g，冰糖 150 g，鳖甲胶 100 g，阿胶 200 g，黄酒 500 mL。

[按] 女子以肝为先天,以血为用。足厥阴肝经与督脉会与巅顶。患者素体虚弱,肝肾亏虚,精血亏少,行经时精血愈虚,髓海失养,症见经行头痛,腰酸酸楚,神疲肢软。同时肝血不足,肝阳上亢,加剧经行头痛头晕。全方以党参、黄芪补气;四物、制何首乌、鸡血藤、丹参养血柔肝;天麻、双钩藤、生石决明、僵蚕平抑肝阳;夏枯草、柴胡、香附、合欢花、路路通疏肝郁,畅气机;制何首乌、桑椹、杜仲、桑寄生、金毛脊、枸杞子、补骨脂、川断肉等补肾填精,肾阴阳双补,固肾壮腰;羌活通络止痛;新会皮、焦神曲、炒枳壳、佛手健脾开胃,和中通络,与补益气血药配伍使补而不腻,补而不滞。诸药相配,共奏补益肝肾,养血息风之效。

案9 [滑胎(冲任失调,气血亏虚)]

周某,女,29岁。2014年11月10日来诊。

流产后冲任失调,气血两虚,平时气肾虚殒,血不养胎,再次妊娠则胎儿不长、堕胎。舌苔白,脉细。今拟温养冲任,补气养血,膏方调治。处方:

炒党参250 g,炙黄芪300 g,全当归200 g,炒白芍200 g,大生地150 g,熟地150 g,小川芎100 g,赤茯苓100 g,菟丝子100 g,补骨脂150 g,淫羊藿100 g,北沙参150 g,制何首乌150 g,枸杞子150 g,鸡血藤150 g,肥玉竹150 g,淡苁蓉100 g,紫石英150 g,炙陈艾60 g,桑椹150 g,巴戟天100 g,川断肉100 g,炒杜仲100 g,桑寄生100 g,黄柏片100 g,炒白术100 g,生甘草50 g,五味子100 g,煅牡蛎100 g,焦神曲100 g,山楂炭150 g,炒枳壳100 g,佛手60 g。

收膏另加:

核桃肉250 g,黑芝麻150 g,黑枣100 g,鳖甲膏150 g,阿胶250 g,冰糖250 g,黄酒500 mL。

服法:早晚各一匙,开水冲服,忌服白萝卜、海鲜、生冷、辛热食物。

[按] 《内经》曰:"上工治未病。"故对滑胎患者,郑志洁在未孕之前先调经,以冀再孕成功。冲为血海,任主胞胎,胞络系于肾,肾虚则冲任不固,而致流产。多次流产,肾气更虚,累及脾脏,气血俱虚。治宜温养冲任,益气养血。故本案以四君子汤加黄芪补气;四物汤、鸡血藤、制何首乌养血补血;枸杞子、桑椹、菟丝子、北沙参、黄柏、肥玉竹补肾益精;川断肉、炒杜仲、补骨脂、淫羊藿、怀牛膝、桑寄生、淡苁蓉、巴戟天温补肾气肾阳;紫石英、炙陈艾暖宫助孕;以焦神曲、炒枳壳、佛手、山楂炭健脾开胃,和中通络,与补益气血、补肾填精药配伍使补而不腻,补而不滞。诸药相配,共奏温养冲任,益气养血之效。

案 10　［产后头晕(肝肾两虚)］

王某,女,28 岁。2012 年 11 月 20 日来诊。

产后肝肾两虚亏,头晕腰酸,神疲肢软,口燥,脉细弱,舌苔淡白。乘冬令期间收藏之际。拟养血平肝息风,温肾助阳,冬令之剂,膏方调治。处方:

炒党参 200 g,炙黄芪 250 g,全当归 200 g,炒白芍 200 g,制何首乌 150 g,鸡血藤 150 g,甘菊花 60 g,双钩藤 100 g,枸杞子 150 g,生石决明 150 g,桑椹 150 g,大生地 150 g,川断肉 100 g,炒杜仲 100 g,金毛狗脊 100 g,桑寄生 100 g,补骨脂 150 g,黄柏片 100 g,川石斛 100 g,北沙参 150 g,怀山药 150 g,羌活 100 g,独活 100 g,山茱萸 60 g,五味子 100 g,炒枳壳 150 g,山楂炭 150 g,小川芎 60 g,新会皮 60 g,焦神曲 100 g,大腹皮 100 g,佛手 60 g。

收膏另加:

核桃肉 250 g,黑芝麻 100 g,冰糖 150 g,鳖甲胶 100 g,阿胶 200 g,黄酒 500 mL。

［按］　患者产后耗气伤血,气血不足,不荣头面,故头晕并见舌淡脉细弱;气血亏虚致血脉不能充盈,形体失养,故神疲乏力;气血不足不能滋养肝肾致肝风内动加剧头晕,肾气不固致腰酸;产后阴津亏耗故口燥。全方以党参、黄芪补气;四物、制何首乌、鸡血藤养血柔肝;甘菊花、双钩藤、枸杞子、生石决明柔肝息风;制何首乌、桑椹、杜仲、桑寄生、金毛狗脊、枸杞子、补骨脂、川断肉、山茱萸补肾填精,肾阴阳双补,固肾壮腰;羌活、独活通络止痛;黄柏片、川石斛、北沙参、五味子滋阴敛阴,止口燥咽干;新会皮、焦神曲、大腹皮、炒枳壳、佛手健脾开胃,和中通络,与补益气血药配伍使补而不腻,补而不滞。诸药相配,共奏养血平肝息风,温肾助阳之效。

案 11　［围绝经期综合征(肝肾两虚,心血内殒)］

羌某,女,48 岁。2012 年 11 月 20 日来诊。

肝肾两虚,腰酸耳鸣,心血内殒,则心悸欠寐盗汗,经来量少,舌偏红,苔薄脉细。乘冬令期间收藏之际,拟养血滋肾养肝膏方调治,以冀病除康复。处方:

炒党参 200 g,炙黄芪 250 g,全当归 200 g,丹参 100 g,大生地 150 g,制何首乌 150 g,朱茯神 100 g,辰远志 100 g,酸枣仁 100 g,合欢花 150 g,夜交藤 100 g,灵芝 100 g,川断肉 100 g,炒杜仲 100 g,金毛狗脊 100 g,桑寄生 100 g,菟丝子

150 g,枸杞子 150 g,桑椹 150 g,黄柏片 100 g,怀山药 150 g,补骨脂 100 g,制香附 100 g,北沙参 150 g,碧桃干 100 g,淮小麦 100 g,五味子 100 g,炒枳壳 100 g,新会皮 60 g,焦神曲 100 g,大腹皮 100 g,路路通 100 g,佛手 60 g。

收膏另加:

核桃肉 250 g,黑芝麻 100 g,阿胶 200 g,鳖甲胶 100 g,冰糖 150 g,黄酒 500 mL。

[按] 患者时届更年,天癸将竭。《内经》曰:"女子七七,肾气渐衰,任脉虚,调冲脉衰少,天癸竭,地道不通,故形坏而无子。"叶天士云:"女子以肝为先天。"故女子绝经前后诸症与肝、肾关系密切。肝血、肾精亏虚,无以濡养脏腑气血,故使脏腑功能失调,阴阳失衡而盗汗、心悸、欠寐、月经量少等诸症。本案以归脾汤为基础加减,全方以党参、黄芪补气;当归、丹参养血养肝;黄柏片、北沙参、生地滋阴清热;白芍、山药、香附柔肝养肝疏肝;制何首乌、桑椹、杜仲、桑寄生、金毛狗脊、枸杞子、菟丝子、补骨脂、川断肉补肾填精;朱茯神、辰远志、酸枣仁、合欢花、夜交藤、灵芝、五味子养心安神,清心除烦;碧桃干、淮小麦止汗;新会皮、焦神曲、大腹皮、路路通、炒枳壳、佛手健脾开胃,和中通络,使补而不腻,补而不滞。诸药相配,共奏滋补肝肾、益气养血、宁心安神之效。

案12 [围绝经期综合征(气血两虚,心血内殒,肾虚)]

周某,女,46 岁。2014 年 11 月 22 日来诊。

素患气血两虚,冲任失调,经量少色淡,心血内殒,心悸欠寐,肾虚则腰酸脊楚,乏力,大便干燥,纳适。脉弦细,舌苔淡白。拟养心安神,滋肾助阳,润燥通便,膏方调治。处方:

炒党参 250 g,炙黄芪 300 g,全当归 200 g,熟地 150 g,大生地 150 g,生甘草 30 g,朱茯神 150 g,炒白芍 200 g,辰远志 100 g,酸枣仁 100 g,辰灯心 10 g,合欢花 150 g,夜交藤 150 g,灵芝 100 g,黄柏片 100 g,北沙参 150 g,制何首乌 150 g,鸡血藤 150 g,肥玉竹 100 g,怀山药 150 g,川断肉 100 g,炒杜仲 100 g,金毛脊 100 g,桑寄生 100 g,补骨脂 100 g,菟丝子 150 g,桑椹 150 g,巴戟天 100 g,新会皮 60 g,焦神曲 100 g,山楂炭 150 g,炒枳壳 150 g,佛手 60 g,广木香 30 g,川石斛 100 g,枸杞子 150 g,小川芎 100 g。

收膏另加:

阿胶 250 g,鳖甲膏 100 g,冰糖 250 g,核桃肉 250 g,黑芝麻 150 g,黄酒 500 mL。

服法：每日 2 次,早晚各一匙。忌服白萝卜、生冷、辛热、海鲜食物。

[按] 患者禀赋素弱,气血两虚,加之将至围绝经期,肾气渐衰,天癸将竭,冲任脉虚,故经来量少色淡;心血不足,心神失养,故出现心悸欠寐,肾虚则现腰酸脊楚,乏力,大便干燥等诸症。故本案以归脾汤为基础加养心安神、补肾填精之药。全方以党参、黄芪补气;当归、川芎、熟地、丹参、炒白芍、鸡血藤养血;朱茯神、辰远志、酸枣仁、合欢花、夜交藤、灵芝养心安神,清心除烦;黄柏片、北沙参、生地滋阴清热;肥玉竹、川石斛润燥通便;制何首乌、桑椹、杜仲、桑寄生、金毛狗脊、枸杞子、菟丝子、补骨脂、川断肉、巴戟天补肾填精;新会皮、焦神曲、炒枳壳、佛手健脾开胃,和中通络,使补而不腻,补而不滞。收膏时加入黑芝麻补肝肾,益精血,润肠通便。诸药相配,共奏益气养血、宁心安神、滋肾润燥之效。

案 13 [围绝经期综合征(气血两虚,肝肾亏虚)]

王某,女,50 岁。2013 年 12 月 10 日来诊。

患者天癸已绝,两年前卵巢囊肿剥除术,素患气血两虚,肝肾受殒,头晕腰酸脊楚,神疲肢软,小便数,纳适。脉沉细,舌红苔白,拟养气养血,调肝滋肾,乘冬令期间膏方调治。处方:

炒党参 250 g,炙黄芪 300 g,大生地 150 g,炒白芍 150 g,制何首乌 150 g,鸡血藤 150 g,甘菊花 100 g,双钩藤 100 g,枸杞子 100 g,川断肉 100 g,炒杜仲 150 g,金毛脊 100 g,桑寄生 100 g,补骨脂 100 g,菟丝子 150 g,黄柏片 100 g,怀山药 150 g,桑椹 150 g,怀牛膝 100 g,炙山茱萸 60 g,赤茯苓 100 g,肥知母 100 g,五味子 100 g,合欢花 100 g,夜交藤 150 g,蒲公英 100 g,金银花 60 g,芦根 150 g,肥玉竹 100 g,新会皮 60 g,焦神曲 100 g,山楂炭 150 g,炒枳壳 150 g,佛手 60 g,熟地 150 g,芡实 100 g,白扁豆 100 g,北沙参 150 g,煅牡蛎 60 g,桑螵蛸 150 g。

收膏另加:

阿胶 250 g,鳖甲膏 150 g,冰糖 200 g,核桃肉 250 g,黑芝麻 150 g,黄酒 500 mL。

服法:每日 2 次,早晚各一匙。忌服白萝卜、生冷、辛热、海鲜食物。

[按] 患者素患气血两虚,加之天癸已绝,2 年前卵巢囊肿剥除术,冲任脉虚,气血更加不足,肝肾受殒,故脏腑功能逐渐衰退。血不上荣,加之肝失濡养,肝阳上亢,故头晕;肾虚膀胱气化不利出现腰酸脊楚,小便数;气血两虚,故神疲肢软。故本案以归脾汤为基础加补益肝肾、固精缩尿之药。全方以党参、黄芪补

气;熟地、炒白芍、制何首乌、鸡血藤养血柔肝;甘菊花、双钩藤清肝平肝;枸杞子、川断肉、炒杜仲、桑寄生、怀山药、桑椹、怀牛膝、炙山茱萸补肾填精;金毛狗脊、补骨脂、菟丝子温肾助阳,固肾壮腰;生地、知母、黄柏片、肥玉竹、北沙参滋阴清热;赤茯苓、山药、白扁豆、芡实健脾助运;新会皮、焦神曲、山楂炭、炒枳壳、佛手和胃健胃,补而不腻,补而不滞。诸药相配,共奏益气养血、补益肝肾、固精缩尿之功。

案 14 [头痛(肝肾不足)]

龚某,女,56 岁。2015 年 11 月 23 日来诊。

素患元虚失调,肝肾不足,头晕且痛,腰酸脊楚,神疲肢软,脉弦细,舌苔淡白。拟养血息风,滋肾助阳膏方调治。处方:

炒党参 250 g,炙黄芪 300 g,全当归 200 g,炒白芍 200 g,制何首乌 150 g,鸡血藤 150 g,枸杞子 150 g,甘菊花 100 g,双钩藤 100 g,小川芎 60 g,僵蚕 60 g,夏枯草 100 g,生石决明 200 g,明天麻 50 g,川断肉 100 g,炒杜仲 100 g,金毛狗脊 100 g,桑寄生 100 g,补骨脂 100 g,菟丝子 150 g,淫羊藿 100 g,五味子 100 g,北沙参 150 g,肥玉竹 150 g,黄柏片 100 g,桑椹 150 g,巴戟天 100 g,新会皮 60 g,焦神曲 100 g,山楂炭 150 g,炒枳壳 150 g,佛手 60 g,熟地 150 g,大生地 150 g,山茱萸 60 g,怀山药 150 g,大腹皮 100 g。

收膏另加:

阿胶 250 g,鳖甲膏 100 g,冰糖 150 g,核桃肉 250 g,黑芝麻 150 g,黄酒 500 mL。

服法:每日 2 次,早晚各一匙。忌服白萝卜、生冷、辛热、海鲜食物。

[按] 患者禀赋素弱,元虚失调,肝肾不足,故头晕头痛,腰酸脊楚,神疲肢软诸症。全方以党参、黄芪、怀山药补气健脾;当归、川芎、熟地、炒白芍、鸡血藤养血;生石决明、天麻平肝潜阳;枸杞子、甘菊花、钩藤、僵蚕清肝平肝,息风止痛;生地、黄柏片、北沙参滋阴清热;制何首乌、桑椹、杜仲、桑寄生、金毛狗脊、菟丝子、补骨脂、川断肉、巴戟天、山茱萸、五味子补肾之阴阳;新会皮、焦神曲、炒枳壳、佛手、大腹皮健脾开胃,和中通络,使补而不腻,补而不滞。诸药相配,共奏大补元气,滋养肝肾,养血息风之功效。

(案 1～案 14 为郑志洁医案)

附　录

附一　《女科万金方》诊脉切要歌诀

脉为元气是先天,动静之间更有玄。　　三部九候如刚纪,七表八里还相兼。

寸关尺定三寸里,规矩权衡四时举。　　何如九道怪脉多,学者忙忙失宗旨。

浮沉迟数为良诀,内外之因要分别。　　外阳浮数里沉迟,如此观之当自诀。

大率两寸管上焦,当关胸口至于腰。　　从足抵脐凭两尺,三部详明理莫逃。

浮而有力则为风,无力为虚划本宗。　　诊得心浮神不宁,语言错乱梦多惊。

肝家见浮成瘫痪,肠澼拘挛身更疼。　　脾浮疟痢气喘急,泄泻无度不进食。

肺浮咳喘大便风,面肿生疮吐血脓。　　肾脉浮虚滞血多,齿牙疼痛背腰驼。

疮生足膝无多力,犹主风抟气不和。　　沉而有力则为积,无力应当为气逆。

沉脉主气见于心,崩漏淋淋血浸精。　　咯血又兼留气结,夜多不寐日腥腥。

怒气伤肝肝脉沉,胁痛气痛眼睛昏。　　沉移脾部成中满,吐泻身黄及不仁。

肺沉咳喘肺痈生,呕吐兼痰与失声。　　肾脉若沉腰背痛,阴癫经闭腹膨膨。

迟而有力痛难禁,迟而无力为寒疾。　　心脉来迟小便频,悸怔呕吐及心疼。

肝迟七疝兼诸积,木气之伤痛在膺。　　冷气伤脾脾脉迟,肠中雷响泻无时。

肺迟气结寒痰盛,饮食难消气渐衰。　　滑精不禁小便多,腿膝酸疼梦涉河。

及自觉来多有汗,都因迟脉肾家疴。　　数而有力当为热,无力疮痍痛痒同。

心家数脉发狂言,口舌生疮小便难。　　头晕目眩风热盛,只因数脉见于肝。

脾数中消好嗜眠,胃翻口臭及龈宣。　　肺经脉数上焦热,咳唾痰腥大便难。

水竭阴消相火生,癃闭遗溺两相侵。　　只因肾脉多来数,女子逢之或有娠。

更看形容把脉求,肥人沉细瘦长浮。婴儿脉疾老人涩,矮促长疏又不侔。
男子关前脉必充,女子尺脉定浮洪。弦钩毛石分时序,四季平和胃气冲。
万机四脉既包含,生死何常别有玄。浮散沉无迟一点,数来无数病难痊。

附二 《女科万金方》薛氏家传女科歌诀

大凡女子,禀受偏执。若欲治病,先戒性急。
或因怒气,或为忧郁。忧郁生痰,痰因火致。
怒气伤血,血伤失色。或为疼痛,或为淋疾。
淋有五种,或成五色。若欲无病,月水要正。
月顺乎天,水应乎地。一月一来,如期如信。
怀娠育胎,坐草理顺。经或不准,或参乎前,
或落于后。参前属热,落后属寒。热当清凉,
寒当温助。血实血虚,或攻或补。有孕得病,
先保其胎,次调其疾,速治则可。延及产后,
自招其祸。新产之后,先理恶露,后当补虚。
补虚太早,恶不能除。恶心气喘,泄泻汗珠,
此为四恶,扁鹊难医。若见一恶,病亦难起,
小心医治,免死而已。十月怀娠,一朝坐草,
瓜熟蒂落,戒勿求早。无知女娘,昏迷婆老,
非理催逼,生成烦恼,致生危疾,医师难疗。
叮咛叮咛,守此正道。孕妇之脉,坚强最好,
细而复微,命亦难保。新产之脉,迟沉细小。
若遇洪大,病亦潦倒。败血冲心,语言乱道,
或啸或歌,佛名神号,九死一生,何须求祷。
痰裹心窍,或悲或笑。病似冲心,治各神妙。
冲心癫狂,始终昏貌。裹心亦然,昏而复觉。
冲心龙齿,韭醋熏导。裹心陈附,姜汁奇效。
凡有痰者,先慎风寒。麦面油腻,戒勿加餐。
病有危困,先喻其难。若不预断,毁谤多端。

医为仁术,取利须宽,验果贫者,乐施药丸。

子痫子烦,子悬子冒,治有各条,不容遗漏。

子悬上升,闷而饱满,投紫苏饮,又名八宝。

其余三疾,各有良方,遇之最希,用之最巧。

产后血风,百日疼痛,五积交加,投之必中。

咳嗽伤风,浓痰鼻涕,金沸草散,谓之良剂。

一得身孕,月水自来,血有余也,名为漏胎。

腹中有块,血气之疫,或为癥癖,温血益气,

消除其积。元气若虚,且从姑息。痰火之症,

身躯瘦极。若施艾火,速亡自逼。虚火之症,

自汗骨蒸,参芪胡连,治之量情。起死回生,

神仙妙术,悉心体之,用无不灵。

附三　嘉定郑氏妇科发表相关论文一览表

序号	论　文　名　称	期刊名称、卷(期)、页码	第一作者
1	郑志洁副主任医师治疗肾阳虚型排卵功能障碍性不孕症经验	广西中医药,2010,33(5):50-51.	刘晓燕
2	郑氏促排卵方联合克氯米酚治疗肾阳虚型排卵功能障碍性不孕的临床疗效观察	四川中医,2012,30(10):88-89.	刘晓燕
3	妇科一号方配合针刺治疗肝郁型乳腺小叶增生的临床观察	四川中医,2013,31(11):95-96.	刘晓燕
4	郑氏促排卵方联合克氯米酚治疗排卵功能障碍性不孕肾阳虚型120例临床疗效观察	实用中医药杂志,2015,31(7):661-662.	刘晓燕
5	郑志洁妇科临床经验拾萃	中医药通报,2016,90(15):34-35.	刘晓燕
6	郑氏头痛方治疗经行头痛(肝火旺盛证)临床观察	中国中医急症,2017,26(6):1028-1030.	刘晓燕
7	郑氏化痰方联合针刺治疗痰湿型卵子滞留症不孕的临床疗效观察	实用中医杂志,2019,35(4):415-417.	刘晓燕
8	郑氏滋阴方联合克氯米酚治疗卵泡发育不良性不孕肾阴虚临床观察	实用中医杂志,2019,35(9):1104-1105.	刘晓燕

续　表

序号	论 文 名 称	期刊名称、卷(期)、页码	第一作者
9	"培土制水"法治疗多囊卵巢综合征的理论探源	四川中医,2020,38(11):39-43.	都紫微
10	郑志洁从肾论治不孕症之验方	湖北中医杂志,2021,43(10):20-22.	都紫微
11	从"和血通络"法治疗产后身痛	湖北中医杂志,2021,43(2):53-55.	都紫微
12	郑志洁"补气消癥"法治疗子宫腺肌症经验	湖北中医杂志,2021,43(11):36-38.	都紫微
13	消癥止痛汤对子宫内膜异位症患者卵巢功能及炎症反应的影响	中国药物与临床,2021,21(16):2872-2873.	刘晓燕
14	郑氏妇科1号方治疗慢性盆腔炎气滞血瘀型的疗效及对炎症因子水平的影响	河北中医,2022,44(6):939-942.	刘晓燕
15	郑志洁运用郑氏束带方治疗带下病的经验	中医文献杂志,2022,40(6):65-67.	刘晓燕

附四　嘉定郑氏妇科科研课题一览表

序号	项 目 名 称	课题来源	时　间	主持人
1	郑氏促排卵方联合克氯米酚治疗肾阳虚型排卵功能障碍性不孕的临床疗效观察	嘉定区卫计委	2011.09—2014.08	刘晓燕
2	郑氏滋阴方联合克氯米酚治疗肾阴虚型卵泡发育不良性不孕的临床疗效观察	嘉定区科委	2017.10—2020.09	刘晓燕
3	郑氏妇科1号方治疗慢性盆腔炎气滞血瘀型临床疗效观察	嘉定区卫计委	2021.10—2023.09	刘晓燕

参考文献

［1］ 薛轩辑.坤元是保［M］.林毅,周坚,滕依丽,等校注.北京：中国中医药出版社,2015：99,104－113.

［2］ 肖定洪,苏红梅,李莉,等.上海市嘉定区中医学术传承情况调查［J］.中医文献杂志,2017,45(4)：46.

［3］ 马一平.郑氏妇科与闵氏伤科［M］.上海：上海人民出版社,2010：21－22.

［4］ 许柏泉,马一平.昆山郑氏妇科世医考略［J］.南京中医学院学报,1993,9(1)：46－47.

［5］ 上海市地方志办公室,上海市嘉定区地方志办公室.上海府县旧志丛书·嘉定县卷［M］.上海：上海古籍出版社,2012：2290.

［6］ 姚旭参.嘉定卫生志［M］.上海：学林出版社,2011：175.

［7］ 黄璐,郑天如.江苏昆山世医——郑氏女科抄本医书浅识［J］.上海中医药杂志,2006：57－58.

［8］ 段逸山,任宏丽,全燕燕校注.郑氏女科六书校注［M］.上海：上海辞书出版社,2012：3－23.

［9］ 任宏丽."郑氏女科"论治妇科病特色举要［J］.上海中医药杂志,2008,42(10)：57－59.

［10］ 陆爱芳,吴纪祖.昆山郑氏妇科学术思想和医疗经验精粹［J］.江苏中医药,2015,47(4)：70－72.